LEÇONS

DE

THÉRAPEUTIQUE

OCULAIRE

D'APRÈS LES DÉCOUVERTES LES PLUS RÉCENTES

Leçons faites à la
FACULTÉ DE MÉDECINE DE PARIS
(Cours libre, semestre d'Été 1901)

PAR LE

Dr A. DARIER

Président de la Société d'Ophtalmologie de Paris
Membre de la Société française d'Ophtalmologie
Membre de la Société d'Ophtalmologie
de Heidelberg, etc., etc.

LEÇONS

DE

THÉRAPEUTIQUE OCULAIRE

LEÇONS

DE

THÉRAPEUTIQUE OCULAIRE

BASÉES SUR LES DÉCOUVERTES LES PLUS RÉCENTES

LEÇONS FAITES A LA

FACULTÉ DE MÉDECINE DE PARIS

(Cours libre, semestre d'Eté, 1901)

PAR LE

Dr A. DARIER

Président de la Société d'Ophtalmologie de Paris
Membre de la Société française d'Ophtalmologie
Membre de la Société d'Ophtalmologie de Heidelberg, etc...

ÉDITÉ AUX BUREAUX DE

LA CLINIQUE OPHTALMOLOGIQUE
9, rue Buffault, 9
PARIS

Pour l'Allemagne, la Russie, l'Amérique, etc...
Chez **J.-F. BERGMANN**, éditeur, à **Wiesbaden**.

Prix pour la France : 12 fr. ; pour l'Étranger : 12 fr. 50.

A MES LECTEURS

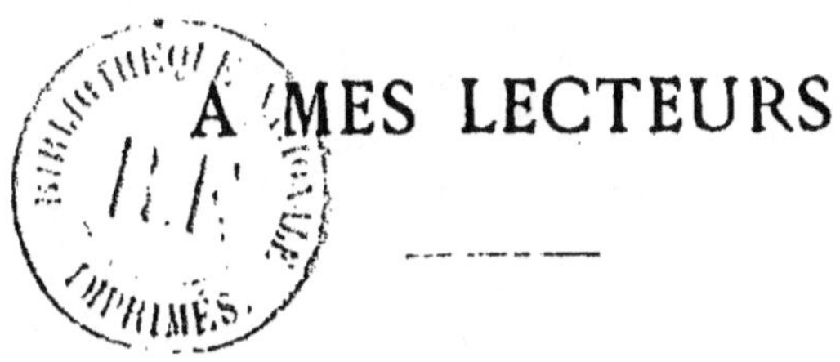

Ce volume n'est pas gros ; peut-être le lirez-vous en entier !

Il contient le résultat de vingt années d'études et de pratique ophtalmologiques ; puisse-t-il contribuer à enrichir notre arsenal thérapeutique !

La plupart des idées énoncées sont miennes ou tout au moins faites miennes, par une intime et longue assimilation (si peu de choses sont, qui n'aient été faites, dites ou pensées avant nous !)

Puissent ceux de mes maîtres qui me liront trouver dans ce modeste travail une manifestation de gratitude, par le fait qu'ils y retrouveront le fruit de leur enseignement.

A ceux qui ne sont plus, je rends hommage en propageant leurs chères idées — peu importent les noms, si l'œuvre grandit et s'accomplit ! — Que chacun y contribue par son labeur personnel !

Pour nous, médecins, notre œuvre est avant tout d'apprendre à guérir.

A. D.

LEÇONS

DE

THÉRAPEUTIQUE OCULAIRE

BASÉES SUR LES

DÉCOUVERTES LES PLUS RÉCENTES

PREMIÈRE LEÇON

SOMMAIRE

Idées personnelles basées sur 20 années d'études et d'expérience. — L'œil plus que tout autre organe se prête à l'expérimentation thérapeutique. — Progrès incessants de la chimie nous fournissant une foule de nouveaux et précieux agents. — Classification des topiques oculaires d'après leur action physiologique. — Le laboratoire doit confirmer les faits acquis par l'observation clinique et l'expérimentation thérapeutique. — Banalité et insuffisance de la thérapeutique oculaire jusqu'à ces dernières années. — Triade omnipotente encore aujourd'hui de l'*atropine*, du *nitrate d'argent* et du *mercure*.

Messieurs, dans ces quelques leçons qui doivent conserver un caractère éminemment pratique et simple, je n'ai nullement l'intention de vous faire un cours complet de thérapeutique oculaire qui est mieux à sa place dans vos traités classiques.

DR A. DARIER *Importance des réactions oculaires en pathologie et en thérapeutique générales. Réactions pupillaires.*

Je désire seulement vous faire part de ma pratique personnelle basée sur une expérience de près de 20 années *d'études, d'observation clinique et d'expérimentation thérapeutique.*

Avant d'entrer dans le vif de notre sujet, permettez-moi quelques considérations générales qui vous montreront que l'étude de l'ophtalmologie n'est pas importante seulement pour le spécialiste, mais encore pour l'étudiant, le praticien et surtout pour le thérapeute.

L'œil est le plus délicat, le plus précieux, le plus exact de nos organes des sens ; éducateur et pourvoyeur de notre intellect et de notre jugement, il est au propre comme au figuré une expansion de notre cerveau, un miroir réfléchissant notre état d'âme comme disent nos romanciers modernes.

Mais pour nous, médecins, à côté de ces documents d'ordre psychologique, nous trouvons dans l'œil physique et physiologique une source inépuisable de renseignements scientifiques, d'observations cliniques, thérapeutiques de la plus haute portée.

De tous temps, n'est-ce pas à l'*exquise sensibilité* de l'œil et en particulier de la cornée qu'on a demandé des renseignements précis sur l'état d'anesthésie plus ou moins complète de l'individu ?

La *réaction pupillaire* n'a-t-elle pas, elle aussi, servi à trahir des lésions cérébrales nous aidant même à les localiser ; ne sert-elle pas aux physiologistes de réactif de la sensibilité des animaux en expérience ?

Cette même réaction pupillaire ne donne-t-elle pas de précieux renseignements sur l'action de bien des agents médicamenteux ? ne sert-elle pas au diagnostic de l'intoxication par la belladone, l'atropine, etc., ne nous montre-

THÉRAPIE OCULAIRE — *Examen ophtalmoscopique, phénomènes entoptique. — Importance de l'expérimentation.*

t-elle pas aussi à quel degré en arrive l'anesthésie par le chloroforme, etc. ?

L'examen ophtalmoscopique du fond de l'œil ne nous fournit-il pas tous les jours des indications très exactes sur l'état des vaisseaux, de la circulation, et aussi, dans certains cas, sur les altérations du sang lui-même. Il serait trop long d'insister sur cet intéressant sujet ?

Et l'observation des *phénomènes entopiques* ne nous donne-t-elle pas de très utiles renseignements sur la circulation capillaire ? ne nous permet-elle de voir comme au microscope les hématies et les leucocytes du sang ?

La possibilité de voir par transparence son propre cristallin permettra une étude bien curieuse du développement de la cataracte ; peut-être aussi nous fournira-t-elle l'occasion d'étudier la régression des opacités sous l'influence de telle ou telle médication ?

Bref, nos recherches incessantes, nos observations journalières corroborées par le contrôle et l'expérimentation physiologique nous ont mis à même de fournir à la pathologie et à la thérapeutique générale des renseignements documentés, grâce à ce que j'appellerais volontiers nos *réactifs oculaires* dont nous reparlerons dans un instant.

.·.

Ayant passé mes premières années de médecine dans un laboratoire de physiologie comme préparateur. j'ai toujours conservé un grand faible pour l'expérimentation. Mais, je le sais, le clinicien ne peut constamment contrôler au laboratoire ses faits d'observation clinique. En revanche, il a besoin de tenir e plus grand compte des procédés scientifiques que nous ont apportés les derniers progrès de la physiologie, de la bactériologie et de la pharmacodynamie expérimentale.

Aujourd'hui, du reste, les chimistes comprennent très bien que les médicaments nouveaux qu'ils présentent au public médical doivent avoir été préalablement étudiés non seulement au point de vue de leurs réactions chimiques, mais aussi et surtout dans leurs réactions physiologiques et même bactériologiques.

L'expérimentation clinique, l'expérimentation thérapeutique pour mieux dire, est donc entrée enfin dans une phase plus scientifique et riche non seulement en promesses, mais bien en résultats qui se sont traduits par une transformation presque complète de tout notre arsenal pharmacologique.

Sans parler des métamorphoses qui se sont produites dans nos connaissances pathogéniques et thérapeutiques aussi bien en médecine qu'en chirurgie, à la suite des mémorables découvertes de PASTEUR, nous avons vu apparaître dans ces dernières années une multitude de nouveaux produits presque tous composés organiques obtenus le plus souvent par synthèse : notons en passant le salicylate de soude et l'aspirine, l'antipyrine, la phénacétine, l'iodoforme, le protargol, etc.

Combien d'alcaloïdes nouveaux sont nés également dans cette féconde fin de siècle, où d'aucuns ont pourtant voulu voir la banqueroute de la science ? Puissent seulement tous nos financiers conduire aussi bien que nous leurs affaires !

Et les *sucs organiques !* que nous devons en fait à Brown-Séquard, dont on a tant plaisanté au début les travaux sur la spermine, ne constituent-ils pas une source de notions thérapeutiques nouvelles ? Il est probable que prochainement nous aurons des préparations chimiques fixes

THÉRAPIE OCULAIRE *Maladies incurables de plus en plus rares.*
Guérira-t-on l'atrophie des nerfs optiques ?

pour remplacer la *thyroïdine*, la *surrénaline* (1) et tous les autres sucs glandulaires ; mais, en attendant, nous savons déjà que ces extraits organiques ont une importance physiologique et thérapeutique du plus haut intérêt.

Guérir est notre but constant et le seul mot incurable doit être pour le médecin le plus exécrable des cauchemars. Les maladies les plus redoutables trouveront peu à peu leur remède ou leur prophylactique. La variole devient très rare par la vaccination et la revaccination répétée, la fièvre typhoïde disparaîtra avec une bonne hygiène. La tuberculose, cet ennemi le plus redoutable, est déjà moins fatalement mortelle et de nouvelles tuberculines finiront peut-être par triompher de ce fléau. En attendant, il est certain aujourd'hui que bon nombre de tuberculeux guérissent grâce au progrès de la thérapeutique et de l'hygiène.

La carcinose elle-même trouvera son antidote quand sa nature et sa pathogénie seront plus complètement connues.

Ah ! si nous envisageons les *atrophies des nerfs optiques*, nous nous trouvons réellement en face d'un mal incurable quand toute perception lumineuse est éteinte. Mais tant qu'il restera un peu de vision, il est de notre devoir de lutter avec acharnement par tous les moyens possibles. Et si tous les traitements classiques demeurent sans effet, il est indiqué de chercher du nouveau, en n'oubliant pas le vieux précepte hippocratique : « *primum non nocere* ». Qui sait ! peut-être est-il donné à l'un de vous de trouver quelque moyen d'enrayer ce fatal processus atrophiant.

----

(1) Tout récemment, on vient d'isoler de l'extrait de capsule surrénale un produit qui paraît toujours identique à lui-même et auquel a été donné le nom de sulfate d'épinéphrine.

Dᴿ A. DARIER   *Comment de Graefe a-t-il trouvé la guérison du glaucome ? Il a essayé et a réussi.*

Chercher, toujours chercher, tel doit être le plus grand soin de tout homme de progrès ; mais il faut savoir chercher, il faut, pour bien chercher, une ferme volonté, une foi ardente pour vaincre les innombrables difficultés, broussailles inextricables, qui barrent toujours la route aux novateurs.

Tous les grands esprits ont été des chercheurs que le succès a consacrés.

Comment Pasteur a-t-il trouvé le vaccin de la rage ? Comment Behring a-t-il trouvé le sérum de la diphtérie ? Mais, pour rentrer dans notre domaine de l'ophtalmologie, comment de Graefe a-t-il trouvé la guérison du glaucome ? Maladie incurable autrefois !

Ce n'est ni par l'expérimentation physiologique, ni par des calculs ou des déductions théoriques qu'il eût pu arriver à trouver le remède à un mal, dont nous-mêmes, aujourd'hui, ne connaissons qu'à peine la pathogénie exacte.

De Graefe avait vu pratiquer à son maître Desmares l'iridectomie dans les iritis, les irido-choroïdites chroniques, etc. qui souvent s'accompagnent de phénomènes glaucomateux. Chercheur audacieux, parce que très documenté, de Graefe osa le premier pratiquer cette intervention chirurgicale délicate sur un œil en pleine poussée glaucomateuse. Il est vrai de dire qu'en face d'une maladie reconnue jusqu'alors inguérissable, toute tentative, même la plus hardie, est permise, si ce n'est même recommandée au thérapeute vraiment digne de ce nom. Or, de Graefe était un observateur et un expérimentateur de premier ordre. Lisez ses nombreux travaux sur l'iridectomie. Vous verrez avec quel soin il en étudie l'action sur une quantité de processus pathologiques qui n'ont rien à faire avec le glaucome, mais sur lesquels cette opération exerce une action favorable sans qu'il soit toujours possible de

THÉRAPIE OCULAIRE *Découvertes immédiates et indirectes.— Progrès de l'expérimentation thérapeutique.*

dire pourquoi et comment. De GRAEFE a essayé et le succès a couronné son audace. Il en est souvent ainsi.

Audaces fortuna juvat.

Il serait trop long d'énumérer toutes les découvertes importantes faites dans cet ordre d'idées. Nous verrons du reste, dans le cours de ces leçons, comment l'*expérimentation thérapeutique* a fait découvrir à Secondi les propriétés curatives si remarquables des injections sous-conjonctivales de sublimé. Les physiologistes de laboratoire auront beau, de par les expériences sur les animaux, nier la pénétration du mercure dans les milieux oculaires, ils ne pourront jamais faire que des faits négatifs puissent infirmer des faits positifs nombreux et bien observés.

Nous verrons, d'autre part, que c'est par l'*expérimentation physiologique* qu'ont été introduits en thérapeutique oculaire la merveilleuse cocaïne et une foule d'autres alcaloïdes précieux tels : l'Euphtalmine, la Scopolamine, mydriatiques intéressants, l'Eucaïne, l'Holocaïne, l'Acoïne et la Dionine, anesthésiques oculaires supérieurs en certains points à la Cocaïne.

C'est par l'*expérimentation bactériologique* que nous a été démontrée la supériorité incontestable des sels organiques d'argent sur la trop caustique quoique bien utile pierre infernale (nitrate d'argent). Entre tous, le Protargol (protéïnate d'argent) s'est fait une place d'honneur ; et ce ne sera pas un des moindres mérites de l'expérimentation thérapeutique moderne que d'avoir trouvé un topique oculaire qui a tous les avantages du nitrate d'argent sans avoir ses inconvénients souvent très graves.

L'*expérimentation thérapeutique* n'est pas seulement féconde en découvertes immédiates, mais encore elle est la cause souvent pour l'observateur attentif et sagace de *découvertes pour ainsi dire indirectes* qui parfois peuvent acquérir une portée bien plus grande que le fait directement cherché. Ainsi, *c'est en étudiant l'action de la dionine sur la circulation oculaire, que fut découverte, tout à fait par hasard, la propriété analgésiante profonde et durable de ce sel sur les affections douloureuses de l'œil.*

Il est bien probable aussi que c'est en étudiant l'action de la cocaïne sur la pupille, que fut démontré son pouvoir anesthésique sur la cornée, découverte qui a entraîné une métamorphose complète de la thérapeutique opératoire.

Mais, Messieurs, avant de quitter cet intéressant sujet de l'expérimentation thérapeutique, permettez-moi quelques mots encore. Je ne sais plus quel auteur disait : « Ne peut être bon médecin qui n'a jamais été malade ».

Pour ma part, je crois à cet axiome, depuis une fièvre typhoïde que j'ai eue à la fin de mes études médicales.

J'ai appris pendant cette maladie, philosophiquement parlant, plus peut-être que dans le cours de mes études. Jamais je n'avais cru si grande l'importance du rôle du médecin. C'est avec une impatience fiévreuse qu'on attend sa venue, qu'on espère, après une parole de consolation, une promesse de guérison ou la simple constatation d'un mieux appréciable.

Traitons donc nos malades comme nous aimerions nous-mêmes à être traités, nous y gagnerons autant que nos malades.

C'est pendant et après cette maladie que j'ai pris le goût de l'auto-expérimentation, si précieuse pour une bonne et juste appréciation des propriétés thérapeutiques de tel ou tel médicament.

| **THÉRAPIE OCULAIRE** | *Etat de la thérapeutique oculaire il y a vingt ans, sa pauvreté, sa banalité.* |

Profitez, croyez-m'en, de toutes les occasions malheureuses que la nature vous fournira, pour étudier sérieusement l'action des médicaments que vous employez vous-mêmes.

Si nous nous reportons maintenant à 20 années en arrière, époque à laquelle j'ai commencé mes études ophtalmologiques, vous serez frappés comme moi de la banalité et de la monotonie des traitements médicaux employés alors par les oculistes de tous les pays.

Un génie, dit-on, accapare souvent toute l'intellectualité d'une famille, parfois aussi il épuise ou paralyse les efforts de toute une génération. L'influence de de GRAEFE a été immense et fertile, mais, à la fin, personne n'osant plus faire autrement que le grand maître, une stagnation se produisit en thérapeutique oculaire, stagnation que certes, lui-même eût condamnée, s'il n'était pas mort trop jeune hélas !

Il y a 10 ans même, encore, envoyé en mission scientifique par M. le Ministre de l'Instruction publique pour étudier la pratique et l'enseignement de l'ophtalmologie dans les Universités de l'Europe Centrale, je fus frappé par deux faits: d'abord par la même pauvreté thérapeutique que chez nous, puis par le développement admirable, l'essor surprenant pris par les établissements ou instituts ophtalmologiques. L'organisation y est parfaite ; l'installation des chambres de malades, des salles d'opérations, des amphithéâtres et des laboratoires où travaillent de nombreux élèves, ne laisse rien à désirer et pourrait servir de modèle à nos cliniques.

L'enseignement y est fait avec une méthode, avec une science maîtresse d'elle-même et appuyée par des démonstrations pratiques qui tiennent en éveil l'attention des élèves. Ces derniers sont nombreux, tenus qu'ils sont de faire acte de présence aux cours. J'ai assisté à de nombreuses leçons et à bien des consultations où, après un exposé magistral concernant l'étiologie, la pathogénie, la description anatomique des lésions, quand il s'agissait d'entamer cet important chapitre de la thérapeutique, on restait frappé de la simplicité, de la pauvreté, de la banalité des moyens mis à notre disposition par une science si admirablement organisée. Que de fois n'ai-je pas, en pareille occurrence, entendu prononcer pour toute conclusion, cette formule bien latine, mais bien anti-médicale *therapia nulla.*

Certes, c'est faire preuve de profonde philosophie que de savoir avouer son ignorance, et le médecin pèche plus souvent par le défaut contraire ; mais si l'on avoue son impuissance en face d'élèves auxquels on doit communiquer le feu sacré de la science, on doit au moins atténuer cet aveu en faisant luire à leurs yeux l'espoir que leur jeune génération saura, avec des moyens plus perfectionnés, faire mieux que ses maîtres, ce qui doit toujours être.

Cette thérapeutique d'il y a 20 ans, et que l'on voit encore en pratique dans bien des cliniques françaises et étrangères par trop classiques, se résumait en cette triade omnipotente : *mercure, nitrate d'argent, atropine.*

Ce dernier agent avait même acquis une importance telle qu'il était administré dans presque tous les cas ; on eût pu dire que tous les oculistes étaient devenus atropinomanes au grand détriment des patients que l'on privait de leur accommodation.

Or, il n'y a qu'une indication bien précise de l'atropine, c'est la crainte des synéchies postérieures. Toutes les fois

<table>
<tr><td>THÉRAPIE OCULAIRE</td><td>Abus de l'atropine dont la seule vraie indication est basée sur son action mydriatique.</td></tr>
</table>

que l'on redoute une complication du côté de l'iris, il faut, le plus vite possible, provoquer une mydriase marquée. C'est là le principal rôle de l'atropine et c'est à titre de mydriatique que cet agent conservera une place importante dans l'arsenal de thérapeutique oculaire.

Quant à ses prétendues propriétés antiphlogistiques, elles sont bien illusoires et ne peuvent compenser l'inconvénient immense qu'il y a pour les malades à être privés de leur pouvoir accommodatif.

Certes, il est quelques cas où cette privation est utile et même nécessaire, par exemple, dans les cas de myopie par spasme de l'accommodation, dans certains strabismes convergents, surtout chez les enfants trop jeunes pour porter des lunettes ; mais c'est là une thérapeutique d'exception.

Dans la kératite phlicténulaire, qui était et reste encore, pour beaucoup, tributaire de l'atropine, nous n'employons presque jamais les mydriatiques. La surrénaline, comme antiphlogistique ou plutôt comme vaso-constricteur, et la pommade jaune comme topique, pour ainsi dire spécifique de cette affection, amènent une prompte guérison de ces kératites superficielles quand l'état général n'est pas trop affecté. L'atropine est réservée aux seuls cas où la kératite est centrale et très tenace.

Quand le tissu cornéen est profondément intéressé, comme dans la kératite parenchymateuse et certaines kératites profondes, l'atropine est indiquée par ce fait que l'iris peut être atteint par le processus morbide et qu'il faut à tout prix prévenir les adhérences iriennes.

Du *nitrate d'argent*, je n'en pourrais dire du mal, c'est un de nos plus puissants antiseptiques et de nos plus précieux topiques, qui jusque dans ces dernières années a rendu de si grands services dans toutes les formes de conjonctivites que je comprendrais que l'on tressât des couronnes pour ceux qui ont été les vulgarisateurs du nitrate d'argent en oculistique,

Mais nous verrons plus loin que les progrès incessants de la chimie organique nous ont mis en possession d'agents plus précieux encore, parce qu'ils sont aussi actifs tout en étant plus inoffensifs et d'un maniement plus facile.

Nous aurons à nous étendre longuement sur ce sujet quand nous étudierons le traitement des différentes conjonctivites et le mode d'emploi du Protargol, de l'Ichtargan, etc....

Quant au *mercure*, il reste encore, faute de mieux, notre suprême ressource dans la plupart des affections des membranes profondes de l'œil.

Aussi est-ce par l'étude spéciale des médications mercurielles que nous entrerons dans le détail de ces leçons de thérapeutique oculaire. Nous verrons que le mercure ne doit pas être considéré exclusivement comme un antisyphilitique. Les anciens lui attribuaient avec raison une action altérante, résolutive puissante que nous ne devons pas lui dénier.

Nous lui reconnaissons en outre, aujourd'hui, un pouvoir antiseptique qui le place en première ligne avec les sels d'or et d'argent parmi les microbicides les plus puissants. A ce titre, il nous rend les plus grands services dans la pratique opératoire et dans le traitement des maladies oculaires d'origine infectieuse.

Nous aurons donc à étudier longuement la médication mercurielle sous ses diverses formes : frictions, absorption par les voies digestives, injections hypodermiques de sels solubles et insolubles (ces derniers peu recommandables), de solutions aqueuses ou huileuses, etc.

Enfin, nous nous étendrons plus longuement sur les *injections intraveineuses* que nous recommanderons plus particulièrement, et terminerons cette étude des médications mercurielles par un examen très détaillé de leur application locale sous forme d'*injections sous-conjonctivales du cyanure d'hydrargyre.*

Combien séduisante parut, au début, cette conception thérapeutique nouvelle, permettant d'appliquer sur l'œil lui-même, pour ainsi dire autonome, tel ou tel agent médicamenteux indiqué par la nature même du mal local.

Un horizon tout nouveau s'ouvrait devant le clinicien, horizon d'autant plus brillant qu'il n'était vu que de loin à travers le prisme de l'enthousiasme et de la nouveauté.

Aujourd'hui que dix années d'observations et d'expériences contradictoires ont passé au crible de la critique scientifique toutes ces brillantes et mirageuses espérances, nous pouvons nous faire une idée relativement exacte *de la valeur réelle des injections sous-conjonctivales et de leurs principales indications.*

L'étude de ces indications, que nous allons faire ensemble, nous procurera l'occasion d'étudier en détail la thérapeutique des *infections traumatiques de l'œil,* plaies simples, plaies pénétrantes, érosions et *ulcères infectieux de la cornée, kératites profondes et parenchymateuses.* Nous nous étendrons surtout dans ce dernier cas sur l'importance du traitement général basé sur une connaissance exacte de l'étiologie de cette affection.

Nous passerons ensuite aux *maladies de l'iris, des procès ciliaires* qui nous conduiront à l'étude si intéressante de l'*ophtalmie sympathique* que les progrès de la bactériologie ont, dans ces dernières années, éclairée d'un jour nouveau.

Le *glaucome*, sa pathogénie et son traitement, nous retiendra un certain temps.

Nous verrons chemin faisant que bien des affections de la rétine et de la choroïde, qu'on ne traitait pour ainsi dire pas jusqu'à ces derniers temps, peuvent quelquefois bénéficier grandement de la thérapeutique par les injections sous-conjonctivales.

.·.

L'oculistique a déjà fourni bien des renseignements précieux à la pathologie et à la thérapeutique générales par ses *réactifs oculaires* qui peuvent se classer en *modificateurs de la sensibilité superficielle* (anesthésiques : cocaïne, eucaïne, holocaïne), *de la sensibilité profonde* (analgésiques : dionine et autres dérivés de la morphine) en *modificateurs du tonus musculaire* (mydriatiques : atropine, euphtalmine, etc.,) (myotiques : ésérine, pilocarpine, etc...)

Enfin, tout récemment, l'expérimentation thérapeutique nous a mis en possession de puissants *modificateurs du tonus vasculaire* qui rendront de signalés services non-seulement comme agents thérapeutiques, mais encore comme agents détectives permettant de diagnostiquer certains états pathologiques qu'il nous était difficile de déceler jusqu'à aujourd'hui.

L'extrait de capsules surrénales est le plus puissant vaso-constricteur que nous connaissions ; appliqué sur la conjonctive, il provoque une anémie profonde de toute la surface oculaire ; injecté sous la con-

THÉRAPIE OCULAIRE *Modificateurs de la sensibilité et du tonus vasculaire et musculaire de l'œil.*

jonctive, il produit un abaissement très marqué de la pression intra-oculaire : ce fait s'explique par la contraction des vaisseaux et de tous les éléments anatomiques du corps ciliaire dont les sécrétions sont ainsi pour ainsi dire suspendues : indications thérapeutiques : affections strumeuses de la cornée et de la conjonctive, catarrhe printanier, épisclérites, glaucome, etc.

Le lymphatisme pourrait être considéré comme une atonie des capillaires et des lymphatiques ; cette atonie serait-elle due à une insuffisance fonctionelle des capsules surrénales ? L'opothérapie surrénale a donné des résultats très encourageants dans le rachitisme

Tout dernièrement, la *Dionine*, à côté de ses qualités analgésiantes profondes, vient de nous faire connaître des *propriétés vaso-dilatatrices* encore insoupçonnées jusqu'à ce jour. Les capillaires, sous son influence, acquièrent un calibre deux et trois fois plus grand, alors que celui des vaisseaux lymphatiques peut être décuplé.

Tous les sujets ne réagissent pas également à la dionine. Les adultes sains et bien portants ne montrent qu'une hypérémie conjonctivale marquée, sans chémosis, tandis que les *artério-scléreux*, les *brightiques*, les *cardiaques*, présentent un chémosis parfois énorme. Chez *les enfants et les jeunes sujets, la Dionine peut servir au diagnostic du lymphatisme* et de la *scrofule*, car chez ces sujets la réaction à la Dionine est aussi marquée que dans les états pathologiques ci-dessus se rattachant à une insuffisance de la tonicité vasculaire. Nous reverrons en détail ces réactifs aussi intéressants que nouveaux.

Les *anasthésiques*, ainsi que la classe toute nouvelle des *analgésiques* oculaires, présentent un sujet d'étude

très attachant ; nous les étudierons avec soin de même
que les divers myotiques, mydriatiques, etc.

Les *antiseptiques* et les *topiques* divers nous conduiront à l'étude des *conjonctivites*, une des questions
les plus importantes pour le praticien ; nous devrons alors
nous étendre un peu sur le diagnostic différentiel des diverses maladies de la conjonctive et du bord ciliaire.

Nous terminerons nos études thérapeutiques par quelques considérations sur les *agents physiques*, la *chaleur*, le *froid*, l'*électrothérapie*, etc.

Le *massage* oculaire sous ses différentes formes atti-
rera notre attention d'une manière toute particulière. Vous
verrez que son action mécanique à une grande influence
sur le tonus et sur la nutrition de l'œil. La myopie traumatique nous a montré qu'une pression sur la cornée peut
modifier notablement la réfraction et transformer momentanément un œil hypermétrope en un œil myope.

Le massage bien appliqué est un de nos plus puissants
et de nos plus intéressants agents mécaniques, précieux
dans les *affections de la cornée et la conjonctive
et même dans le glaucome.*

Vous le voyez, Messieurs, notre programme est intéressant ; je m'efforcerai de vous exposer mes idées aussi
simplement, aussi clairement et d'une manière aussi pratique que possible. Si j'ai pu vous inciter à l'expérimentation thérapeutique et à la recherche de moyens de guérir mieux et plus vite que nos prédécesseurs, j'aurai atteint
et au-delà le but que j'ai cherché.

DEUXIÈME LEÇON

SOMMAIRE

Parmi les **Méthodes de thérapeutique générale**, une surtout intéresse l'oculiste : la *médication mercurielle* : son importance, les abus qui en ont été faits. — Différents modes d'administration des mercuriaux : *frictions mercurielles*. — Absorption stomacale, injections hypodermiques de sels solubles et insolubles ; — brillant avenir des *injections intra-veineuses* et des *injections sous-conjonctivales*. — Importance de la thérapeutique locale en oculistique.

Nous avons vu, dans notre première leçon, quelle importante place occupe le mercure dans le traitement des maladies des membranes profondes de l'œil.

L'empirisme, la routine lui ont reconnu une efficacité réelle, qu'on a tort de lui dénier, parce qu'on ne la comprend pas ou qu'on l'explique mal. La médication mercurielle, en effet, malgré les abus qui en ont été faits en thérapeutique oculaire, n'en est pas moins, quand elle est bien administrée, une des armes les plus précieuses de notre arsenal.

L'empirisme, que nous appelons aujourd'hui l'*observation clinique*, il ne faut pas l'oublier, est notre grand maître, autant et plus même que le laboratoire et le microscope. L'expérimentation doit nous servir surtout à prouver ce que la clinique nous a fait pressentir.

Aujourd'hui, avec les théories pathogéniques modernes, nous pouvons nous faire une idée plus exacte de

Dr A. DARIER *Propriétés antiseptiques, antisyphilitiques, altérantes et résolutives des mercuriaux.*

l'action thérapeutique de la médication mercurielle. Elle agit comme topique, quand nous l'employons contre les kératites, sous forme d'oxyde jaune ou de calomel, etc., comme désinfectant des plaies, en solution de sublimé, de cyanure, etc.

Comme médication générale, elle agit souvent comme antisyphilitique, mais dans beaucoup de cas elle a une action bactéricide, microbicide, antiseptique très marquée en provoquant une production plus abondante de phagocytes; nous devons attacher la plus grande importance à ces dernières et importantes propriétés des mercuriaux (1).

Il est encore un autre mode d'action, qui était admis par les anciens et qui a certainement aussi son intérêt. On attribuait aux mercuriaux une action altérante, résolutive, dissolvante sur les exsudats les plus divers.

Aujourd'hui, nous avons la preuve de ce pouvoir dissolvant, et par la clinique et par l'expérimentation. En effet, dans les infarctus calcaires des reins qu'on observe dans l'intoxication hydrargyrique, ne devons-nous pas voir un transport de substance osseuse dissoute arrêtée par le filtro rénal?

L'expérimentation sur les animaux a montré, en effet, que la néphrite consécutive à l'hydrargyrisme est due à une irritation des éléments excréteurs, par des sels calcaires transportés par le sang.

---

(1) On a tort de croire que le mercure a toujours une action générale débilitante. A petites doses il exerce, au contraire, une action tonique sur le cœur, il augmente la pression sanguine, accroît le nombre des hématies et augmente le poids du corps. Mais tout autre est son action lorsqu'on l'administre à haute dose. Dans ce cas son influence sur le cœur est incontestablement hyposthénisante: il abaisse la pression sanguine, diminue le nombre des hématies et abaisse le taux de l'hémoglobine.

THÉRAPIE OCULAIRE — *Les frictions générales amènent très promptement la saturation mercurielle.*

Le nombre des modes d'application du mercure est aussi grand que varié. Nous ne passerons en revue que les principaux. Les *frictions mercurielles* ont survécu à toutes les autres médications hydrargyriques, si diverses et si bizarres, employées par les Anciens ; elles constituent, du reste, le mode le plus efficace et le plus rapide pour arriver à la saturation mercurielle. Elles seront donc indiquées dans les cas où il est urgent d'obtenir, dans le plus bref délai, une mercurialisation intense de tout l'organisme ; dans certaines *iritis, iridocyclites, iridochoroïdites* accompagnées de phénomènes inflammatoires violents, qu'ils soient dus à la syphilis ou à une infection traumatique, comme dans l'*ophtalmie sympathique.*

A part ces cas urgents, la principale indication des frictions est dans les cas où les injections sous-cutanées sont impossibles à administrer, soit par refus du malade, soit pour une autre raison. On peut, du reste, pour agir plus rapidement, combiner les deux méthodes, frictions mercurielles locales et injections hypodermiques, et même quelquefois, pour ma part, je ne crains pas de faire en même temps des injections sous-conjonctivales, quand elles sont indiquées par la gravité des accidents locaux.

Autant les frictions ont une action prompte et efficace, quand elles sont faites sous la direction du médecin, autant elles sont irrégulières et illusoires même, quand elles sont confiées aux malades qui ont toujours une certaine répugnance pour un traitement aussi sale que gênant.

En tous cas nous ne saurions trop recommander de se servir de la *lanoline hydrargyrique* qui s'altère moins et se résorbe plus facilement que l'onguent napol!-

Dr A. DARIER *L'absorption par les voies digestives est infidèle et irrégulière.*

tain. On prescrira une friction par jour, à la dose de 4 gr. de lanoline hydrargyrique (1).

Laissons de côté le mode d'administration du mercure par la *voie stomacale* : non pas que nous lui refusions toute efficacité ; non, certes, elle a fait ses preuves et elle a de fervents adeptes, elle a même certains côtés pratiques qui la font préférer à MM. de WECKER, ABADIE et à d'autres, dans le traitement des complications choroïdiennes de la myopie. Les pilules de sublimé ont, en effet, souvent donné des résultats satisfaisants dans ces cas particuliers.

A un certain moment, *le calomel à dose réfractée* eut une grande vogue en oculistique, mais on en est bien revenu, et ce mode d'administration, quoique précieux, ne présente plus que des indications toutes spéciales (2).

L'administration par la voie stomacale a le grave inconvénient d'être infidèle et peu régulière, parce qu'elle dépend absolument de l'état des voies digestives, de la quantité de mercure assimilé, et aussi et surtout de la quantité qui *peut traverser le foie sans être éliminée par cet organe.* Car, comme on sait, le foie, entre autres fonctions, a celle très importante de servir de filtre épurateur, pour tout ce qui est absorbé par le tube digestif, comme j'ai pu le voir bien souvent au laboratoire de mon vénéré maître le professeur SCHIFF. C'est

---

(1) MM. Chaumel et Mialhe, pharmaciens à Paris, ont eu l'excellente idée de préparer des ampoules en gélatine contenant 4 grammes de lanoline hydrargirique se conservant ainsi indéfiniment.

(2) Dans toutes les affections oculaires pouvant être rattachées à une origine infectieuse, aiguë, s'il est indiqué d'avoir recours à une purgation, on se trouvera très bien de la formule suivante :

Calomel.................. } à 0,20 à 0,60 centigrammes
Scammonée ....

suivant l'âge et le tempérament des sujets.

là un fait avec lequel on doit désormais compter *sérieusement* en thérapeutique, et qui explique pourquoi on a de plus en plus tendance à administrer les médicaments *par voie hypodermique.*

C'est là, en effet, le mode le plus scientifique et le plus pratique d'administration des médicaments, celui qui tient le malade sous le contrôle immédiat et continu du médecin. Les doses sont toujours exactement graduées et l'administration peut en être faite à des intervalles réguliers. Le malade est dans l'impossibilité complète de tromper son médecin sur les doses administrées.

Bien des sels mercuriels différents ont été employés en injections hypodermiques, sels solubles ou sels insolubles.

L'emploi des sels insolubles doit être, sinon complément rejeté, du moins il doit être *prescrit avec de grandes précautions.* Il faut débuter par des doses très légères pour tâter le terrain. Il existe, en effet, des incompatibilités idiosyncrasiques, avec lesquelles il faut compter, sous peine d'intoxication grave et quelquefois de mort. On compte déjà 17 cas de morts publiés à la suite d'injections de sels insolubles. On a relaté aussi des cas d'embolies pulmonaires et d'embolies cérébrales. Pour ma part, je ne pratique jamais d'injections massives avant d'avoir longuement éprouvé la tolérance du malade par des injections progressives de sels solubles.

J'ai observé moi-même plusieurs cas d'intolérance pour la médication mercurielle, et je désire vous en dire quelques mots.

Inutile de parler de ces cas où les frictions mercurielles ou le calomel à dose fractionnée amènent, en peu de jours, une stomatite violente, avec troubles gastriques plus ou moins marqués. C'est la banalité. Je veux seulement citer un fait qui m'a bien vivement frappé. C'était au temps où l'ophtalmie sympathique était traitée exclusivement par l'énucléation et la cure par les frictions mercurielles à outrance.

Une jeune fille soignée de cette façon eut, à la suite des frictions mercurielles longtemps prolongées, des complications du côté des reins, qui mirent ses jours dans le plus grand danger (probablement néphrite parenchymateuse, par infarctus calcaires, provenant de la décalcification des os, produite par le traitement mercuriel). Toutefois, elle a conservé la vue de l'œil qui lui restait.

Depuis que nous employons les injections hypodermiques, et voilà dix-huit ans, qu'à la suite de M. ABADIE, auquel revient le grand mérite d'avoir généralisé ce mode de traitement, nous les pratiquons journellement, nous avons été complètement à l'abri de ces graves accidents. Cela se comprend, si l'on voit les malades tous les jours ou tous les deux jours, on est toujours à même d'interrompre le traitement, dès qu'on s'aperçoit qu'il est mal supporté. L'urine doit être examinée souvent.

Les premiers symptômes accusés par les malades sont, dans ce cas, des douleurs abdominales, coliques, crampes d'estomac, quelquefois de la diarrhée sanguinolente, rarement des vomissements. Les premiers cas d'intolérance que nous avons observés, se sont montrés après environ dix injections hypodermiques de 1 centigramme de sublimé, chez deux goutteux qui tous deux accusèrent les mêmes symptômes de coliques et de diarrhée sanguinolente. Depuis ces faits, notre attention a été attirée de ce côté et nous avons eu l'occasion d'observer en tout cinq ou six cas sur plusieurs centaines de malades.

| **THÉRAPIE OCULAIRE** | *Les premiers signes de l'intoxication sont les coliques, la diarrhée, etc.* |

De jeunes sujets, dans la force de l'âge et de la santé, peuvent présenter cette intolérance pour le mercure, sous quelque forme que ce soit. Que serait-il arrivé à ces malades si, au lieu d'une dose ordinaire d'un sel mercuriel soluble, l'injection eût été faite avec une dose massive de calomel ou d'oxyde jaune ? La mort en aurait été la conséquence probable.

Il est bon d'ajouter, que l'expérience a démontré récemment que cette intolérance n'est que relative et que l'on peut facilement, en procédant par doses très faibles et progressivement croissantes, habituer les malades à supporter des quantités assez élevées de mercure. Je vous citerai seulement deux cas comme exemples.

Le premier a trait à un enfant de 8 ans atteint de kératite parenchymateuse bilatérale, avec hérédospécificité évidente. Habituellement les enfants supportent admirablement le traitement mercuriel, aussi, sans hésiter je lui fais une première injection de 0,008 de cyanure d'Hg. dans 3 c. c. d'eau salée.. Le petit malade eut un peu de diarrhée ; 2 jours après nouvelle injection de 0,006, suivie de diarrhée sanguinolente. Je dus cesser le traitement pendant quelques jours.

Une amélioration notable s'était produite dans l'état du malade. Une chose surtout avait frappé la mère, c'est que, depuis ces 2 injections, l'enfant n'avait plus eu d'hémoglobinurie, affection concomitante, dont souffrait son enfant depuis plus d'un an. Elle fut donc très disposée à reprendre le traitement.

Les injections furent faites à 2, puis 3, puis 4 milligr. de cyanure. La tolérance fut parfaite et le petit malade guérit complètement et de sa kératite parenchymateuse et de son hémoglobinurie qui depuis plus d'un an résistait à tous les traitements.

Le deuxième cas a trait à une femme atteinte de choroïdite spécifique qui guérit de la même façon malgré des phénomènes d'intolérance très alarmants au début.

Des cas d'intolérance aussi marquée sont rares, c'est vrai, mais il est nécessaire de les connaître, pour se tenir sur ses gardes et se méfier des conseils de ceux qui vous disent que vous pouvez aller jusqu'à injecter 5 centigrammes de sublimé en une seule fois.

Il m'est arrivé dans certains cas très graves, d'aller progressivement jusqu'à 2 centigrammes de sublimé, ou de cyanure d'hydrargyre, mais rarement j'ai pu prolonger cette dose sans provoquer des coliques et de la diarrhée, qui me forçaient à diminuer de suite les doses.

Il est bon de noter que, dans presque tous les cas, ces effets toxiques n'ont pas nui au traitement, au contraire, une amélioration de la maladie oculaire a toujours été plus rapide et plus manifeste.

Beaucoup de sels solubles ont été employés ; ils se valent tous, à très peu de chose près. Nous avons surtout usé avec notre maître, M. le docteur Abadie, du *peptonate de mercure* et du *sublimé.*

Les injections d'huile au *bi-iodure de mercure,* auxquelles M. le professeur Panas a donné la préférence depuis quelques années, m'ont donné aussi de bons résultats; mais elles ne sont ni moins douloureuses, ni plus actives que les injections de cyanure, dont nous parlerons plus loin. Elles sont, en revanche, moins faciles à aseptiser.

C'est au *cyanure d'hydrargyre,* que dans ces dix dernières années, nous avons donné la préférence à cause de sa solubilité, de son absorption rapide et *du peu de*

THÉRAPIE OCULAIRE — *Avantages du cyanure en injections abondantes et diluées.*

douleur que cause son injection. Il a, en outre, l'avantage de ne pas précipiter la cocaïne comme le fait le sublimé ; ce qui permet de pratiquer des injections momentanément indolores, en employant la solution suivante :

Cyanure d'hydrargyre............	0,30
Chlorhydrate de cocaïne.........	0,15
Eau distillée...................	30 gr. (1)

Nous avons d'abord fait des injections avec la solution à 1 p. 100, en injectant *progressivement* jusqu'à 1 centigramme de cyanure tous les jours ; des effets intensifs très rapides ont été obtenus, mais au bout de quelques jours se produisaient des phénomènes d'intolérance.

Nous en sommes venu alors à injecter des solutions plus *abondantes* et plus *diluées*. On obtient ainsi une sorte de transfusion hydrargyrique qui donne des résultats plus rapides et plus sûrs que tous les moyens employés antérieurement. On peut injecter tous les jours, tous les deux jours ou même une seule fois par semaine, suivant les indications, *5 centimètres cubes d'une solution contenant 5 milligrammes de cyanure, autant de cocaïne et 35 milligrammes de chlorure de sodium.* Ces injections sont très bien supportées et, en ayant soin de les faire chaque fois à un endroit différent du corps, on n'observe aucune induration. Pour obtenir un effet intensif rapide, on les répète tous

---

(1) Grâce à un nouvel agent thérapeutique l'*Acoïne*, qui a une action anesthésique plus profonde et de plus longue durée, il est possible aujourd'hui de rendre presque complètement indolores les injections de cyanure d'hydrargyre. Voir : **La Clinique ophtalmologique**, n° 12, 189?. DARIER, *Moyen de rendre presque indolores les injections sous-conjonctivales et sous-cutanées de Cn Hg.* (Voir aussi plus loin V° Leçon).

les jours, et nous surprendrons peut-être quelques confrères en disant que nous obtenons ainsi des effets aussi rapides qu'avec les frictions les plus énergiques et sans en avoir les graves inconvénients. Mais il faut toujours avoir soin d'interroger le malade sur l'état de son intestin. Dès qu'il éprouve la moindre colique, il faut ralentir l'accroissement des doses. Rarement je vois des stomatites ; et les accidents intestinaux sont instantanément guéris par une injection de morphine. Le malade doit en être averti. L'abondance du liquide injecté qui est, en somme, du sérum artificiel, permet une diffusion rapide dans tout l'organisme, en même temps que l'élimination est facilitée par la masse et la température du liquide qui est toujours injecté à 30 degrés ou 35 degrés centigrades.

Donc action rapide et intense, élimination prompte, tels sont les avantages des injections diluées abondantes. Elles permettent un dosage précis des effets à obtenir, depuis l'effet le plus léger jusqu'aux cures intensives les plus énergiques, tout en permettant d'éviter les phénomènes d'intoxication.

Les injections intra-veineuses de sels mercuriels solubles et en particulier de cyanure de mercure constituent le dernier cri de l'application du mercure ; et je puis dire que j'en suis un partisan convaincu et que c'est aux injections intra-veineuses qu'aujourd'hui j'ai presque exclusivement recours.

Evidemment, c'est un procédé délicat, dangereux peut-être entre des mains inhabiles ; mais qui, mis en pratique par un médecin élevé dans les principes de l'antisepsie et de l'expérimentation clinique sérieuse, présente des avantages de tout premier ordre : absence de toute douleur et de toute altération locale (infiltrations, nodosités, etc.).

La solution à employer doit être très pure et bien aseptique, *et surtout exempte de cocaïne* ou de tout autre analgésique qui pourrait agir trop promptement sur le cœur et sur les centres nerveux. Voici la solution que j'ai d'abord recommandée :

Cyanure d'hydrargyre............	0,10
Chlorure de sodium.............	0,08
Eau distillée stérilisée..........	10 gr.

Injecter un centimètre cube dans une des veines du pli du coude. On peut aussi, mettant en pratique le principe des injections diluées et abondantes, se servir de solutions à 1/300 ou 1/500 toujours avec 8 0/00 de chlorure de sodium ; on injectera alors 3 ou 5 centimètres cubes de l'une de ces solutions, en ayant soin de pousser l'injection très lentement, surtout si le liquide n'a pas été chauffé.

J'ai fait, pour ma part, des milliers d'injections intra-veineuses sans la moindre complication si ce n'est de temps à autre un peu de périphlébite, quand un peu du liquide a passé en dehors de la veine. La pénétration de grosses bulles d'air dans les veines du bras est sans danger, il m'est arrivé d'injecter une pleine seringue d'air sans aucun inconvénient.

Les malades très nerveux ont, la première fois, une certaine appréhension qui les ferait facilement se trouver mal, surtout si l'injection est trop rapidement poussée dans la veine ; mais ce petit inconvénient est largement compensé par les avantages très grands des injections intra-veineuses.

Pour bien faire saillir la veine, on applique d'abord un ou deux tours de bande bien serrés à la partie inférieure du biceps brachial et pendant que se produit la stase veineuse, on lave l'endroit où doit avoir lieu l'injection avec un tampon d'ouate imbibé de chloroforme ; puis, l'aiguille (*fine en platine iridié*), ayant été flambée, on l'introduit dans la veine avec précaution, et avant d'injecter, on aspire légèrement pour voir si le sang vient dans la seringue. En ce cas, on est sûr de n'avoir pas fait fausse route ; on enlève la ligature du bras, et il ne reste plus qu'à pousser le liquide lentement dans la veine. Le malade accuse une sensation de fraîcheur et quelquefois un goût d'amandes dans la bouche.

L'aiguille doit être retirée brusquement ; une légère compression est pratiquée avec un tampon d'ouate sur le lieu de la ponction puis une goutte de collodion ferme hermétiquement l'orifice imperceptible. Après un certain nombre de piqûres il est souvent nécessaire de changer de veine, ou de revenir aux injections hypodermiques, pour laisser reposer les veines qui finiraient par se boucher.

Que l'on ait recours aux injections hypodermiques ou aux injections intra-veineuses de cyanure d'hydrargyre, il ne faut pas manquer, avant chaque nouvelle piqûre, de demander au malade s'il a ressenti, après la dernière injection, des coliques ou s'il a eu de la diarrhée ; auquel cas il faudrait diminuer les doses ou faire des injections moins fréquentes.

Il est bon après une première série de 20 à 30 piqûres de laisser un mois de repos, avant de reprendre une deuxième et même une troisième série. Souvent dans certaines poussées à évolution lente et insidieuse, telle la kératite parenchymateuse, les iridochoroïdites et les choroïdites, on peut être obligé de pratiquer au cours de 2 ou 3 années plus de 100 ou 200 injections.

THÉRAPIE OCULAIRE	*Des injections intra-oculaires, leurs indications toutes spéciales.*

Mais est-il toujours nécessaire de saturer tout l'organisme de mercure pour guérir une affection oculaire absolument localisée ?

Plus nous avançons, plus nous devenons précis, plus nous cherchons à appliquer le remède à l'organe malade lui-même, en limitant autant que possible la lutte du médicament contre l'agent pathogène ou le foyer infectieux lui-même.

La chose est facile quand le siège du mal est accessible et que sa destruction est possible sans nuire à l'organe malade. Mais le plus souvent, et pour l'œil surtout, il nous faut nous contenter de *rendre le milieu ambiant impropre à la vie de l'élément pathogène, en irriguant le territoire lymphatique circonvoisin avec tel antiseptique que nous savons le plus funeste à l'ennemi que nous combattons.*

Beaucoup d'affections du globe oculaire peuvent être traitées ainsi localement, soit en injectant le médicament dans l'œil lui-même, comme l'a fait, le premier, M. ABADIE, soit en injectant simplement le médicament sous la conjonctive. *Les injections intra-oculaires* ont leurs indications spéciales, elles s'adressent à ces cas très graves où tout peut être tenté pour sauver un œil que l'on croit absolument perdu. Elles ont malheureusement quelquefois des conséquences graves qui font qu'on hésite à les appliquer couramment.

Il n'en est pas de même des *injections sous-conjonctivales* qui ne peuvent avoir qu'une douleur un peu vive comme complication, sans jamais entraîner la perte de la vision. Elles agissent en irriguant les espaces lymphatiques oculaires avec une solution de sublimé ou de cyanure au millième ou à de plus faibles dilutions.

Dr A. DARIER *Les injections sous-conjonctivales circonscrivent et combattent l'infection locale.*

La thérapeutique locale, que nous poursuivons depuis des années déjà (1), n'est pas basée seulement sur l'empirisme ; elle repose sur des lois anatomiques et physiologiques très importantes, ainsi que nous l'avons déjà fait ressortir dans une communication, à la Société d'ophtalmologie de Paris, en 1892. Nous insisterons encore ici sur quelques points.

La thérapeutique locale est à l'ordre du jour, non seulement en ophtalmologie, mais dans toutes les branches de la médecine. Toutes les fois qu'il est possible d'atteindre au foyer morbide, le chirurgien réclame sa grosse part d'une quantité d'affections considérées autrefois comme étant du domaine médical.

En dermatologie, plus que partout, la thérapeutique locale s'impose de plus en plus, et les grandes doctrines diathésiques sont peu à peu dépouillées de beaucoup de leurs attributs, au bénéfice des infections locales relevant, par conséquent, surtout des médications topiques.

Même les affections dépendant d'une maladie générale telle que la syphilis, la tuberculose, le rhumatisme, ont, à côté de leurs indications générales, des indications locales de première importance.

Si des manifestations morbides se présentent à la fois, sur différents organes, c'est le traitement général qui est de première indication. Si, au contraire, les accidents sont absolument localisés en un seul point, les applications locales devront s'imposer.

---

(1) A. DARIER. De la lanoline hydrargyrique en thérapeutique oculaire. *Bull. de la Soc. d'opht. de Paris*, 1888.

<table>
<tr><td>THÉRAPIE OCULAIRE</td><td>Premières tentatives de désinfection locale par les instillations de sublimé.</td></tr>
</table>

Cette loi peut s'appliquer d'autant mieux aux maladies oculaires que, souvent, celles-ci se manifestent comme unique phénomène, que notre routine nous fait parfois rattacher à un état général diathésique plus ou moins problématique, parce que nous n'en connaissons pas la pathogénie propre.

L'idée qui nous a toujours guidé dans nos recherches est la suivante : *Une infection primaire ou secondaire se localisant dans un organe aussi important que l'œil, il est de première nécessité d'enrayer et d'éteindre sur place, si possible, le processus infectieux*, sans jamais pour cela, perdre de vue les indications générales. Quand la chose est faisable chirurgicalement, par le fer ou le feu, le but est vite atteint ; mais si les lésions ne sont pas superficielles ou intéressent des tissus qu'il est important de respecter, quels moyens locaux nous restent ?

Les *instillations de sublimé* dans le sac conjonctival, pratiquées déjà par SCARPA, ont été remises en honneur récemment par GALLENGA (1) qui a obtenu, par ce moyen, quatre guérisons d'*ophtalmie sympathique*.

SECONDI a repris la chose d'une manière plus scientifique, en injectant le sublimé sous la conjonctive. J'avais moi-même, partant des raisonnements ci-dessus, injecté en 1888 du *mercure vif* aussi bien aseptisé que possible sous la conjonctive du cul-de-sac inférieur ; mais au bout de quelques jours il formait un petit abcès et en l'incisant je faisais sortir la gouttelette de mercure et un peu de pus. Je n'avais pas osé injecter le sublimé que je pensais trop caustique.

---

(1) C. GALLENGA, *Atti reale Academia di medicina di Torino*, 1887.

<table>
<tr><td>Dʳ A. DARIER</td><td>Secondi a le premier reconnu l'importance des injections sous-conjonctivales de sublimé.</td></tr>
</table>

Injecter l'agent antiseptique dans le foyer infectieux lui-même ou dans ses alentours immédiats, de façon à irriguer, à aseptiser tout le territoire lymphatique dans lequel s'est cantonné le processus morbide, tel nous paraît devoir être le but de la thérapeutique de toutes les maladies infectieuses bien localisées.

TROISIÈME LEÇON

SOMMAIRE

Mode d'action et de pénétration des substances injectées sous la conjonctive. — Absorption par la cornée et par la conjonctive. — Pénétration de la fluorescine jusque dans les milieux oculaires. — Clinique et expérimentation. — Cyanure d'hydrargyre et chlorure de sodium. — Action trophique et antiseptique. — Technique des injections sous-conjonctivales. — Elles peuvent être rendues indolores par l'acoïne. — Indications et contre-indications cliniques.

L'œil est dans des conditions admirables pour se prêter à cette thérapeutique locale, par la disposition même de son système lymphatique, constitué par des espaces communiquant tous intimement entre eux.

Il est bien connu que *l'atropine*, instillée même en solution très diluée dans le sac conjonctival, est résorbée par les lymphatiques oculaires et pénètre dans le liquide de la chambre antérieure. On peut en effet en instillant quelques gouttes de cette humeur aqueuse sur l'œil d'un autre animal, provoquer de la mydriase.

PFLUEGER a fait la même constatation, en injectant sous la conjonctive une solution de fluorescine, matière colorante d'une diffusibilité très grande. Il a pu observer que non seulement l'humeur aqueuse se colorait mais la cornée elle-même et le cristallin aussi.

BELLARMINOF par de simples instillations conjonctivales est arrivé également à colorer l'humeur aqueuse avec de la fluorescine.

Mais on a objecté que les sels de mercure formant avec les albuminoïdes de l'organisme des composés insolubles ne pouvaient pas parvenir jusque dans les milieux oculaires. Pour le prouver on a fait des injections sous-conjonctivales de sublimé ou de cyanure d'hydrargyre chez le lapin et quelques heures après on n'a pas pu trouver trace de mercure dans l'humeur aqueuse.

Mais la recherche d'une réaction mercurielle dans une solution aussi diluée qu'elle doit être dans l'humeur aqueuse est chose encore au-dessus des forces de nos chimistes et micrographes actuels.

Il en est bien de même pour *l'atropine,* qu'on ne pourrait déceler dans l'humeur aqueuse par ses réactions chimiques ; mais dont on peut constater l'évidence par sa *réaction physiologique* comme mydriatique.

Pour la *fluorescine* son pouvoir de diffusibilité est si grand et son pouvoir colorant est si intense qu'il suffira d'une parcelle infinitésimale pour provoquer la coloration de l'humeur aqueuse.

Pour le mercure, la réaction chimique est impossible au dessous de 1/100,000, mais qui pourra jamais nous dire quelle fraction du millionnième suffit pour amener une réaction physiologique, thérapeutique, sur les tissus oculaires ?

Ne savons-nous pas que des gommes de l'iris fondent rapidement sous l'influence des frictions mercurielles ou des injections hypodermiques ou intra-veineuses. Eh bien est-il jamais venu à l'idée d'aucun clinicien d'aller, quand la gomme disparaît, chercher si l'humeur aqueuse contient une quantité pondérable de mercure ?

Quand cette réaction aura été faite par ces expérimen-

THÉRAPIE OCULAIRE

Cliniquement l'action thérapeutique du Cn. Hg. est bien prouvée.

tateurs si sévères dans leurs observations sur le lapin, j'attacherai une valeur à leurs négations.

Or, jamais des faits négatifs n'ont pu infirmer des faits positifs bien et dûment observés.

Que diraient ces contradicteurs s'ils se trouvaient en présence d'un cas de ce genre : *gomme de l'iris, de la grosseur d'un grain de blé* ; trois injections sous-conjonctivales de 2 gouttes d'une solution de sublimé au millième amènent une fonte complète de la gomme en 6 jours ? Aucun autre traitement n'avait été appliqué.

N'est-ce pas là une expérience clinique qui vaut cent analyses négatives faites sur le lapin ?

Et ce fait n'est pas le seul ; j'ai observé de nombreux cas de ce genre, dont le dernier il y a un mois seulement. C'est au point que je suis arrivé à considérer ce traitement comme trompeur par ce fait que, très souvent, le malade si vite guéri de son accident local, cesse tout traitement, alors qu'il serait urgent de faire une cure mercurielle prolongée pour prévenir des accidents ultérieurs.

Mieux encore : lorsque M. MELLINGER publia ses premières critiques sur les injections sous-conjonctivales de sels mercuriels, prétendant que le chlorure de sodium agissait aussi bien que le sublimé, un syphilitique vint se présenter à moi avec des foyers de choriorétinite dans les deux maculas. Je ne pouvais trouver un sujet d'expérience plus favorable : sur l'œil le moins malade je pratiquai des injections de chlorure de sodium 1 %, et sur l'œil le plus affecté des injections de cyanure d'hydrargyre 1 %₀₀. De ce dernier côté la vision était redevenue normale après 5 injections ; de l'autre non seulement la vision ne s'améliora pas sous l'influence du chlorure de sodium, mais le temps perdu par cette expérience rendit très difficile l'effet thérapeutique des injections mercurielles locales appliquées trop tard. Le traitement général par les injections hypo-dermiques de CnHg fut également sans effet.

Il ne faut pas oublier, comme vous le savez, que, ce qui fait la gravité des lésions maculaires, c'est le temps écoulé depuis leur apparition. Autant il est facile de rappeler à la vie les éléments rétiniens qui n'ont été que momentanément comprimés, autant il est difficile de ressusciter ceux qui sont complètement atrophiés.

En science, il ne faut pas faire œuvre de sectaire et ne voir qu'un côté de la question. M. MELLINGER a relaté des observations fort intéressantes où il note des améliorations très réelles, par de simples injections d'eau salée. Aussi me suis-je empressé d'employer des injections si simples et si anodines dans nombre de cas où le mercure n'était pas indiqué : telles les infiltrations cornéennes simples, les altérations choroïdiennes de la myopie, certains troubles du corps vitré, etc...

Mais tant qu'il s'agira d'enrayer une infection oculaire endogène ou ectogène, c'est toujours aux injections sous-conjonctivales de cyanure d'hydrargyre qu'il faudra avoir recours, de même que dans toutes les affections spécifiques de l'œil, superficielles ou profondes.

Qu'il nous soit permis de noter ici en passant un fait d'observation fort intéressant et qui n'a pas été, que je sache, mis en lumière jusqu'ici : *Il existe entre les lymphatiques oculaires et péri-oculaires une communication intime avec les lymphatiques intra-craniens.*

C'est en faisant mes recherches sur les *analgésiques* oculaires profonds que je suis arrivé à cette conclusion.

THÉRAPIE OCULAIRE *Communication intime des lymphatiques oculaires entre eux et avec les espaces intracraniens.*

Ayant appliqué dans le sac conjonctival 2 à 3 milligr. de morphine pure qui eut beaucoup de peine à se dissoudre dans le liquide lacrymal, je fus très surpris d'observer au bout d'une heure des phénomènes très violents d'intoxication : pâleur, défaillance, puis sueurs froides abondantes suivies de vomissements qui durèrent au moins 2 heures malgré l'administration répétée d'infusions de café très fort.

On pouvait expliquer ces phénomènes par l'absorption de la morphine par la conjonctive, le canal nasal et le pharynx.

Mais une injection sous-conjonctivale de 4 à 5 milligramme de chlorhydrate d'héroïne (éther diacétique de morphine), ayant produit des phénomènes toxiques aussi violents ne laissèrent pas que de surprendre ; car en injections hypodermiques il eût certainement fallu 20 à 30 milligrammes d'héroïne pour produire des vomissements et un état de prostration si prolongé.

Mais ce n'est pas tout, dans 2 autres cas, après une simple instillation de 2 ou 3 gouttes de collyre à l'héroïne 5 %, des phénomènes toxiques plus légers se manifestèrent : pâleur, éblouissements, vertiges, état nauséeux.

Ce ne pouvait être par une action sur l'œil lui-même ! On ne peut expliquer ces phénomènes que par une pénétration directe de la morphine dans la cavité cranienne et cela très probablement par l'intermédiaire des espaces lymphatiques oculaires et intra-craniens communiquant tous intimement entre eux.

L'absorption par les vaisseaux sanguins n'est pas admissible en ce cas ; car aucune action ne pourrait se traduire sur les centres à travers les grosses veines et les sinus ; et l'on sait qu'en injection hypodermique, il faut au moins

Dr A. DARIER *Injections sous-conjonctivales on sous-Ténoniennes et leur origine.*

un ou deux centigrammes de ces sels de morphine pour provoquer de tels signes d'intoxication.

Cette pénétration par les voies lymphatiques donnerait l'explication de l'action si remarquable des injections sous-conjonctivales dans certaines formes de névrites rétro-bulbaires.

N'est-il donc pas logique de conclure que le plus sûr moyen de faire pénétrer des substances médicamenteuses solubles dans l'intérieur de l'œil, c'est de les injecter sous la conjonctive ou dans l'espace de TENON ?

Notre expérience personnelle nous a prouvé qu'il était absolument indifférent que l'injection fût faite dans l'espace Ténonien ou simplement sous la conjonctive. La substance pénètre avec la même rapidité vers les milieux oculaires.

Comment n'en serait-il pas ainsi, puisque, comme nous l'avons déjà dit, une simple instillation dans le cul-de-sac conjonctival amène déjà une absorption rapide de l'atropine que l'on retrouve dans le liquide de la chambre antérieure après quelques minutes seulement? C'est là un fait bien anciennement connu.

L'idée des injections sous-conjonctivales est, du reste, antérieure à SECONDI. ROTHMUND (1) [de Munich] avait pratiqué des injections sous-conjonctivales d'eau salée pour tâcher de dissoudre, par imbibition, certains leucomes de la cornée. M. de WECKER a autrefois vanté les injections sous-conjonctivales d'eau salée pour guérir le décollement de la rétine. Nous-même en 1888, nous avions

---

(1) ROTHMUND. *Klin. Monats. f. Augenheilk.*, 1866.

pratiqué des injections sous-conjonctivales de mercure pur. D'autres ont peut-être, avant ou après, fait des essais semblables, sans que leurs noms soient parvenus jusqu'à nous pour des raisons diverses.

Nous ne revendiquons pas une priorité. Nous serons trop heureux si, par nos recherches obstinées, nous réussissons à faire comprendre les principales indications de la thérapeutique locale par les injections sous-conjonctivales, dans beaucoup d'affections oculaires contre lesquelles on n'avait jusqu'ici d'autres ressources que les médications générales qui, souvent, dépassent le but et quelquefois ne l'atteignent pas ou trop tard.

Or la thérapeutique locale est indiquée toutes les fois qu'il faut agir avec promptitude et énergie.

Nous ne saurions trouver un exemple meilleur que celui de l'ophtalmie sympathique, dont l'unique thérapeutique consistait, jusqu'à ces derniers temps, dans l'énucléation et la cure mercurielle à saturation.

Quelle que soit la théorie que l'on accepte, si le traitement mercuriel général est efficace, son application locale le sera à plus forte raison ; et le fait est déjà reconnu et prouvé par de nombreuses observations rapportées par GALLENGA (1), SECONDI (2), RAYMOND (3), ABADIE (4), ROGMAN (5), COPPEZ (6) nous-même (7) et SOURDILLE (8).

---

(1) C. GALLENGA. Loc. cit.

(2) SECONDI. *Ann. di ottalmol.*, t. XX.

(3) 4 et 5 RAYMOND, ABADIE, ROGMAN. Soc. franç. d'opht., 1890.

(6) COPPEZ. Soc. franç. d'opht., 1892.

(7) A. DARIER. *Gaz. des hôpit.*, 10 oct. 1891.

(8) *La Clinique Ophtalmologique*, 1890.

Les injections sous-conjonctivales n'eussent-elles fait que d'établir, dans certaines conditions, la curabilité de l'ophtalmie sympathique constitueraient déjà une conquête thérapeutique des plus précieuses.

Dans *l'infection secondaire, tardive, traumatique ou post-opératoire*, se faisant à travers des cicatrices vicieuses, cicatrices filtrantes, les injections sous-conjonctivales nous ont donné des résultats que nous n'aurions jamais obtenus, avec autant de rapidité, par les traitements anciens. Nous avons publié de nombreux faits de ce genre qui viennent d'être confirmés à nouveau par divers auteurs. Ces faits constituent en quelque sorte l'expérience la plus pure et la plus concluante, prouvant l'efficacité puissante des antiseptiques injectés sous la conjonctive, dans les infections bien localisées et non compliquées de phénomènes concomitants pouvant troubler l'observation.

Si l'on fait abstraction des conjonctivites, contre lesquelles la thérapeutique locale a fait ses preuves, sans qu'on songe encore à attribuer à une médication générale quelconque une influence primordiale, l'infection la plus simple du globe oculaire lui-même est celle produite par une *érosion cornéenne infectée.*

La forme la plus ordinaire est *l'ulcère infectieux de la cornée.* Dans les cas nombreux que nous avons observés, nous avons toujours constaté que les injections sous-conjonctivales de Cn. Hg. pratiquées pendant plusieurs jours, tout autour de la cornée, produisaient l'antisepsie la plus sûre et la plus efficace. Et ce n'est pas le fait de notre seule expérience, Secondi (1) [de Turin], Dufour (2) [de

---

(1) Secondi. *Giorn. della R. Acad. di Med. di Torino*, 1889.

(2) Dufour. *Bull. de la Soc. franc. d'opht.*, 1892.

THÉRAPIE OCULAIRE *Elles ont une action pour ainsi dire élective sur les affections de la choroïde.*

Lausanne], Van Moll (1) [de Rotterdam], Gepner (2) [de Varsovie] ont obtenu par le même moyen des résultats admirables. Nous étudierons plus loin l'action du Na. Cl.

Avec le galvanocautère et les injections sous-conjonctivales de Cn. Hg. ou de Na. Cl., tout ulcère infectieux de la cornée, pris à temps, sera promptement guéri ; ce qui n'était pas le cas par les traitements anciens.

Ce que nous avons dit pour l'infection traumatique tardive est encore plus vrai pour les blessures septiques de l'œil, où le phlegmon oculaire est imminent.

Si la suppuration n'a pas déjà gagné les parties profondes, les injections sous-conjonctivales de cyanure de mercure, pratiquées *larga manu* et coup sur coup, permettront souvent d'éviter l'énucléation.

Si nous envisageons les maladies essentielles des membranes profondes de l'œil : *iridochoroïdites, rétinites, névrites*, etc., nous serons surpris de voir que, même dans ces affections profondes, dont l'étiologie est souvent fort obscure, et où la syphilis, le rhumatisme et les auto-intoxications les plus variées jouent un rôle important, les injections sous-conjonctivales ont, dans beaucoup de cas, donné des résultats que l'on peut sans crainte appeler surprenants.

Aussi avons-nous été heureux d'entendre, dans un des derniers Congrès d'ophtalmologie, M. le professeur Pflueger (de Berne) confirmer notre dire, en déclarant que, lui aussi, il avait constaté *que les injections*

---

(1) Van Moll. *Klin. Monats. f. Angenheilk.*, 1892.
(2) Gepner. *Centralbl. f. Pract. Augenheilk.*, 1891.

Dr A. DARIER *Importance d'une intervention rapide et énergique dans les choriorétinites.*

sous-conjonctivales avaient une action pour ainsi dire élective sur la choroïde.

Nous avons relaté de nombreuses observations de choroïdites, où le traitement local s'est montré efficace, alors que tous les traitements généraux avaient échoué ou avaient épuisé leur effet (1).

Dans les *choroïdites* ou *choriorétinites centrales* récentes et pas trop profondes, on peut étudier, pour ainsi dire mathématiquement, l'action vraiment remarquable des injections sous-conjonctivales. En effet, les échelles métriques nous permettent de *contrôler exactement l'amélioration progressive de l'acuité visuelle ; d'un autre côté, l'ophtalmoscope nous montre avec précision comment évolue et rétrograde la lésion anatomique.*

Nous sommes heureux d'avoir été le premier à établir ce fait d'une manière indiscutable : car nous l'avions prévu théoriquement. Physiologiquement, la chose est facilement explicable, par la communication intime qui existe entre les espaces lymphatiques choroïdiens et les espaces sous-conjonctivaux ou ténoniens.

Nous croyons qu'il doit en être de même pour les *maladies du nerf optique :* mais là des considérations anatomiques, qu'il serait trop long d'exposer ici, nous préviennent qu'on ne peut espérer la restitution *ad integrum* quand un certain nombre de fibres nerveuses ont été atrophiées. On ne pourra donc attendre un effet thérapeutique certain, que dans les cas où les fibres optiques ont été seulement comprimées ou parésiées momentanément, en un mot on ne pourra espérer une guérison

---

(1) A. DARIER. Des injections sous-conjonctivales dans les maladies de la choroïde et de la rétine, *Bull. et Mém. de la Soc. franç. d'opht.*, 1892.

THÉRAPIE OCULAIRE *Dans les névrites rétrobulbaires récentes les résultats sont quelquefois bons.*

que dans les cas où le processus inflammatoire infectieux sera de date récente, ou alors quand il aura terminé son évolution progressive sans avoir entraîné l'atrophie complète.....

Nos recherches sur ce sujet ont été très longues et très pénibles. Après une série de succès que nous avons obtenus dans certaines *névrites rétro-bulbaires infectieuses* (1 à 4) nous avons recherché ce que l'on pourrait obtenir dans les différentes atrophies des nerfs optiques.

Dans les atrophies grises, tabétiques, les résultats ont été nuls. Dans les atrophies blanches, suite d'anciens processus inflammatoires, quelquefois il nous est arrivé d'améliorer légèrement la vision, mais seulement dans une très faible mesure. Dans les *névrites optiques symptomatiques d'une affection intra-cranienne grave* l'effet des injections sous-conjonctivales de sublimé a été parfois très manifeste, mais presque toujours éphémère. Il eût fallu pouvoir supprimer la cause du mal pour en détruire l'effet.

Pour terminer la série des indications des injections sous-conjonctivales, il nous reste à parler des *maladies de l'iris et du corps ciliaire.*

Nous avons vu que, dans les *infections ectogènes* traumatiques, caractérisées par de l'iritis, de l'iridocyclite et même de l'iridochoroïdite, les effets obtenus par la thérapeutique locale étaient supérieurs à tout ce qu'avait pu

---

(1) Darier. Des injections sous-conjonctivales dans les maladies du nerf optique. *Société d'opht. de Paris*, 1892.

(2) Grossmann de (Buda-Pesth) rapporte deux cas de névrite rétro-bulbaire guéris par les injections sous-conjonctivales de sublimé (*Allg. Wien. Med. Zeit.*, 1891).

(3) Darier. Névrite rétrobulbaire a frigore. (*La Clinique ophtal.*, avril 1896.

(4) Darier. Id. juin 1896.

nous offrir jusqu'à ce jour la thérapeutique générale de ces affections.

Nous n'oserions pas dire qu'il en sera de même dans toutes les infections d'origine endogène, relevant d'une diathèse ou plutôt d'une maladie infectieuse générale, telle que la syphilis, la tuberculose, le rhumatisme, etc., ou d'une infection répercutée ou métastatique comme dans la blennorragie, dans certaines métrites, etc.

Nos études sur ce point délicat sont loin d'être terminées ; mais nous pouvons déjà affirmer que, dans bon nombre de ces affections, les injections sous-conjonctivales, si elles ne constituent pas, à elles seules, un traitement complet, sont le plus souvent un auxiliaire précieux de la thérapeutique générale.

Dans les diverses manifestations de la syphilis sur l'iris et le corps ciliaire, on serait en droit d'attendre des merveilles des injections sous-conjonctivales de sublimé.

Plusieurs iritis gommeuses que nous avons traitées par ce moyen ont guéri avec une grande rapidité, il en a été de même de certaines iridochoroïdites anciennes ayant résisté à un traitement général longtemps prolongé ; mais pour l'iritis syphilitique aiguë franche et violente, nous devons reconnaître que le traitement général est de première indication.

Nous croyons, du reste, qu'il en est de même pour tous les processus inflammatoires aigus, violents de l'iris et du cercle ciliaire, quelle que soit leur étiologie, syphilitique, rhumatismale ou autre.

Une observation clinique prolongée de faits de ce genre, venant contrecarrer nos premières idées, nous a amené à la conclusion que *les injections sous-conjonctivales étaient contre-indiquées, momentanément du moins, toutes les fois qu'une stase circulatoire rendait difficile ou impossible l'absorption*

THÉRAPIE OCULAIRE *Technique des injections sous-conjonctivales, éviter le bord de la cornée.*

du médicament par les voies lymphatiques obstruées. Le cyanure de mercure injecté sous la conjonctive jouerait alors le rôle de corps irritant plus nuisible qu'utile, causant de vives douleurs et un chémosis intense.

Cette importante contre-indication une fois établie, nous avons pu fréquemment constater qu'en suivant avec soin les indications cliniques et en choisissant le moment opportun on pouvait non seulement éviter les ennuis ci-dessus, mais encore obtenir des résultats très favorables.

La technique des injections sous-conjonctivales est des plus simples.

Il suffit d'une seringue de Pravaz avec une aiguille fine en platine iridié, qui sera flambée immédiatement avant son emploi. Stériles aussi doivent être les liquides à injecter ; il n'est plus besoin d'insister sur ce point. Quand la température est basse, il sera toujours bon de chauffer les solutions à 32 ou 36° C. Elles sont ainsi moins douloureuses et sont bien plus facilement résorbées.

Il n'est besoin d'aucun instrument, ni écarteurs, ni pinces, qui ne servent qu'à effrayer les malades sans utilité. On dira au patient de regarder fortement en bas et en dedans et, repoussant en arrière la paupière supérieure avec le pouce de la main gauche, on découvrira toute la partie équatoriale supéro-externe du bulbe qui présente la surface conjonctivale la plus large et la moins sensible à la piqûre. L'aiguille est alors introduite superficiellement sous la conjonctive aussi loin que possible de la cornée et bien tangentiellement à la surface du globe. Il faut éviter soigneusement que le liquide injecté ne revienne jusque au limbe, où il peut décoller ou obstruer le cercle vasculaire péricornéen. C'est à la suite de ces injections péri-cornéennes que l'on a observé des troubles trophiques de la cornée et des eschares conjonctivales. Aussi, quand on aura besoin d'injecter une pleine seringue de liquide, il faudra avoir soin d'enfoncer l'aiguille profondément et d'injecter le liquide en arrière de l'équateur, dans le tissu rétro-bulbaire.

Grâce à la cocaïne et avec une aiguille bien fine et bien acérée la piqûre n'est, le plus souvent, pas sentie.

Quelques gouttes d'une solution d'acoïne à 1 % ajoutées au liquide à injecter sous la conjonctive rendent l'injection indolore pour un temps qui varie en raison directe de la quantité d'acoïne et en raison inverse de la force de la solution médicamenteuse injectée.

L'acoïne est précipitée par la plus légère alcalinité, c'est ce qui rend délicate l'administration de ce sel. Pour obtenir des solutions bien limpides, il faut avoir soin de laver tous les flacons à l'eau acidulée. C'est surtout avec les solutions salées que l'acoïne se précipite. Le chlorure de sodium a souvent en effet une réaction alcaline qu'il est nécessaire de neutraliser quand il s'agit de faire des solutions acoïnées. L'acoïne étant beaucoup moins toxique que la cocaïne, il sera facile d'ajouter aux solutions à injecter sous la conjonctive une quantité suffisante d'acoïne pour que la douleur soit à peu près nulle.

Le plus simple est d'avoir toujours dans la main une solution d'acoïne à 1 % (acoïne 0,10 ; NaCl 0,08 ; eau dist. 10 gr.) dont on mélange séance tenante la quantité voulue avec la solution à injecter. En ajoutant 1/3 de la seringue à 2/3 d'une solution de Cu. Hg. à 1 %₀ on obtient une solution à 1/1500 qui est presque absolument indolore. Une solution de NaCl à 20 ou 30 %₀ qui provoque des douleurs atroces, peut être rendue indolore par addition du 1/3 de la solution d'acoïne 1 %₀. Il se forme dans la seringue un précipité nuageux qu'il faut injecter de suite si l'on ne veut que l'aiguille se bouche par la condensation de ce précipité. Pour rendre indolore des solutions de cyanure à 1/3000 ou 1/5000, ou des solutions de chlorure de sodium à 2 et 4 %, il suffira de leur adjoindre quelques gouttes de la solution d'acoïne.

En résumé, dans les affections oculaires où la *médication mercurielle générale est indiquée*, il faut donner la préférence aux injections hypodermiques de sels solubles, en général, et au cyanure de mercure en particulier. *Il faut employer des injections diluées abondantes, répétées tous les deux jours ou tous les jours, suivant l'urgence.*

Les avantages de ces injections sont : douleur presque nulle, induration consécutive insignifiante, grande rapidité d'action. Elles élèvent la pression sanguine, activent la circulation et provoquent une diurèse salutaire.

Les *injections massives de sels insolubles* doivent être réservées aux cas qui ont déjà subi en partie une cure mercurielle et qui ont montré pour cette médication une tolérance parfaite.

Les mêmes solutions employées en *injections intraveineuses* donnent des résultats bien supérieurs encore, avec cet avantage en plus que l'injection ne laisse pas la moindre douleur après elle.

Quand il est impossible d'avoir le malade sous la main et qu'aucun médecin ne peut pratiquer les injections, les *frictions mercurielles* sont indiquées et donnent de bons résultats si l'on a soin de bien donner au malade les indications nécessaires à une cure sérieuse.

Quant aux *injections intra-oculaires* elles sont surtout indiquées dans les affections graves du corps vitré, *infections traumatiques profondes, ophtalmie sympathique avancée,* affections syphilitiques graves *ayant résisté au traitement général* et aux injections sous-conjonctivales.

Les *injections sous-conjonctivales* ont des indications beaucoup plus variées.

1° Elles agissent comme *le plus puissant et le plus prompt moyen* de pratiquer *l'antisepsie* dans les infections traumatiques ou opératoires, dans les ulcères infectieux de la cornée avec hypopion.

2° Elles ont une puissante action résolutive sur la *kératite parenchymateuse torpide,* sur les *exsudats choroïdiens* et CERTAINES *iritis plastiques* quand il n'y a pas une stase veineuse trop marquée.

3° Comme *antisyphilitique* elles ont une action rapide et intense sur les manifestations oculaires de la syphilis à toutes ses périodes.

4° Les injections de chlorure de sodium ont une action puissante sur les échanges nutritifs intra-oculaires, activant la résorption des infiltrations cornéennes et des exsudats sous-rétiniens, etc...

La principale contre-indication des injections sous-conjonctivales se trouve dans les cas où il existe un engorgement du réseau vasculaire péricornéen, la résorption se fait alors trop lentement et l'injection produit une violente irritation, plus effrayante, du reste, que vraiment grave.

QUATRIÈME LEÇON

SOMMAIRE

IV. — **Des collyres** employés dès la plus haute antiquité. — Collyres secs : poudres (calomel, iodoforme, etc.). — Collyres mous : pommades. — Collyres liquides, leur mode d'action et de pénétration à travers les espaces lymphathiques, jusque dans les milieux oculaires et intracraniens. — Démonstration par la fluorescine, l'atropine et la dionine. — Asepsie des collyres. — Stérilisation par la chaleur. — Collyres aseptiques en ampoules indéfiniment inaltérables. — **Des anesthésiques oculaires.** — Découverte de la cocaïne. — Ses merveilleuses propriétés. — Révolution produite dans la chirurgie oculaire et même dans la chirurgie générale. — Anesthésie par injections sous-cutanées, sous-conjonctivales et intra-rachidiennes. — Des inconvénients de la cocaïne, sa toxicité, moyens de prévenir les accidents. — Succédanés de la cocaïne. — Eucaïne. — Tropacocaïne. — Holocaïne. — Orthoforme, etc....

Avant d'entreprendre par le détail l'étude des différentes maladies oculaires et de leur traitement, il y a pour nous tout intérêt à passer d'abord en revue les principaux agents thérapeutiques, généralement employés en oculistique et dont vous devez connaître les différentes applications dans les états pathologiques les plus variés.

En vous parlant longuement de la médication mercurielle, je vous ai laissé voir que toute une école attachait la plus grande importance aux répercussions locales d'une diathèse humorale (?). Nous ne nous arrêterons pas à ces considérations, qui relèvent de la pathologie générale et que vous devez connaître si bien que j'aurais peu de choses à vous apprendre à leur sujet.

*Des collyres ; des insufflations pulvérulentes ;
des pommades.*

Abordons, si vous le voulez bien, l'étude des collyres, des topiques, des antiseptiques oculaires, etc.

Dès la plus haute antiquité, les. médicaments les plus divers étaient appliqués à l'œil sous des formes variées : *collyres secs* ou poudres insufflées dans l'œil, *collyres mous* ou pommades, et enfin *collyres liquides.*

Vous verrez, aujourd'hui encore, employer tous ces moyens. Le calomel est un des collyres secs les plus employés ; l'iodoforme, l'airol, le protargol et bien d'autres poudres insufflées sur les plaies cornéennes conjonctivales ou cutanées sont d'excellents moyens de prévenir la suppuration et de hâter la cicatrisation.

Le xéroforme se recommande à nous tout particulièrement par sa pulvérulence parfaite, qui en rend les insufflations très faciles ; l'iode et le bismuth qui entrent dans sa composition, font de cet agent thérapeutique un antiseptique de premier ordre et un astringent ou un antipurulent des plus efficaces.

Les pommades, sous bien des noms divers, sont appliquées journellement dans les blépharites, les kératites, etc. Entre toutes, ayez en grande estime *la pommade jaune dite de Pagenstecher* (1) à laquelle on peut reconnaître une action pour ainsi dire spécifique dans les *conjonc-*

---

(1) Cette pommade doit être préparée avec le plus grand soin pour n'être pas irritante. Le *précipité* ou *oxyde jaune d'hydrargyre* doit être obtenu par voie humide, et employé tout frais et intimement porphyrisé jusqu'à ce qu'au microscope on ne retrouve plus de particules grossières. Dans ces conditions, cette pommade est très bien supportée même à la dose de 1/10e que nous employons toujours. Il ne faut en prescrire l'usage à domicile que quand on est bien sûr de la bonne facture de la pommade.

tivites lymphatiques et surtout dans les *kératites phlycténulaires* se rattachant toujours, plus ou moins, à la scrofule ou au lymphatisme.

Le collyre pommade est d'une application facile, et grâce à la vaseline et à la lanoline, nombre de substances sont ainsi commodément applicables à l'œil et, dans certaines circonstances, ont une supériorité manifeste sur les collyres liquides. On peut introduire ainsi dans le sac conjonctival des doses médicamenteuses plus fortes ayant par conséquent une action plus durable.

La pommade pourra donc être substituée au collyre pour toutes les substances, quand il y aura un intérêt quelconque à le faire; toutes les fois, par exemple, que l'on devra prescrire des substances insolubles.

Une pommade dont je désire vous dire quelques mots en raison des services qu'elle m'a rendus est la *lanoline hydrargyrique*, que j'ai d'abord employée avec de très bons résultats en massage-friction sur la cornée, dans certaines infiltrations cornéennes ou péri cornéennes, kératites interstitielles, épisclérites et catarrhe printanier. Ce sont ces essais de thérapeutique locale qui m'ont donné l'idée des injections sous-conjonctivales; nous en reparlerons à propos du massage.

Quant aux *collyres huileux*, nous n'avons personnellement qu'une expérience si imparfaite de leurs propriétés que nous nous abstiendrons d'en parler. Théoriquement, on peut leur faire les mêmes objections qu'aux injections hypodermiques huileuses ; mais ils doivent avoir certains avantages pour que certains auteurs les préfèrent aux solutions aqueuses, si simples si faciles à manier et à la portée de tous.

Pour nous, les collyres ordinaires à base d'eau distillée ou de sérum artificiel nous paraissent ce qui convient le mieux dans la pratique courante.

Il faut toujours ne prescrire que de très petites quantités de liquide pour les usages à domicile à cause de la facile altérabilité des solutions. Un collyre de 5 gr. sera presque toujours suffisant.

Dans nos cliniques, la stérilisation des collyres est facile quand il s'agit des solutions ordinaires qui ne s'altèrent pas par l'ébullition. La cocaïne même, quoiqu'on en dise supporte assez bien l'ébullition.

Mais quand nous avons affaire à des blessures de l'œil ou à des opérations, nous estimons que le meilleur moyen de se mettre à l'abri des infections par les collyres c'est de n'employer pendant et après l'opération (avant, importe peu) que des collyres stérilisés en ampoules comme ceux que M. VIGNES et moi avons les premiers présentés à la Société d'Ophtalmologie de Paris.

A l'hôpital comme à la ville ou à la campagne, avec une boîte de ces tubes assortis et bien hermétiquement lutés : à la cocaïne, à l'atropine, à l'ésérine, à la dionine, etc.., on peut satisfaire à toutes les indications qui peuvent survenir, au cours de l'opération la plus accidentée et la plus inattendue. Tout praticien peut avoir ainsi, dans son cabinet, ou même dans sa trousse, ses principaux collyres sans avoir jamais à craindre qu'ils s'altèrent d'une manière quelconque.

Ici n'est point le lieu de nous étendre longuement sur le mode d'action des collyres ; qu'il nous suffise de savoir qu'une foule de substances peuvent être absorbées par la surface oculaire.

Certains auteurs veulent que l'absorption ne se fasse qu'à travers la cornée, la conjonctive ne se laissant pas

THÉRAPIE OCULAIRE
Absorption des collyres par la cornée et la conjonctive.

traverser. Nous ne sommes pas du tout de cet avis et nous le démontrerons à propos de la dionine.

Nous avons déjà constaté que l'atropine instillée dans le sac conjonctival pénètre dans l'humeur aqueuse, puisqu'une goutte de cette dernière, instillée sur un autre œil y provoque de la mydriase. Il est reconnu aussi que, par des instillations répétées de solutions de fluorescine, on peut amener une coloration des liquides intra-oculaires. Ce moyen a même été recommandé par E. von Hippel pour établir le diagnostic précoce des altérations de la membrane de Descemet.

La réaction se produirait de la même façon que pour les ulcères superficiels de la cornée, c'est-à-dire que la partie dépourvue de son épithélium protecteur se laisserait pénétrer par la substance colorante et se présenterait comme une tache d'un vert clair, tranchant sur le reste des tissus. Ici ce serait l'humeur aqueuse qui, tenant en suspension la substance colorante, imbiberait les points altérés de la face postérieure de la cornée.

Il est certain que le degré de diffusibilité est bien différent suivant les substances ; les alcaloïdes ont un grand pouvoir de pénétration ; la fluorescine est résorbée par la conjonctive, et si vous en voulez la preuve, vous l'avez, peu après l'application de la fluorescine, qu'à provoquer par la dionine un chémosis conjonctival et vous serez très surpris de voir que la lymphe sous-conjonctivale est colorée en jaune verdâtre. Cette teinte jaune est toute différente de celle que nous observons chez les ictériques où l'œdème conjonctival prend également une teinte jaune particulière.

Donc une substance soluble, introduite dans le sac conjonctival, peut pénétrer par absorption cornéenne et conjonctivale jusque dans les milieux oculaires. C'est là une notion de la plus haute importance en ce qui concerne la thérapeutique locale des maladies de l'œil.

Sans nous arrêter aux différents topiques employés contre les affections oculaires superficielles, aux astringents, aux caustiques, aux antiseptiques, que nous étudierons en parlant des conjonctivites, des kératites, des blépharites, etc…, nous aborderons de suite toute cette importante classe de médicaments qui, s'adressant au symptôme douleur, offrent un intérêt de tout premier ordre et pour le médecin, et pour le malade surtout ; nous avons nommé les *anesthésiques* et les *analgésiques oculaires* qui constituent une des plus grandes conquêtes de la thérapeutique oculaire moderne et même de la thérapeutique générale.

Avant la découverte de la cocaïne, les seuls topiques calmants étaient la belladone, l'opium et leurs dérivés. Bien précaires étaient ces moyens, aussi était-ce toujours à la médication générale qu'il fallait avoir recours pour atténuer les souffrances si angoissantes, provoquées par une affection de la conjonctive, de la cornée, de l'iris, etc.

Aujourd'hui nous avons la *cocaïne*, *l'acoïne* et la *dionine*, pour ne citer que les trois principaux analgésiques ou anesthésiques oculaires.

La *cocaïne* calme presque instantanément les douleurs superficielles, mais nous devons confesser que la durée de cette analgésie est très brève, vingt minutes environ.

L'*acoïne*, chez l'homme, n'agit en instillations que quand il y a solution de continuité de l'épithélium cornéen ou conjonctival, mais son action analgésiante peut durer plusieurs heures, son emploi est des plus précieux

THÉRAPIE OCULAIRE — *Propriétés de la cocaïne ; mode d'application.*

dans les brûlures de la conjonctive et les érosions traumatiques de la cornée.

Quant à la *dionine*, c'est ce que nous avons appelé un *analgésique profond et de longue durée*, endormant pour ainsi dire l'œil tout entier, pour un temps assez long. Nous allons étudier en détail tous ces précieux agents.

La *cocaïne* instillée dans l'œil à la dose d'une goutte d'une solution à 2 à 3 % provoque d'abord, vous le savez, une sensation de cuisson peu agréable pour les uns, très désagréable pour les autres.

(Si vous voulez éviter cette légère douleur à votre malade, vous n'avez qu'à lui recommander de regarder fortement en haut ; vous abaissez, vous-même, sa paupière inférieure de façon à l'ectropionner un peu, vous déposez alors la goutte de collyre sur le bord de la paupière en veillant à ce qu'elle ne vienne en contact direct avec la cornée que quelques secondes après que la surface conjonctivale en aura été bien imprégnée. Ce petit expédient vous rendra de réels services dans la pratique, car il est toujours utile de faire à son client le moins de mal possible).

Cette cuisson n'est, du reste, pas de longue durée ; elle est suivie d'un sentiment de raideur de l'œil que l'on a peine à fermer ; l'œil paraît comme agrandi et il l'est en effet. La fente palpébrale est plus ouverte, l'œil, est proéminent, un peu exophtalmié. On peut alors toucher la cornée sans provoquer de douleur et pratiquer une foule d'opérations sans que le patient trahisse la moindre souffrance.

Le degré d'anesthésie est variable suivant les sujets et suivant le nombre des instillations et la densité de la solution employée.

Il y a des sujets réfractaires à la cocaïne, comme il y en

a qui y sont très sensibles ; il en est même qui sont into-xiqués par des doses infinitésimales ; ce sont là des exceptions très rares qu'il faut connaître pour se tenir sur ses gardes.

Au commencement, quand on ne connaissait pas encore très bien le maniement de la cocaïne on lui a trouvé bien des inconvénients qu'il a suffi de signaler pour les conjurer. On lui attribua d'abord une action délétère sur l'épithélium cornéen ; mais il est bien plus simple de voir dans le dépoli de la cornée provoqué par la cocaïne une dessiccation de cette membrane par évaporation, l'œil restant grand ouvert et insensible aux irritations extérieures ? Et, de fait, dès qu'on prit la précaution de tenir l'œil fermé, on n'observa plus ces complications cornéennes pas plus que celles, infectieuses, qui peuvent en être la conséquence.

Au bout de 20 minutes environ, la cocaïne provoque une dilatation assez notable de la pupille, c'est là un des inconvénients de la cocaïne, mais c'est aussi un avantage relatif, puisque cette légère mydriase a permis de faire de nombreux examens ophtalmoscopiques qui eussent été difficiles autrement.

(Aujourd'hui, nous avons beaucoup mieux pour dilater la pupille dans un but ophtalmoscopique ; nous possédons dans *l'euphtalmine* un mydriatique capable de dilater, à son maximum, la pupille en 50 minutes, sans porter à l'accommodation une atteinte bien appréciable),

Cette action mydriatique de la cocaïne peut être utile dans l'extraction simple de la cataracte sans iridectomie ; mais elle a le grave inconvénient de provoquer, chez les

THÉRAPIE OCULAIRE — *Des succédanés de la cocaïne; propriétés respectives.*

sujets prédisposés, des attaques de glaucome qui peuvent avoir les plus graves conséquences. Et pourtant la cocaïne est loin d'être en elle-même un agent hypertonisant de l'œil, car on observe souvent, à la suite de son application, une hypotonie qui, chez certains sujets, va jusqu'à provoquer un collapsus du globe oculaire presque alarmant, à la suite de certaines opérations de cataracte, surtout chez les sujets très séniles. C'est sans doute en se basant sur des faits de ce genre que M. GROENOW a proposé de combattre le glaucome par des instillations de fortes doses de cocaïne.

En injections sous-cutanées, la cocaïne peut provoquer des accidents toxiques assez graves pouvant même entraîner la mort.

Il est donc très important d'être prévenu qu'il ne faut jamais employer que des doses très faibles et des solutions très diluées, surtout quand il s'agit d'opérations sur l'œil ou sur la face. Certaines personnes prédisposées éprouvent déjà, après de simples instillations conjonctivales, des phénomènes nerveux inquiétants : agitation, palpitations, loquacité, subdelirium, dyspnée, etc.

Il ne faut donc, en collyre, n'employer que des solutions à 2 % et en injections hypodermiques des injections à 1 %.

*
* *

Cette toxicité de la cocaïne a incité les chimistes à trouver d'autres substances ayant la même qualité anesthésique sans être toxiques.

Nous serons bref sur les succédanés de la cocaïne et, sans nous arrêter à la théine, à la caféine et à l'érythrophléine, les premiers en date et les moins actifs, nous passerons à :

L'*Eucaïne* B qui posséderait les vertus anesthésiques

de la cocaïne, sans provoquer de dilatation de la pupille ;
elle est, en outre, facilement stérilisable. En revanche, elle
provoque une hyperhémie marquée et une cuisson plus
vive que la cocaïne. Sa toxicité est à peu près deux fois
moindre que celle de la cocaïne.

La *tropacocaïne* avait paru un moment devoir supplanter sa demi-sœur et aujourd'hui on n'en parle plus.
D'abord, elle était aussi plus irritante que la cocaïne,
même quand on lui donnait comme véhicule la solution
physiologique de chlorure de sodium.

Pourtant, la tropacocaïne promettait beaucoup : elle
permettait une anesthésie plus prompte et plus profonde
que la cocaïne ; la mydriase est moins marquée et la toxicité moindre. Pour ma part j'ai oublié ce médicament simplement parce que ses avantages ne m'ont pas paru compenser son petit inconvénient d'être plus douloureuse que
la cocaïne.

Quant à l'*Holocaïne*, on en a dit beaucoup de bien
dans ces dernières années ; mais je dois avouer, à ma honte,
que je ne l'ai pas encore essayée. Elle aurait un pouvoir
anesthésique au moins égal à celui de la cocaïne et beaucoup supérieur à celui de l'eucaïne ; elle ne dilaterait pas
la pupille ; elle posséderait certaines qualités antiseptiques
et pourrait sans inconvénient être stérilisée par l'ébullition. — Mais.....

Mais l'holocaïne, beaucoup plus toxique que la cocaïne,
ne pourrait pas être employée en injections sous-conjonctivales ou sous-cutanées — ou tout au moins seulement
en solutions très diluées. Dans le glaucome, une injection
sous-conjonctivale d'holocaïne à 1 °/₀ rendrait l'iridectomie indolore.

| **THÉRAPIE OCULAIRE** | *La cocaïne employée à faibles doses est sans dangers.* |

En résumé, nous pouvons dire que *la cocaïne employée avec précaution et à des doses modérées reste encore l'anesthésique local le plus courant;* pour qui connaît bien ses défauts et sait les éviter, la cocaïne peut encore rendre des services inestimables pour obtenir l'anesthésie locale nécessaire à toute intervention chirurgicale sur le globe oculaire ou sur les paupières.

L'action de la cocaïne est trop connue aujourd'hui pour qu'il soit utile d'insister plus longuement sur ce sujet.

Il faut seulement savoir qu'il est inutile, en collyre, d'employer des doses supérieures à 2 ou 3°/₀ au maximum ; mieux vaut répéter plus fréquemment les instillations, ce qui n'a que des avantages puisque cela oblige à surveiller de plus près le patient et prévient la dessiccation de l'épithélium cornéen. Pour les injections intradermiques, sous-cutanées ou sous-conjonctivales, en n'employant que des solutions diluées à 1 °/₀, ou associées à l'acoïne, qui n'a pas de toxicité appréciable, on n'aura pour ainsi dire jamais de complications à redouter.

On avait espéré, tout d'abord, que la cocaïne, rendant l'œil insensible, pourrait calmer ou supprimer les douleurs provoquées par un état pathologique quelconque de la surface oculaire, cornée et conjonctive. Cette espérance ne s'est guère réalisée, l'action de la cocaïne étant trop superficielle et trop fugace. Il est néanmoins facile de calmer pour quelques minutes la douleur produite par la présence d'un corps étranger sur la cornée ou la conjonctive ou par une

Dʳ A. DARIER

*De l'utilité d'un anesthésique à action
de longue durée.*

érosion ou un ulcère cornéen superficiel ; le malade, qui ne pouvait ouvrir l'œil, peut sans peine regarder autour de lui pendant un moment.

C'est surtout dans les affections cornéennes que la cocaïne peut rendre le plus de services.

Quand il s'agit de maladies de la conjonctive ou d'affections profondes de l'œil, les résultats sont pour ainsi dire nuls, surtout quand la conjonctive est très hypérémiée. Chacun sait, par expérience personnelle, qu'un œil fortement enflammé est difficilement influencé par la cocaïne.

Nous verrons bientôt que, grâce à l'*extrait de capsules surrénales*, qui provoque une anémie conjonctivale très marquée, il est quelquefois possible d'obtenir une anesthésie relative par la cocaïne ; mais cette anesthésie est encore de bien plus courte durée qu'à l'état normal.

N'est-ce pas déjà un splendide résultat que d'être arrivé à rendre indolores presque toutes les opérations qui se pratiquent sur le globe oculaire ?

Mais pourquoi n'arriverions-nous pas aussi à calmer, par de simples applications locales, les douleurs oculaires causées par les différents états pathologiques de l'œil, qu'ils soient superficiels ou profonds ?

Vers ce but, ont déjà tendu d'innombrables efforts ; pour ma part, j'ai essayé un nombre considérable de moyens, et il m'a été donné d'en trouver deux ou trois qui marquent les premiers pas dans la découverte des analgésiques oculaires.

Déjà, en avril 1899, j'ai publié un travail sur l'orthoforme, qui peut être relaté ici :

De nombreux travaux ont déjà été publiés sur l'orthoforme dans le traitement des plaies des ulcères douloureux, des brûlures, etc.

THÉRAPIE OCULAIRE

L'orthoforme est un anesthésique de longue durée.

Dernièrement nous avons eu l'occasion d'observer un cas où l'action analgésiante de l'orthoforme se montra d'une puissance si remarquable et si durable que nous avons eu l'idée de l'essayer dans certaines affections oculaires. Dans le cas dont nous venons de parler et qui n'a pas trait à l'ophtalmologie, il s'agissait d'une vaste plaie artificielle de la paroi thoracique, suite de l'application d'un vésicatoire. Chacun sait combien sont cuisantes les douleurs que provoquent ces larges surfaces dépourvues d'épiderme et en contact continuel avec le pansement ou même souvent avec les vêtements. La pommade à la cocaïne, dans ces cas, est de peu d'action, et si tant est qu'il y ait une analgésie plus ou moins marquée, elle est de très peu de durée. C'est pourquoi nous avons eu l'idée de prescrire la pommade suivante :

Orthoforme.............   4 grammes.
Vaseline...............   30 grammes.

Cette pommade, étendue sur une feuille de taffetas ciré, fut appliquée directement sur la surface ulcérée. Immédiatement, le patient ressentit une sensation de chaleur, de brûlure, de cuisson très violente, mais au bout de deux ou trois minutes survint une analgésie complète et durable. Le pansement est fait matin et soir et le malade ne sent pas plus son vésicatoire que s'il n'en avait pas eu.

Les maladies oculaires sur lesquelles nous avons essayé l'orthoforme sont les suivantes : *ulcères récidivants de la cornée, épisclérites, brûlures de la conjonctive par des caustiques chimiques, brûlures des paupières, etc.*

Le premier cas est celui d'une dame atteinte d'un ulcère récidivant de la cornée, d'une forme si douloureuse, que la cocaïne n'amenait qu'une sédation des douleurs de très courte durée ; la malade passait presque toute sa journée dans son lit, incapable d'ouvrir son œil. Cocaïne, quinine, bromure, salicylate de soude, restèrent absolument sans effet, de même que les compresses chaudes et le bandeau compressif.

La pommade à l'orthoforme 1/30 fut alors prescrite : gros comme un grain de blé entre les paupières après instillation de plusieurs gouttes de cocaïne ; ensuite, application d'un pansement occlusif que la malade n'enlèverait que quand les douleurs redeviendraient intolérables. Malgré l'instillation préalable de plusieurs gouttes de cocaïne, la sensation de cuisson fut très vive, lors de l'application de la pommade, mais bientôt toute douleur disparaît et le bandeau appliqué ne fut enlevé que le lendemain matin ; la malade passa une nuit beaucoup meilleure que les précédentes, et au bout de quelques jours de ce traitement, la guérison fut complète. Depuis quatre mois il n'y a pas eu de récidive.

Dans deux cas d'épisclérite rebelle, la même pommade fut appliquée de la même façon non pas tant pour calmer la douleur que pour faire une révulsion. L'effet fut excellent dans le premier cas, qui guérit complètement en quelques jours. Le second est encore en traitement, mais très notablement amélioré. Chaque fois que la pommade est appliquée, on pratique à travers la paupière un massage assez prolongé au niveau du point malade. Après la cuisson du début le malade éprouve un sentiment de bien-être relatif.

Dans un cas de brûlure de la conjonctive et de la cornée par de la potasse caustique liquide, avec douleurs assez violentes, les applications de pommade à l'orthoforme furent d'abord, malgré la cocaïne, suivies d'une dou-

THÉRAPIE OCULAIRE *Mais son application est souvent très douloureuse.*

leur très vive, si bien que le malade en redoutait l'application ; mais néanmoins il était incontestable que l'action analgésiante se produisait au bout de quelques instants et durait tant que le pansement était maintenu sur l'œil. Dès que l'épithélium cornéen se fut reproduit, les douleurs furent beaucoup moins vives que lors de l'application de la pommade sur cette membrane encore ulcérée.

Dans un cas de brûlure de la conjonctive et du bord palpébral par un éclat de fer rouge, l'effet de l'orthoforme appliqué en pansement fut très favorable, sans qu'il y ait rien de particulier à noter dans cette observation. Plusieurs brûlures des paupières furent également traitées par l'orthoforme avec succès. Il serait intéressant de multiplier ces expériences car, si la cocaïne a un pouvoir anesthésique puissant, il est trop fugace dans bien des cas, et si nous trouvions dans l'orthoforme un analgésiant d'action prolongée, ce serait une riche conquête pour l'ophtalmologie.

Mais tout nous fait espérer que nous trouverons mieux encore que l'orthoforme. L'acoïne et la dionine nous mettront sans doute sur la voie des analgésiques profonds.

Si nous résumons brièvement les mérites respectifs des différents anesthésiques oculaires, nous pouvons dire avec SCHMIDT. (1) :

1° Au point de vue de la *rapidité de l'action anesthésique*, la tropacocaïne vient en première ligne, puis l'holocaïne, la cocaïne, l'eucaïne A et B, et enfin l'orthoforme.

2° Au point de vue de la *durée de l'anesthésie :*

____

(1) *Deutsche medicinische Zeitung*, 1899.

orthoforme, cocaïne, eucaïne B et A, holocaïne, tropacocaïne.

3° *Intensité de l'anesthésie* : cocaïne, tropacocaïne, eucaïne B et A, orthoforme.

4° *Analgésie quand l'œil est enflammé* : Id.

5° *Action mydriatique* : cocaïne, tropacocaïne, eucaïne A et B, holocaïne.

6° *Ischémie conjonctivale* : Id.

7° *Dilatation vasculaire* : eucaïne A et B, tropacocaïne, holocaïne.

8° *Irritation* : orthoforme, eucaïne, cocaïne, tropacocaïne.

9° *Pouvoir antiseptique* : orthoforme, holocaïne, eucaïne B, tropacocaïne, cocaïne.

10° *Toxicité* : holocaïne, cocaïne, eucaïne A, tropacaïne, orthoforme.

CINQUIÈME LEÇON.

SOMMAIRE

Des analgésiques oculaires. — L'anesthésie profonde peut entraîner l'analgésie. — Mais la réciproque n'est pas toujours vraie. — L'antipyrine, la phénacétine, les injections de morphine, etc., sont des antisé*tiques généraux. — Les premiers analgésiques oculaires sont l'*Orthoforme*, l'*Acoïne* et surtout la *Dionine*. — L'acoïne, sans avoir sur l'œil humain une action anesthésique appréciable, rend presque complètement indolores les injections sous-conjonctivales ou sous-cutanées de substances irritantes : Mercure, Iode, etc... En injections intra-dermiques ou sous-cutanées, l'acoïne donne une anesthésie plus prolongée que la cocaïne ; — elle a sur cette dernière l'avantage de n'être pas toxique. — Mode d'emploi de l'acoïne.

Dans notre dernière leçon, nous avons passé en revue les différents *anesthésiques oculaires* ; nous avons vu que tous n'ont qu'une action superficielle et de courte durée.

Pourtant, l'un d'eux s'est révélé à nous, comme possédant une action calmante très prolongée, sur les brûlures de la cornée et de la conjonctive, c'est l'orthoforme, mais cet agent provoque une douleur très vive au moment de son application.

Nous pouvons néanmoins considérer ce médicament comme un des premiers *analgésiques oculaires*.

Ce mot « analgésique » peut paraître un pléonasme, puisque le plus souvent l'anesthésie implique l'analgésie ; mais il faut pour cela que l'anesthésie soit profonde et

5

*L'anesthésie et l'analgésie sont choses
bien distinctes.*

même générale, comme nous la fournissent l'éther, le chloroforme et tous les anesthésiques généraux.

Nous savons tous qu'une partie de notre surface cutanée peut être anesthésique, alors que peuvent être ressenties, en même lieu, des douleurs violentes, profondes.

La cocaïne et les autres anesthésiques locaux, eucaïne, holocaïne, etc., ne portent leur action que sur les éléments nerveux, au contact desquels ils parviennent. Ils peuvent très bien provoquer une anesthésie comprenant l'analgésie : telles les injections de cocaïne le long du nerf sciatique, telles les injections intra-rachidiennes pendant l'accouchement ou les opérations portant sur les 2/3 inférieurs du corps.

Mais vous n'arriverez pas, par des instillations de cocaïne, à calmer les douleurs violentes et profondes de l'iridocyclite, du glaucôme, de l'épisclérite, etc.

Vous augmenterez plutôt les douleurs en les compliquant d'insomnie, tandis que vous arriverez à les calmer très souvent par des applications répétées de dionine.

En revanche, la dionine ne produit que peu ou point d'anesthésie; un œil, calmé de ses douleurs profondes par la dionine, sentira très bien le contact, la piqûre, ou le pincement, ou des cautérisations au nitrate d'argent, etc. ; pour la cocaïne, c'est exactement le contraire. Au reste, la cocaïne est un stimulant des centres psychomoteurs en même temps qu'elle éteint la sensibilité périphérique; tandis que la dionine, comme presque tous les dérivés de la morphine, a au contraire une action sédative, narcotique, très marquée. La morphine elle-même est un analgésique bien connu, sans avoir la moindre propriété anesthésique ; à moins pourtant que les doses ne soient assez fortes pour provoquer un sommeil profond ; on observe souvent même, chez le morphiné, un certain degré d'hyperesthésie cutanée et d'excitation cérébrale, avec insensibilité à la douleur ou analgésie.

Donc, les analgésiques ne sont pas toujours des anesthésiques et *vice versa*.

Mais, si nous revenons à l'anesthésie locale oculaire, sa distinction d'avec l'analgésie est bien facile à déterminer : un œil qui vient d'être analgésié ne souffre plus, mais il ressentira très bien le contact et la douleur, si vous le touchez ou le pincez ; tandis qu'un œil anesthésié est privé de toute sensation périphérique, mais peut continuer à souffrir d'une douleur profonde.

En deux mots : *un anesthésique* permet d'opérer sans douleur ; un *analgésique* supprime une douleur préexistante, sans anéantir la sensibilité.

Donc, dans les affections douloureuses de l'œil, toute une classe nouvelle d'*analgésiques locaux* est aujourd'hui à l'ordre du jour, et nous devons être encouragés, dans nos recherches vers ce but, par la série déjà nombreuse et brillante des *anesthésiques* oculaires. En somme, que faudrait-il ? Tout simplement une cocaïne ayant une action plus durable et plus profonde.

Des essais nombreux ont déjà été *faits*, mais les plus intéressants sont bien ceux de TROLLDENIER de l'Institut vétérinaire de Dresde (1).

L'auteur, en collaboration avec le Dr HESSE, a entrepris une série d'expériences sur les propriétés anesthésiques et sur l'emploi thérapeutique de l'*acoïne*.

---

(1) TROLLDENIER. Des propriétés anesthésiques de l'acoïne. *Therapeutische Monatshefte*, I, 1899.

<table>
<tr><td>Dr A. DARIER</td><td>L'acoïne, un peu caustique, n'est nullement toxique.</td></tr>
</table>

On appelle acoïne un médicament trouvé par la fabrique de produits chimiques de Heyden, à Radebeul, près Dresde. C'est un *alkyloxyphénylguanidine*.

On démontra d'abord, par des expériences sur des chiens, la non toxicité de l'acoïne, par rapport à la cocaïne.

La *cocaïne* introduite en capsules dans l'estomac vide produit déjà, à la dose de 18 centigrammes, de violents troubles nerveux qui se traduisent par des mouvements anormaux, de l'obnubilation des sens et de la volonté, l'élévation notable de la température, du nombre des inspirations et des pulsations. La dose de 25 centigrammes de cocaïne tua un chien du poids de 4 kilogs 1/2, avec crampes tétaniques violentes.

L'acoïne ne provoquerait pas ces symptômes toxiques; à la dose de 50 centigrammes, on n'observe encore aucun trouble ; à plus forte dose, elle n'agit que comme caustique sur l'estomac et l'intestin, et peut ainsi amener la mort.

Les solutions concentrées d'*acoïne, instillées sur le globe oculaire du lapin*, ont produit une anesthésie de plusieurs jours, mais en même temps, une irritation vive de la cornée et de la conjonctive. De très intéressants résultats ont été obtenus avec des solutions diluées.

La paupière inférieure d'un lapin était tenue séparée du globe oculaire, et dans le sac conjonctival ainsi agrandi, on instillait quelques gouttes de la solution d'acoïne que l'on maintenait en contact avec l'œil pendant quelques minutes.

Suivant la concentration de la solution, l'anesthésie se produisait de suite ou au bout de peu d'instants, et durait un temps plus ou moins long. On peut ainsi, suivant le besoin, produire une anesthésie plus ou moins longue dépendant de la force de la solution.

THÉRAPIE OCULAIRE

*Action anesthésique prolongée de l'acoïne,
chez le lapin.*

1 p. 1000 =	Anesthésie de 15 minutes.		
1 p. 400 =	—	30	—
1 p. 200 =	—	60	—
1 p. 100 =	—	40 à 80 minutes.	
1 p. 40 =	—	plus d'un jour.	

Cette dernière concentration irrite l'œil assez vivement, sans cependant provoquer un trouble durable ; les solutions plus diluées sont absolument exemptes de tout inconvénient et provoquent une anesthésie aussi complète que peut la désirer un opérateur.

Il est important de noter, en outre, que, par un simple tour de main, on peut augmenter notablement l'effet d'une solution faible, soit qu'on la maintienne pendant plus d'une minute en contact avec l'œil, soit que l'on fasse une nouvelle instillation. De cette façon, on obtient très simplement, une anesthésie de même durée que celle que l'on aurait pu obtenir par une solution plus forte. On peut, du reste, d'emblée et sans hésitation, user d'une solution à 1 p. 100 quand on veut obtenir une anesthésie prolongée.

A l'Institut anatomo-pathologique vétérinaire de Dresde, on a déjà, depuis longtemps, remplacé la cocaïne par l'acoïne, cette dernière est employée surtout pour l'anesthésie de l'œil du lapin, dans les cas où l'on doit faire des inoculations intraoculaires, et l'on n'a qu'à se louer de son action prompte et immédiate.

Les injections sous-cutanées d'une solution 6 p. 100 d'acoïne ont, chez le chien, une action purement locale ; malgré cette forte dose, on n'observe jamais le moindre trouble cérébral ; en revanche, autour du lieu de l'injection, la peau se nécrose et une escharre se détache en peu de jours quand on a injecté plus de 3 centimètres cubes de cette solution concentrée. Avec de plus faibles doses, on n'observe pas de nécroses. Après l'injection, il se produit tout autour une zone insensible.

Quand on eut bien, par ces moyens, démontré l'innocuité de ce médicament, on procéda à des injections sur l'homme d'après la méthode de SCHLEICH.

On commença, après insensibilisation de la peau au moyen de chlorure d'éthyle, par injecter la solution originelle de SCHLEICH ; la première piqûre avec l'aiguille ne provoquait aucune douleur, mais l'injection, dans le tissu refroidi, était beaucoup plus douloureuse que sans l'emploi du spray ; c'est pourquoi on abandonna ce dernier ; la douleur de la piqûre n'est rien, en comparaison de la douleur provoquée par l'injection. A la place de la cocaïne, on employa l'acoïne d'après la formule suivante :

Acoïne............................	0 gr. 10
Chlorhydrate de morphine...	0 » 02
Chlorure de sodium........	0 » 10
Eau distillée.................	100 »

Cette solution était injectée dans le derme suivant les préceptes de SCHLEICH ; la piqûre et la formation de la première cloque sont seules douloureuses, ensuite, si l'on a soin d'injecter très doucement, la douleur n'est que minime.

La vésicule ainsi formée est insensible dans toute son étendue ; on peut alors agrandir, autant que l'on veut, la surface d'infiltration, par de nouvelles injections, sans provoquer aucune douleur ; de douleurs consécutives, il n'y en a pas ; seulement, tout autour de la zone infiltrée se produit une auréole rouge, avec légère tuméfaction.

Ces légers inconvénients disparurent dès que l'on remplaça le chlorure de sodium à 20 centigrammes, par une plus forte dose de 80 centigrammes. Avec cette formule, les injections mêmes, étaient complètement indolores.

Pour se rendre compte du rôle de la morphine dans cette solution, on injecta de la solution de morphine à 2 centigrammes p. 100 dans le derme ; il s'ensuivit une douleur vive et de longue durée sans aucune anesthésie, la morphine fut donc mise de côté et on ne se servit que de la formule suivante :

Acoïne .... 0 gr. 10
NaCl..................... 0 » 80
Eau distillée............. 100 »

Avec cette solution, on pratiqua de nombreuses injections sous-cutanées, sans aucun inconvénient. La réaction consécutive à l'injection était, sans contredit, plus faible et plus courte qu'auparavant. La durée de l'anesthésie était, avant tout, considérablement plus longue, qu'avec la solution recommandée par SCHLEICH. Elle se maintient dans la même étendue quarante à cinquante minutes après l'injection ; puis la zone de sensibilité se rapproche lentement du centre du territoire injecté.

De sorte que, par exemple, si on a insensibilisé une surface de 1 centimètre de large, après une heure et demie ou deux heures, on trouve encore une bande insensible d'une largeur de 1 à 3 millimètres. Même des solutions plus diluées (5 centigrammes d'acoïne p. 100), procurent encore une anesthésie d'environ trente minutes.

Les solutions sont très antiseptiques et doivent être conservées dans l'obscurité. Il est cependant recommandable de préparer les solutions immédiatement avant de s'en servir.

Les expériences faites ont montré que l'acoïne est beaucoup moins toxique que la cocaïne, et qu'elle peut être employée en solution beaucoup moins concentrée. Son action est plus rapide et de longue durée. L'action caustique des solutions concentrées d'acoïne contre-indique son emploi sous cette forme.

Dans quelle mesure, les essais pratiqués sur l'œil des animaux, peuvent être appliqués à l'homme, et dans quelles conditions l'acoïne, employée en injections sous-cutanées, peut rendre des services à l'oculiste et au chirurgien, c'est ce que l'expérience nous apprendra ; encore une fois, il faudra bien se garder, à cause de son action caustique, d'employer l'acoïne en solutions concentrées, pour les injections sous-cutanées et endermiques.

En tous cas, on peut dire avec certitude que la solution suivante :

> Acoïne.................... 0 gr. 10
> NaCl..................... 0 » 80
> Eau distillée........... 100 »

est supérieure, en tous points, à la solution de cocaïne et de morphine recommandée par SCHLEICH.

Prescriptions pour la préparation des solutions d'acoïne. — L'eau froide dissout 6 p. 100 d'acoïne. Mais, seules, les solutions diluées, surtout celles à 1 p. 100, sont d'un emploi commode.

On prépare ces solutions en agitant la quantité voulue

d'acoïne, dans une quantité proportionnée d'eau *fraîchement distillée*; au bout d'un moment, la solution est complète.

Si l'on n'a pas employé de l'eau fraîchement distillée et absolument pure, ou qu'on ait mis le liquide dans un flacon de verre de mauvaise nature, avec réaction alcaline, on obtient une solution opalescente, car la base acoïne est insoluble dans l'eau et est précipitée par la moindre trace de substance alcaline (savon, etc.). Il est donc nécessaire de laver le flacon qui doit contenir la solution avec de l'acide nitrique, puis avec de l'eau distillée avant de s'en servir. La solution opalescente, filtrée au bout de quelques heures de repos, peut être aussi rendue transparente.

La solution claire pas trop concentrée peut se conserver plusieurs jours et même plusieurs semaines dans l'obscurité et dans un flacon bleu.

Il faut éviter d'employer de l'eau chaude pour les solutions ; il ne faut pas diluer une solution chaude avec de l'eau froide.

J'ai tenu à vous exposer aussi clairement que j'ai pu toutes les expériences de Trolldenier, parce qu'elles sont infiniment intéressantes à plusieurs point de vue.

D'abord vous voyez que l'on a pu trouver un anesthésique qui a, sur l'œil du chien et du lapin, une action pouvant se prolonger un jour entier.

Quelle joie a dû éprouver Trolldenier, quand il a obtenu ce premier résultat, mais quelle amère déception, quand il a dû constater que, sur l'œil humain, l'acoïne n'avait aucune action anesthésique. Vous verrez bientôt qu'il se trompait et que l'acoïne est un agent thérapeutique très précieux s'il est employé dans certaines conditions bien déterminées.

Vous voyez aussi, ce que l'on ne saurait jamais trop répéter, c'est qu'en ophtalmologie tout au moins, les expériences sur le chien et le lapin ne doivent pas servir de critérium absolu pour l'expérimentation thérapeutique sur l'homme. Je n'ai cessé de le répéter, à mes contradicteurs, à propos des injections sous-conjonctivales.

Quand j'écrivis à la maison von Heyden, pour avoir un peu d'acoïne que je désirais mettre à l'épreuve de la pratique, il me fut répondu que *l'acoïne n'avait aucune action sur l'œil humain.* Mais j'étais convaincu personnellement, par intuition, que j'atteindrais même chez l'homme le but thérapeutique que je cherchais.

A force d'insister, je finis par recevoir un gramme d'acoïne et j'eus la satisfaction immense, dès ma première tentative, d'obtenir un résultat dépassant même mes espérances.

J'obtins en effet ce que je cherchais depuis si longtemps, c'est-à-dire la possibilité de rendre à peu près complètement indolores les injections sous-conjonctivales, dont vous connaissez déjà l'importance thérapeutique.

Il suffit en effet pour obtenir ce résultat d'ajouter à la solution à injecter quelques gouttes de la solution d'acoïne à 1 %, préparée avec les précautions indiquées ci-dessus.

⁂

Pour me rendre un compte exact de l'effet de l'acoïne sur l'œil humain, je commençai par instiller une goutte

THÉRAPIE OCULAIRE *Expériences comparatives avec la cocaïne et l'acoïne.*

de solution à 1/100 dans mon œil droit, tandis que j'instillais une goutte de cocaïne à 3 0/0 dans mon œil gauche, voici ce que j'observai :

O. D.	O. G.
8 h. 5. Acoïne 1 % 1 goutte. Cuisson assez vive, larmoiement.	Cocaïne 3 %, une goutte, vive cuisson, larmoiement.
8 h. 10. Sensation de chaleur et de constriction, légère hypérémie.	Sensation de tension intra-oculaire et d'agrandissement de l'œil. Insensibilité.
8 h. 15. Pas d'insensibilité.	Insensibilité cornéenne complète.
8 h. 20. Insensibilité relative ; je sens le contact qui, sans être douloureux, est désagréable.	Insensibilité complète de la cornée, pupille dilatée.
8 h. 27. Sensation d'engourdissement de l'œil avec légère douleur temporale.	Pupille dilatée plus dans le sens où la goutte de cocaïne a été instillée, vue un peu trouble, insensibilité.
8 h. 35. 2 *gouttes d'acoïne*, très forte cuisson.	2 *gouttes d'acoïne*, forte cuisson, sensibilité.
8 h. 45. Insensibilité relative, vision claire.	Pupille toujours dilatée, vision trouble, sensibilité.
9 h. 5. La sensibilité est revenue, instillation de 2 *gouttes d'acoïne*, très vive cuisson.	Pupille dilatée, sensibilité, vision un peu troublée.

9 h. 15. O. D. La conjonctive est presque insensible, tandis que la sensibilité cornéenne est presque normale. Rougeur conjonctivale et palpébrale, pupille non dilatée, vision absolument normale.

Après cette expérience sur moi-même, je me crus autorisé à essayer l'effet de l'acoïne sur des malades, pour des corps étrangers, des ulcères cornéens, etc., mais je n'obtins, pas plus qu'à l'état physiologique, de résultats encourageants. Seule ou combinée à la cocaïne, l'acoïne ne présente aucun avantage sur la cocaïne seule en instillations conjonctivales.

Je désespérais déjà d'obtenir un résultat par les injections sous-conjonctivales ; d'autant plus que le chimiste qui m'avait fourni le produit m'avait tout d'abord répondu que l'acoïne, très active sur l'œil du chien ou du lapin, était sans action sur l'œil de l'homme.

Enfin, chez une malade qui, depuis six semaines, pour une choroïdite disséminée, recevait fréquemment des injections sous-conjonctivales, j'injectai un quart de seringue de la solution suivante :

CoHg.........................	0,01
NaCl.........................	1,00
Aq...........................	50,00

à laquelle j'ajoutai en plus, quelques gouttes de solution d'acoïne 1 p. 100 et je gardai pendant quatre heures la malade en observation.

Cette cliente qui souffrait très violemment après chaque injection, dit n'avoir pas eu la moindre douleur pendant tout le temps qu'elle resta à ma clinique ; mais la conjonctive fut très tuméfiée, plus que de coutume. Je pratiquai à quelques jours d'intervalle cinq autres injections de plus en plus fortes, chez la même personne, qui affirme que les injections ne sont pas du tout comparables à celles qu'elle avait eues autrefois. Elle ne sent que la piqûre de l'aiguille et la gêne produite par le chemosis, qui paraît être plus fort que sans acoïne.

J'ai renouvelé cette expérience un grand nombre de fois, et dans les affections les plus diverses, et chez les individus les plus sensibles, ce fut toujours avec le même succès. Il ne faut pourtant pas s'attendre à une insensibilité absolue et infaillible, car la nature humaine est si diverse, dans ses réactions individuelles, qu'en pathologie comme

THÉRAPIE OCULAIRE — *L'acoïne rend les injections sous-conjonctivales indolores.*

en thérapeutique, nous ne devons jamais être trop absolus dans nos affirmations.

La dose d'acoïne variera avec la force de la solution à injecter. Ainsi, pour faire une injection sous-conjonctivale d'une pleine seringue de Na Cl à 2 0/0, il faudra y ajouter 2 divisions de la seringue; pour une injection à 4 0/0, 3 ou 4 divisions. La douleur est alors, dans la plupart des cas, presque absolument nulle, si la conjonctive a été bien cocaïnisée préalablement, et si la piqûre est faite avec délicatesse et légèreté.

Même les injections, si atrocement douloureuses, de chlorure de sodium à 15 et 20 0/0, qui sont indiquées dans le traitement du décollement rétinien, sont rendues tout à fait indolores, si on y ajoute assez de solution d'acoïne; il faut alors en mettre presque autant que de solution salée. La solution devient laiteuse, par précipitation de l'acoïne; il faut se hâter de pratiquer l'injection, avant qu'il ne se forme des grumeaux qui pourraient obstruer l'aiguille de la seringue.

Les injections de cyanure d'hydrargyre sont également rendues indolores par l'acoïne; pour injecter sans douleur une demi-seringue de solution à 1/5000, il faut y ajouter 2 ou 3 divisions d'acoïne; pour une solution à 1/1000; il faudra naturellement en mettre davantage, soit un tiers environ de la solution à injecter (1).

---

(1) M. NALINE, pharmacien, à Saint-Denis (Seine), et M. JACQUET, 269, rue Boileau, à Lyon, préparent des solutions acoïnées en ampoules au chlorure de sodium à 4 % au CyHg 1/1500, 1/3000, 1/5000. On peut, avec ces solutions, absolument stériles pratiquer, en tous temps et en tous lieux, des injections sous-conjonctivales, à peu près sans la moindre douleur.

Il est curieux de voir que, même précipitée de ses solutions, l'acoïne conserve ses qualités anesthésiantes.

Aussi, est-il possible, grâce à l'acoïne, de faire des injections sous-conjonctivales ou sous-cutanées avec tous les liquides même les plus irritants, y compris les solutions iodurées et iodées.

L'acoïne aurait donc, chez l'homme, une action anesthésiante très marquée et d'une durée beaucoup plus longue, 3 et 4 heures et plus, que celle produite par la cocaïne. En effet, la cocaïne incorporée aux liquides injectés sous la peau ou sous la conjonctive ne les rend indolores que pendant une demi-heure tout au plus.

Mais pourquoi *l'acoïne* n'a-t-elle pas d'action sur la cornée de l'homme, alors qu'elle a une action si profonde et si durable sur celle du lapin ? C'est là une chose qu'il est encore impossible d'expliquer. Sans doute, le revêtement épithélial de l'œil humain ne se laisse pas pénétrer par les mêmes solutions d'acoïne; mais s'il y a desquamation épithéliale, il y aura peut-être pénétration de l'acoïne et l'analgésie pourra être produite.

Parti de cette idée, j'essayai de me servir de pommade à l'acoïne 0,50/10 dans les cas extrêmement douloureux de brûlures superficielles de la conjonctive et de la cornée, par des agents chimiques.

Vous savez combien éminemment douloureuses sont ces blessures, surtout quand la conjonctive brûlée vient frotter sur une cornée dépouillée elle-même de son épithélium protecteur. L'expérience donna raison à cette vue de l'esprit : mais j'avoue que mes essais sont trop récents encore pour permettre des conclusions fermes et absolues ; tout ce que je puis affirmer pour le moment, c'est que j'ai

THÉRAPIE OCULAIRE *L'acoïne produit une anesthésie prolongée dans les brûlures.*

réussi à procurer, à mes malades, une cessation presque complète des douleurs, pendant plusieurs heures ; et la preuve que c'était bien l'acoïne qui avait provoqué cette analgésie, c'est que, au bout de ce temps, la douleur revint avec violence, et persista jusqu'à une nouvelle application de pommade.

Vous voyez, TROLLDENIER avait tort de dire que l'acoïne était sans action sur l'œil humain, et je suis certain que bientôt, si nous cherchons bien, nous trouverons le moyen, par une combinaison nouvelle, de rendre l'acoïne active sur l'œil normal et pathologique, par de simples instillations. Cherchons et nous trouverons.

Nous avons vu, dans la leçon précédente, que l'ortho-forme avait déjà une action analgésiante très durable sur les brûlures oculaires, mais nous avons dû reconnaître que, lors de son application, il était très douloureux.

L'acoïne l'est aussi, mais moins, et quelques instillations préalables de cocaïne, en rendent l'emploi plus facile. Et puis, ne désespérons pas, les chimistes sauront bien nous trouver de nouveaux produits, moins douloureux et plus actifs, qui nous permettront de calmer les douleurs oculaires superficielles des kératites et des conjonctivites de toutes sortes.

Quant aux douleurs oculaires profondes, relevant de l'iritis, de l'iridochoroïdite, du glaucome, etc., nous sommes aujourd'hui à même de les calmer, le plus souvent d'une façon complète, grâce à la découverte toute récente des propriétés analgésiantes puissantes de la *Dionine*.

Il est des *affections oculaires profondes et très douloureuses* sur lesquelles, jusqu'à ce jour, tous les anesthésiques locaux sont restés sans effet, et la thérapeutique ne relève plus alors que de la médecine générale, qui met à notre disposition son grand arsenal de *narcotiques*, *d'analgésiques* et autres médicaments agissant sur le système nerveux central. L'*antipyrine*, la *phénacétine* et leurs dérivés, la *quinine*, le *salicylate de soude* et par dessus tous la *morphine* en injections hypodermiques, sont nos armes les plus sûres et les plus rapides quand il s'agit de calmer les violentes douleurs que provoque l'*iritis aiguë* et l'*iridocyclite*, les *poussées glaucomateuses*, etc..

Localement, il nous est possible dans les cas les plus légers d'atténuer la douleur par les instillations d'atropine respectivement d'ésérine, mais quand ces agents, même combinés à la cocaïne, restent sans effet, nous sommes localement désarmés et c'est aux anesthésiques généraux qu'il nous faut avoir recours.

Qu'il me soit permis de laisser aujourd'hui luire à vos yeux cette douce espérance que *peut-être nous allons être enfin en possession d'une catégorie spéciale d'analgésiques oculaires, doués d'un pouvoir insensibilisateur profond, puissant et de longue durée.*

SIXIÈME LEÇON.

SOMMAIRE

Des analgésiques oculaires profonds, découverts par le hasard de l'expérimentation thérapeutique. — Les douleurs de l'iritis sont, dans la plupart des cas, calmées par quelques instillations de Dionine. — Dans le glaucôme, la Dionine a une action calmante des plus marquées. — Dans certaines épisclérites, certaines kératites et une foule d'autres affections douloureuses, la Dionine peut, très souvent, faire disparaître la douleur. — Autres analgésiques oculaires : morphine codéine, péronine, héroïne. — Seule, la Dionine n'est pas toxique — c'est la meilleure des morphines (chlorhydrate d'éthylmorphine).

Certes, la thérapeutique générale est de la plus haute importance et doit primer toute autre intervention, quand on est en présence d'une affection dont l'étiologie est bien caractérisée ; mais l'élément douleur, absolument indépendant de la cause étiologique du mal, est un des ennemis les plus pressés à abattre.

Les *analgésiques généraux* ont cet inconvénient : c'est qu'ils fatiguent le canal digestif et ébranlent le système nerveux du malade, qui a besoin de toute sa vitalité pour soutenir une maladie, le plus souvent de longue durée. Les *injections de morphine*, si précieuses en maintes occasions, ont un autre inconvénient : la morphinomanie ! Il serait donc d'une très haute importance de trouver des *analgésiques locaux à action profonde et durable*.

À l'inverse de ce qui m'était arrivé pour l'*acoïne* où, à l'encontre de son inventeur, j'avais prédit l'action de cet alcaloïde, c'est le hasard qui m'a fait constater le pouvoir analgésique puissant de la *Dionine*.

Dans un travail publié en décembre 1899 (1) sur la *Dionine*, je relatais les propriétés curieuses de cet alcaloïde, précieux succédané de la morphine, auquel WOLFFBERG attribue une action lymphagogue semblable à celle produite par les injections sous-conjonctivales d'eau salée.

Les conclusions de mon travail étaient plutôt négatives à ce point de vue spécial ; mais, voyant WOLFFBERG renouveler ses affirmations, je me fis ce raisonnement : ou je me suis placé dans de mauvaises conditions, ou je n'ai pas expérimenté sur des cas favorables. Recommençons !

J'entrepris donc, avec l'assistance de M. le Dʳ DAULNOY, de Nancy, qui a bien voulu les recueillir sous ma direction, une nouvelle série d'observations cliniques, sur le même sujet. Et c'est au cours de ces études que je fus frappé des effets analgésiques produits par la Dionine, propriétés sur lesquelles WOLFFBERG n'avait, lui-même, pas insisté particulièrement, et qui constituent, à mes yeux, les qualités les plus importantes de la *Dionine*.

Voici comment les hasards de l'expérimentation me mirent sur la voie des analgésiques profonds :

Un jour, me fut envoyée par son médecin une dame X… atteinte d'*iritis rhumatismale* à forme suraiguë très

---

(1) Voir *La Clinique Ophtalmologique*, nᵒ 23, 1899.

douloureuse, ne lui laissant pas une nuit de repos. Malgré l'atropine instillée depuis plusieurs jours, la pupille ne se dilate pas, l'œil est très hyperémié et photophobe. J'instille moi-même de l'atropine pendant une heure, sans résultat.

Pour favoriser l'action de l'atropine, j'ai l'idée d'appliquer dans le cul-de-sac conjonctival gros comme une forte tête d'épingle, de poudre de *Dionine*. Une cuisson très violente effraie d'abord la malade ; puis survient une sorte d'engourdissement de l'œil, une gêne très marquée dans la motilité du globe, qui est tuméfié et très œdématié. Je fais alors appliquer deux sangsues à la tempe pour diminuer la congestion.

Une heure plus tard, la pupille est dilatée au maximum et la malade se trouve très soulagée.

Deux jours après, Mme X. revient, me disant qu'elle *n'avait plus senti la moindre douleur* et avait passé deux excellentes nuits, sans avoir pris les paquets de salicylate de soude que je lui avais prescrits. La pupille est complètement et régulièrement dilatée et, sur la cristalloïde antérieure, on peut voir les traces pigmentées des anciennes synéchies ; à peine un peu d'hyperémie périkératique ; fond de l'œil encore très congestionné ; papilles très rouges, veines tortueuses. A partir de ce jour, la guérison était chose assurée.

Cette observation, prise isolément, ne présenterait aucun intérêt ; car chacun de nous a vu des cas de ce genre guérir brusquement sous l'influence d'une thérapeutique quelconque, surtout quand les phénomènes douloureux ont déjà duré un certain nombre de jours.

Mais, en même temps que Mme X., s'étaient présentés à moi deux anciens clients qui me revenaient pour des re-

L'application de la dionine est d'abord un peu douloureuse.

chutes d'iritis grave, m'ayant donné beaucoup de mal aux précédentes attaques.

Or, ces deux malades virent leurs douleurs disparaître et pour toujours, dès la première application de Dionine ! Ces deux observations ont été publiées par M. le Dr DAULNOY (1).

Je veux seulement dire deux mots de M. C..., âgé de 51 ans, rhumatisant, qui a été déjà soigné par moi à plusieurs reprises ; aussi, avant de venir, a-t-il fait usage de salicylate et d'atropine, mais, ses douleurs empirant, il vient me voir au huitième jour. Il est bien plus malade que les précédentes fois, l'œil est très rouge, très larmoyant, très photophobe, la pupille est incomplètement dilatée, la cornée est floue et striée en grillage ; il existe un peu d'hypopion et de Descémetite.

J'introduis gros comme un grain de mil de poudre de *Dionine* dans le cul-de-sac inférieur, le malade éprouve une violente cuisson, et bientôt, se produit un chémosis lardacé, intense, avec tuméfaction des paupières, qui nécessite l'application d'un bandeau ; mais, le malade ne souffre plus.

Deux jours après, M. C... revient disant avoir bien dormi *et n'avoir plus souffert* ; la pupille est dilatée au maximum, l'hypopion a disparu, les stries en grillage dans la cornée sont moins marquées, mais on aperçoit plusieurs points de Descémetite.

Nouvelle application de *Dionine*.

Bref, depuis la première application de Dionine, les douleurs ont définitivement disparu et, en huit jours, la cornée est redevenue complètement claire, la pupille libre,

---

(1) *La Clinique Ophthalmologique*, n° 7, 1900.

et l'œil n'est plus rouge ni photophobe, mais la papille est encore très floue et les vaisseaux très tortueux.

Ce malade, lors de sa précédente attaque, avait été six semaines en traitement et l'iritis n'avait pas à beaucoup près une intensité comparable à celle-ci.

Le troisième malade qui, lui aussi, revenait pour la troisième ou quatrième fois, soulagé de ses souffrances fut guéri en huit jours et ne vint me voir, en tout, que trois fois.

Devons-nous conclure de ces trois faits que la *Dionine* est un analgésique infaillible dans l'iritis? Non, hélas, car dans un cas d'*irido-choroïdite double* avec synéchie irienne complète des deux yeux, je n'ai presque rien pu obtenir de la Dionine; il est vrai de dire que dans ce cas la Dionine n'avait presque pas produit de chémosis, le malade semblait réfractaire au médicament. L'iridectomie seule amena une amélioration.

D'un autre côté, il faut toujours se mettre en garde contre un trop prompt enthousiasme. Nous savons que, bien souvent, il suffit d'une intervention des plus anodines, au moment opportun, pour provoquer une sorte de crise et amener une guérison que l'on est tenté d'attribuer à l'intervention du dernier moment, alors que souvent c'est la nature ou la médication générale qui sont, au fond, la cause première de l'évolution favorable de la maladie.

Mais dans le cas suivant il est facile de faire la part de l'action de la Dionine, car aucune autre médication n'avait été appliquée si ce n'est l'atropine, restée sans effet.

Dʳ A. DARIER

*Au bout d'une heure ou deux, les douleurs
profondes cessent,*

Un instituteur se présente à moi le 1ᵉʳ mars, se plaignant de douleurs très violentes à l'œil droit, l'empêchant de dormir depuis quinze jours. Ayant été soigné, autrefois, pour une iritis rhumatismale, il se soigna lui-même pendant quinze jours avec seulement des instillations d'atropine.

L'œil est très congestionné, un peu exophtalmié, très photophobe et larmoyant ; l'iris est infiltrée, tuméfiée, la pupille non dilatée, il y a du sang dans la chambre antérieure.

J'applique gros comme un grain de mil de poudre de *Dionine* ; cuisson très vive, chémosis modéré. Au bout d'une demi-heure, le malade peut ouvrir spontanément son œil malgré la tuméfaction des paupières et le chémosis. Sous l'influence de l'atropine, la pupille commence à se dilater.

Le lendemain, sans autre traitement que des instillations d'atropine, la pupille est dilatée à 6 millimètres, l'œil est moins rouge, moins douloureux, l'hyphema a disparu. *Le malade a bien dormi pour la première fois depuis quinze jours.* C'est seulement vers le matin que l'œil est redevenu un peu douloureux.

Nouvelle application de Dionine toujours sans aucun traitement général.

Le 3 mars, l'amélioration est considérable ; l'œil n'est plus exophtalmié et seul le cercle périkératique est hyperémié. La pupille est bien dilatée et la vision redevient appréciable.

Le 5 mars, n'ayant pas eu de Dionine depuis deux jours, le malade recommence à souffrir. Il est évident que la Dionine n'amènera pas à elle seule la guérison complète ; je prescris donc 3 à 6 des paquets d'aspirine de 0,60 centigr. qui me donnent habituellement de meilleurs résultats que le salicylate de soude.

THÉRAPIE OCULAIRE

Et, le plus souvent, un sommeil réparateur en est la conséquence.

Je ne néglige pourtant pas d'appliquer à nouveau la *Dionine* qui produit rapidement son effet analgésique.

J'ai eu encore un 4ᵐᵉ cas d'iritis double, à grand fracas, très rapidement calmé, d'un côté, au 5ᵉ jour et de l'autre au 2ᵉ jour, par la *Dionine* ; l'observation a été publiée par M. DAULNOY.

Depuis la publication de mon premier mémoire sur l'action analgésiante profonde de la Dionine, bien des confrères, ayant eu leur attention attirée sur ce point intéressant de l'étude de la Dionine, ont confirmé pleinement mes premières assertions, les uns dans l'iritis, les autres dans le glaucome, d'autres enfin, suivant le hasard des séries et des succès, dans toute autre maladie oculaire.

L'iritis n'est pas la seule affection douloureuse de l'œil. Les douleurs violentes du glaucôme sont aussi, dans bien des cas, calmées rapidement par la Dionine, soit momentanément, soit pour toujours.

Dans le *Bolletino d'oculistica* de janvier 1901, le Dʳ SIMI vient de publier 3 cas de glaucôme avec violentes douleurs qui furent rapidement calmées par un collyre à la Dionine à 6 %,   un des malades souffrait au point de vouloir attenter à ses jours.

J'ai tout dernièrement (1) publié en détail une observation fort intéressante d'un cas de glaucôme aigu guéri sans opération, ou les douleurs orbitaires et céphaliques se dissipèrent dès les premières applications de dionine.
J'ai vu depuis d'autres cas semblables.

____

(1) *La Clinique Ophtalmologique*, nᵒ 8, 1901.

Dʳ A. DARIER — *Dans le glaucôme, les douleurs sont souvent calmées par la dionine.*

Le Dʳ A. Terson (1), dans un cas de glaucome hémorrhagique avec douleurs violentes, pour lesquelles l'énucléation avait été proposée, eut le bonheur de faire cesser complètement les douleurs par quelques instillations de dionine.

Nous reviendrons sur ces faits à propos du traitement du glaucôme, dans une prochaine leçon.

Dans un *cas de kératite vasculaire double avec violentes douleurs et photophobie intense*, j'eus l'idée d'essayer la dionine d'un côté seulement. La douleur et la photophobie disparurent de ce côté après une vive cuisson et un chémosis marqué ; le lendemain, la malade ne souffre plus de cet œil. On met de la dionine dans l'autre œil et, le troisième jour, elle ne souffre plus du tout ; bientôt, sous l'influence du *Protargol* et de la *pommade jaune*, la cornée et la conjonctive reprennent leur aspect normal.

Chez plusieurs enfants atteints de *kératite pustuleuse avec photophobie*, j'ai fait usage de la *dionine*, mais, je dois avouer que, chez les bébés, il était assez difficile d'étudier l'action analgésiante de ce médicament ; cependant dans la majorité des cas, l'enfant ouvrait mieux les yeux. Il en était de même dans la kératite parenchymateuse aiguë avec photophobie.

Chez un enfant de 7 ans, j'ai obtenu une amélioration si rapide d'une *kératite parenchymateuse hérédo-spécifique* type, que je n'ai pu refuser, dans ce cas, une certaine part à la dionine, appliquée conjointement aux injections hypodermiques de Cy Hg.

Chez un homme de 40 ans atteint d'une *infiltration diffuse de la cornée*, simulant une *kératite*

---

(1) *Société d'Ophtalmologie*, Paris, 1901.

<table>
<tr><td>THÉRAPIE OCULAIRE</td><td>Action analgésiante de la dionine dans l'épisclérite, les kératites, etc.</td></tr>
</table>

parenchymateuse, survenue après un traumatisme violent, les douleurs étaient si intenses que le malade ne dormait pas depuis plusieurs nuits, malgré des prises de 50 centig. de sulfate de quinine.

Après une application de *Dionine*, le malade passe une nuit parfaite ; mais étant resté deux jours sans revenir, les douleurs reparurent intenses ; elles furent encore cette fois très bien calmées par la *Dionine*.

En revanche, dans bien d'autres kératites, la dionine est restée sans effet. Pourquoi ? Il y a là des indications cliniques à déterminer.

L'épisclérite rhumatismale provoque aussi quelquefois des *crises douloureuses* assez violentes. Tel était le cas pour Mme R..., clouée depuis deux mois dans son fauteuil, par des rhumatismes noueux. Elle me fait appeler, pour des douleurs très vives, qui la prennent souvent au milieu de la nuit et qui la tiennent deux heures et plus. Je prescris, pendant huit jours, du salicylate, mais les douleurs persistent et l'épisclérite aussi. J'applique alors la *dionine* sur l'œil qui souffre le plus. Un chémosis effrayant se produit.

Je reviens deux jours après ; la malade me demande de ma « poudre de feu » qui lui a tant brûlé l'œil, qu'elle n'en a plus du tout souffert. J'ai fait *deux autres applications et, non seulement les douleurs ont disparu, mais l'épisclérite s'en est allée aussi*. Je dois ajouter que, dans un autre cas d'épisclérite, l'action de la dionine fut douteuse.

Une autre affection souvent très douloureuse est *l'ulcère cornéen récidivant* qu'on rencontre le plus souvent chez des rhumatisants, que les uns appellent *ulcère arthritique*, les autres *herpès cornéen* et qui revêt quelquefois la forme *arborescente*, toutes formes, du reste, assez mal différenciées encore.

Dans deux cas de ce genre, déjà traités par moi antérieurement, j'ai eu le bonheur de faire cesser sur-le-champ les douleurs très vives éprouvées par les malades par l'application de la Dionine.

Mme X,.. est venue me trouver, il y a un an, pour un *ulcère superficiel* de la cornée, d'origine rhumatismale. Elle avait été guérie, alors, par deux injections sous-conjonctivales et du salicylate de soude. Aussi, cette fois-ci, se sentant reprise des mêmes symptômes, elle s'administre du salicylate, s'applique de la cocaïne, et des sangsues, le tout sans résultat.

Je fais alors une application de poudre de *dionine*. *Une heure après, les douleurs partent pour ne plus revenir.*

Deux jours plus tard, je revois la malade, l'ulcère est cicatrisé, il ne reste plus qu'un léger leucome ne se teignant plus par la fluorescine.

Chez une deuxième malade, que j'avais déjà soignée, plusieurs fois, pour une affection du même genre, *ulcère arthritique de la cornée* et qui d'elle-même prenait, depuis quelques jours, du salicylate sans résultat, j'ai pu constater l'effet analgésiant de la dionine ; mais, chez cette personne, il y a eu 2 ou 3 rechutes, toujours calmées par la dionine, ce qui montre que ce produit n'a pas toujours une action curative égale à son action analgésiante ; cette dernière, elle-même, nous l'avons vu plus haut, peut faire aussi défaut.

THÉRAPIE OCULAIRE

Mais la *Dionine* pourrait bien n'être pas le seul alcaloïde possédant cette action analgésiante sur l'œil. Et, au fait, le premier agent employé par Wolffberg à la suite de Buffalini, était la *Péronine*, également un dérivé de la morphine.

J'ai essayé la *Péronine* : elle a provoqué aussi du chémosis ; mais son peu de solubilité la laisse agir pendant longtemps dans l'œil, comme un corps étranger qui fait souffrir au lieu de calmer. J'ai dû renoncer à son emploi.

L'Héroïne, qui est aussi un dérivé de la morphine, ne m'a pas donné de résultats bien probants, à cause de son peu de solubilité. Le chlorhydrate d'Héroïne, plus soluble, est aussi plus facilement accompagné de phénomènes nauséeux.

Quant à la *morphine* elle-même, elle provoque aussi un chémosis marqué et une certaine analgésie ; mais, dans un cas, j'ai observé des *phénomènes d'intoxication alarmants : sueurs froides, lipothymies et vomissements* pendant deux ou trois heures (1). Or, jamais avec la *Dionine* je n'ai observé la moindre complication de ce genre.

Bloch (2), ainsi que j'ai pu le voir en consultant, après coup, la bibliographie sur la *Dionine*, a bien relevé cette

---

(1) Voir plus haut, page 37, à propos de l'absorption des collyres par la conjonctive.

(2) De la dionine comme calmant de la douleur (*Therapeutische Monatshefte*, août 1899.)

*Seule, la dionine est exempte de
phénomènes toxiques.*

supériorité incontestable de la Dionine sur la morphine....,
parce qu'elle ne provoque aucun phénomène nauséeux ou
hyposthénisant. Elle calme la douleur qui provoque la
toux, chez les phtisiques, sans les endormir ; permet aux
malades atteints de sciatique de rentrer chez eux, sans
être incommodés par les vomissements ou le sommeil que
produit la morphine, etc...

Bref, BLOCH aurait trouvé, comme moi, que la dionine
est un analgésique puissant, exempt de la plupart des
inconvénients de la morphine.

J'ai injecté, sous la conjonctive, une solution de Dionine,
avec le même effet analgésiant et chémotique sur l'œil. Il
est probable qu'une injection hypodermique aurait aussi
un effet calmant très puissant.

Mais bien des malades qui se refuseraient à se laisser faire
une piqûre, se laisseront facilement mettre un peu de
dionine dans le sac conjonctival, surtout après cocaïnisation préalable.

WOLFFBERG, sans insister sur la propriété profondément
analgésiante de la Dionine, note pourtant, dans plusieurs
de ses observations, que, après des traumatismes, à la
suite de l'application de la dionine, les malades se sen-
taient très soulagés.

Je relève également ce fait dans plusieurs cas de blessures de la cornée.

De quelle manière se produit l'analgésie oculaire par
la *Dionine* ? C'est ce qui est difficile à expliquer. D'après
BUFFALINI et WOLFFBERG, la Péronine et la Dionine
rendraient la cornée insensible ; je n'ai jamais pu observer cette anesthésie d'une manière bien nette. La sensibilité était peut-être un peu émoussée, du côté où avait été

THÉRAPIE OCULAIRE

La dionine n'est pas un anesthésique, mais un analgésique.

appliquée la dionine, mais jamais il n'y avait une vraie anesthésie cornéenne.

On ne peut donc pas dire que la Dionine soit un anesthésique. Elle ne supprime pas la sensibilité, mais elle supprime la douleur.

La stase lymphatique qui se manifeste par le développement d'un chémosis, parfois très fort, paraît avoir une part dans l'efficacité du médicament car, le plus souvent, l'action thérapeutique est en rapport direct avec ce que WOLFFBERG a appelé l'action lymphagogue de la *Dionine*. Le liquide infiltré dans le chémosis conjonctival aurait-il absorbé, par osmose, une quantité suffisante d'alcaloïde pour imbiber et analgésier les extrémités des nerfs sensitifs de l'œil? La déplétion lymphatique diminuerait-elle la compression ou l'irritation des nerfs sensitifs en souffrance? Ou bien la Dionine, absorbée en partie, par la muqueuse conjonctivale et les voies lacrymales agirait-elle simplement par absorption générale sur le système nerveux central?

Cette dernière hypothèse n'est pas soutenable puisque, lorsque les deux yeux sont malades, c'est seulement celui qui a été dioninisé qui est analgésié.

D'autre part, les symptômes d'intoxication générale provoqués par la morphine appliquée sur la conjonctive montrent bien qu'un médicament, appliqué de cette façon, peut aussi agir directement sur le système nerveux central. Peut-être aussi l'action de la dionine sur la circulation lymphatique a-t-elle une influence modificatrice puissante sur la nutrition de l'œil.

Enfin, jusqu'à ce que l'expérimentation nous

ail donné une explication précise du mode d'action de la dionine, il nous suffit à nous, cliniciens de savoir, qu'aujourd'hui, nous sommes en possession d'un analgésique oculaire capable, souvent, de calmer, pour de longues heures, les douleurs les plus violentes, dans les cas d'iritis, d'iridocyclite, d'ulcères, de kératites, de glaucôme; et c'est à l'expérimentation thérapeutique seule que nous devons cette importante découverte, dont j'ai été très heureux d'offrir la primeur à la Société d'Ophtalmologie de Paris.

.·.

Mode d'emploi de la Dionine comme analgésique. — Mes premiers essais d'analgésie avec la Dionine ayant été tentés avec la poudre appliquée en nature sur la surface conjonctivale, je n'ai pas cru devoir, pendant ma première série d'expériences, chercher un autre mode d'application, avant d'avoir un nombre suffisant de faits.

Les objections qui m'ont été faites au sujet du dosage difficile de la poudre de Dionine appliquée ainsi en nature étaient fort judicieuses et je me les étais faites à moi-même.

Le moyen le plus sûr d'apprécier exactement la quantité de Dionine nécessaire à une analgésie complète et durable serait certainement l'injection sous-conjonctivale. Je l'ai mis en pratique, dans quelques cas; mais je dois avouer que certains malades s'y refusent.

Restent les instillations de solutions concentrées. J'ai

THÉRAPIE OCULAIRE

Doses massives, application en poudre de dionine.

essayé d'abord celles à 10 %; mais elles sont peu stables et trop concentrées.

La solution à 5 % est celle qui m'a donné les meilleurs résultats.

Une goutte ou deux, instillées dans le sac conjonctival, provoquent un sentiment de cuisson plus vif que celui causé par les collyres à la cocaïne, il est aussi un peu plus prolongé.

Au bout de quelques minutes, on pratique de nouvelles instillations, jusqu'à ce qu'il apparaisse un chémosis notable, qui est, en général, le signe de l'analgésie commençante (sans que j'aie jamais pu noter une anesthésie bien nette de la cornée). Les instillations peuvent être répétées un certain nombre de fois, si le chémosis n'est pas très marqué.

L'application en collyre à 5 % a cet autre avantage, que les malades eux-mêmes peuvent en faire l'emploi à la maison; mais il ne faut pas omettre de leur recommander de ne se servir du collyre que quand ils souffrent réellement très fort.

Quand la douleur est trop violente on peut toujours avoir recours à l'application de poudre ou aux injections sous-conjonctivales de la solution 5 %. On peut injecter ainsi impunément un 1/2 centigramme de Dionine sans le moindre inconvénient.

Chez un malade atteint d'iritis rhumatismale, avec crises nocturnes très violentes, les applications de Dionine pendant ma consultation n'ayant pu prévenir l'arrivée des crises vespérales que, seules, pouvaient calmer des injections de morphine, j'eus l'idée de prescrire au malade un collyre à 5 % de dionine, à instiller au moment des crises douloureuses. A partir de ce jour, le malade, qui

 Applications fréquemment répétées de solutions diluées.

prenait déjà goût à la morphine, put se passer pour toujours de ce dangereux moyen d'analgésie.

Il m'affirma même que les instillations de Dionine calmaient plus vite les douleurs que les injections de morphine, mais la durée de l'analgésie était peut-être d'un peu moins longue durée ; il est, à vrai dire, si facile de répéter les instillations, qu'au fond, cette infériorité de la Dionine n'est qu'apparente.

Pour éviter aux malades la douleur produite par une application de Dionine en solution concentrée ou en poudre, notre excellent confrère et ami, le Dr Jocqs, a eu l'idée de prescrire des collyres très faibles à 1, 2, à 1 %, instillés très fréquemment dans la journée. Ce mode de thérapeutique a le grand avantage de pouvoir se prêter à mille combinaisons diverses, en prescrivant des collyres combinés, suivant les indications cliniques, soit avec de l'atropine, de l'ésérine, de la pilocarpine, de la cocaïne, du sulfate de zinc, etc...

SEPTIÈME LEÇON

SOMMAIRE

Des modificateurs du tonus vasculaire. — En outre de ses propriétés analgésiantes, la *Dionine* a une action *vaso-dilatatrice* puissante, portant non seulement sur les vaisseaux sanguins, mais aussi sur les vaisseaux et les espaces lymphatiques. — La stase lymphatique, chémosis, parfois énorme, se produit avec le plus d'intensité chez les strumeux, les artério-scléreux, les brightiques, les cardiaques, etc., bref, chez tous les sujets à circulation défectueuse. Elle pourra peut-être un jour servir de pierre de touche dans le diagnostic des insuf-fisances circulatoires prédisposant à la stase. — Le lymphatisme est caractérisé par une atonie des capillaires. La Dionine, par ses pro-priétés lymphagogues, a une action résolutive et résorbante sur l'hypo-hema, sur les hémorrhagies sous-conjonctivales, sur les infiltrations cornéennes, — sur les synéchies iriennes, les troubles du corps vitré, voire même sur les exsudats choroïdiens ou rétiniens. Malheureuse-ment, l'action de la dionine est de très courte durée. — Au bout de deux trois jours, l'action lymphagogue de la dionine est épuisée. — Mode d'application de la Dionine ; formules.

Nous en avons fini avec les anesthésiques et les anal-gésiques oculaires, mais nous n'en avons pas fini avec la Dionine qui, non seulement, possède un pouvoir analgé-siant profond et de longue durée, mais encore a une ac-tion très favorable sur le processus morbide lui-même : elle facilite la dilatation pupillaire quand celle-ci tarde à se produire sous l'action de l'atropine, elle active la réso-lution des exsudats pupillaires et enfin diminue la tension dans les cas de glaucome.

L'expérimentation thérapeutique, sans nous donner une explication précise du mode d'action de la dionine, nous a néanmoins montré son importance comme agent activant les échanges nutritifs en excitant la résorption des infiltrations pathologiques de toute nature.

Nous ne pouvions trouver mieux que la dionine pour aborder l'étude des topiques oculaires. Que d'aperçus nouveaux l'observateur attentif pourra entrevoir, à travers les multiples manifestations provoquées par l'application de cet intéressant modificateur du tonus vasculaire !

C'est à WOLFFBERG, de Breslau, que nous devons, si ce n'est l'invention de la dionine, du moins son application à la thérapeutique oculaire ; mais ce produit est plus ancien qu'on ne croyait tout d'abord. KRIJEWSKI (Thèse de Paris 1900, Jouve, éditeur,) dit, en effet : « Vers 1880, un Français, GRIMAUX, a été le premier à faire ressortir les mérites de l'Ethylmorphine ou de la Codéthyline, comme il l'appelait, parce qu'elle est un homologue de la codéine.»

La dionine est le *chlorhydrate de l'éthylmorphine*, sa formule est $C^{19}H^{23}NO^3HCL + H^2O$. Elle se présente sous la forme d'une poudre cristalline, blanche, d'une saveur modérément amère, facilement soluble. 100 parties d'eau, à la température ordinaire, dissolvent 14 parties de dionine.

La dionine doit son introduction dans la thérapeutique à ce que, ainsi que l'expérience l'a démontré, les composés éthyliques sont supérieurs, au point de vue de leur action pharmacodynamique, aux composés non alkyliques et aux composés méthyliques. Se basant sur cette considération, M. J. Von MERING (*Merck's Bericht*, 1898, page 10) a été amené à étudier l'action pharmacologique et clinique de la dionine, laquelle a confirmé entièrement les prévisions théoriques ci-dessus mention-

THÉRAPIE OCULAIRE *La dionine provoque moins d'accidents toxiques que la morphine.*

nées. La dionine s'est donc montrée un bon et agréable succédané de la morphine. Elle est plus facilement soluble dans l'eau que le chlorhydrate de morphine, l'héroïne, la péronine et le chlorhydrate de codéine.

La dionine a été, pour la première fois, introduite dans la pratique par M. SCHRŒDER, par M. J. KORTE; dans la phtisie, la bronchite chronique et l'emphysème pulmonaire, et elle s'est révélée, entre les mains de ces auteurs, comme un médicament excellent et sûr pour combattre la toux d'irritation. Sous son influence, cette toux s'est calmée, la dyspnée aussi a disparu, les accès d'asthme ont cessé, et l'expectoration a été influencée très favorablement. La dionine se distingue de la morphine, d'après MM. SCHRŒDER et KORTE, par son action à peu près constamment insignifiante sur les voies digestives et par l'absence de tout phénomène accidentel appréciable. Elle semble aussi, en général, avoir une action plus énergique et plus persistante que celle de la codéine, elle donne lieu à un sommeil meilleur et plus paisible, et elle facilite considérablement l'expectoration.

La dionine, employée en injections sous-cutanées, constitue un excellent calmant, aussi bien dans les états d'excitation, dans les troubles mélancoliques, que dans les états de dépression, dans le cours de la démence précoce de l'aliénation périodique, etc.

La dionine peut être considérée comme un très précieux succédané de la morphine, dans le traitement du morphinisme, par suppression de l'agent toxique. D'abord elle ne provoque ni euphorie ni aucun état analogue, ce qui met les malades à l'abri du danger de l'habitude, et, secondement, par suite de sa facile solubilité, elle est rapidement éliminée.

Examinons maintenant les effets de la dionine, d'abord dans les processus oculaires pathologiques les plus simples.

Dans les ecchymoses sous-conjonctivales, que nous savons devoir se résorber spontanément en 8 ou 15 jours, suivant leur étendue, en passant par des teintes variées, si vous appliquez, le lendemain de leur apparition, un peu de dionine dans le sac conjonctival, vous voyez bientôt se produire un chémosis plus ou moins considérable. Fait important, si l'hémorragie est fraîche encore, vous verrez l'infiltration conjonctivale prendre une teinte rosée, au lieu d'être claire et transparente comme l'est habituellement le chémosis.

Il y a imbibition de l'exsudat sanguin par la sérosité infiltrée dans les espaces lymphatiques. Ce liquide, en se résorbant, entraînera avec lui les matières colorantes du sang et dissoudra peut-être les corpuscules rouges altérés, ranimera les leucocytes, et bientôt, toute trace d'hémorrhagie aura disparu.

Ce que je vous dis là n'est point une simple vue de l'esprit, je l'ai constaté bien des fois. — Certes, il y a matière à discussion et à critique, Vous pourrez me dire que toutes les ecchymoses ne se résorbent pas dans un même laps de temps; c'est évident, et, même, en face de deux cas apparemment semblables, il peut y avoir des conditions individuelles, agissant dans un sens ou dans l'autre, etc... Hélas! l'observation clinique n'est point basée sur des données mathématiques, ce sont nos sens et notre jugement qui sont là les seuls arbitres et, vous le savez, *judicium difficile!*

Mais, quand le même fait se reproduit régulièrement, dans la majorité des cas, on est autorisé à conclure en faveur de cette observation répétée.

THÉRAPIE OCULAIRE

Elle agit alors à la façon des injections sous-conjonctivales de NaCl.

Nous avons vu déjà qu'il arrive parfois que la dionine n'exerce que peu ou pas du tout son action lymphagogue, il n'y a que peu ou pas du tout de chémosis. Dans ces conditions, nous avons observé que moindre aussi est l'action analgésiante et l'excitation à la résorption des infiltrations superficielles.

Dans un cas d'ecchymose bulbaire où la dionine était restée sans effet, aucun chémosis ne s'étant produit, il me vint à l'idée de faire une expérience de contrôle ; elle vint confirmer pleinement l'observation clinique. S'il est vrai que la sérosité épanchée sous la conjonctive dissolve et résorbe le sang extravasé, il est aussi simple pour arriver à ce résultat d'injecter sous la conjonctive une pleine seringue de sérum artificiel. C'est ce que je fis, et je vis se produire le même phénomène que j'avais observé, par la simple application de la dionine, quand celle-ci était suivie d'un chémosis marqué ; la résorption de l'ecchymose sous-conjonctivale fut très rapide.

Voilà, à mon avis, une expérience thérapeutique qui est plus concluante que toutes celles que l'on aurait pu pratiquer sur le chien ou le lapin. Du reste, j'ai appris depuis que M. HAITZ (1) avait proposé les injections sous-conjonctivales de NaCl, pour activer la résorption des épanchements sanguins péri-bulbaires.

Les hémorrhagies dans la chambre antérieure montrent aussi une tendance à la résorption plus rapide, sous l'influence de la dionine ; ce fait, je l'ai observé comme WOLFFBERG et d'autres auteurs. Je vous ai relaté, du reste, un cas de ce genre, à propos de l'analgésie produite par la dionine dans l'iritis.

---

(1) *La Clinique Ophtalmologique*, n° 5, 1901.

Dans une autre circonstance, toute particulière, l'expérimentation thérapeutique vint encore confirmer les données ci-dessus ; il s'agissait d'un individu atteint de jaunisse au déclin : les conjonctives avaient une teinte ictérique, encore assez marquée, qui fut nettement atténuée par quelques applications de dionine. Il eût été intéressant, dans ce cas, de traiter un œil seulement, en conservant l'autre comme témoin. Évidemment, il faut que l'ictère soit au déclin et que le sang ne contienne plus de matières colorantes de la bile, pour que l'observation ait quelque valeur. Ce qui était remarquable, c'est la couleur franchement jaune, ictérique, du chémosis produit, dans ce cas, par le collyre à la dionine 5 0/0.

En vous parlant de l'absorption des collyres par la conjonctive, je vous ai fait part de cette expérience : quelques minutes après l'instillation de fluorescine dans le cul-de-sac, on applique de la dionine, il se produit un chémosis qui a une couleur jaune-verdâtre, la fluorescine ayant pénétré dans les espaces lymphatiques sous-conjonctivaux, est mise en évidence par la couche épaisse de liquide contenu dans le chémosis.

Dans certaines conjonctivites chroniques (conjonctivites à diplo-bacilles) dans lesquelles j'avais eu l'idée d'utiliser l'action lymphagogue, détersive, éliminatoire de la dionine, je fus surpris de voir se produire des œdèmes d'un jaune sale. Il serait intéressant d'étudier cette lymphe sous-conjonctivale au point de vue des toxines qu'elle pourrait contenir.

En tous cas, au point de vue thérapeutique, dans les conjonctivites, l'effet de la dionine a été constamment favorable. L'afflux considérable de sang et de sérosité provoque ce que Wollberg a si bien dénommé une inondation

THÉRAPIE OCULAIRE *Les infiltrations cornéennes se résorbent plus rapidement.*

lymphatique « *lymphüberschwemmung* » dont l'action détersive est incontestable. L'application d'un topique quelconque a un effet beaucoup plus remarquable après ce lavage lymphatique. Il semblerait aussi que la douleur produite par la cautérisation soit également de moins longue durée. Mais ce dernier fait n'est pas encore bien établi. Ce qui est certain, c'est que l'effet calmant se manifeste, presque toujours, par une nuit meilleure, avec un bon sommeil. Je vous ai déjà parlé de cet effet narcotique de la dionine (1).

C'est surtout dans les infiltrations cornéennes, qu'il est aisé de se rendre compte de l'action lymphagogue, eutrophique de la Dionine. Dans les cas légers, elle exerce même une action thérapeutique, que je crois appelée à rendre les plus grands services et que nous étudierons en détail, en nous occupant des maladies de la cornée et de leur traitement.

L'action remarquable produite par la Dionine sur la cornée se traduit d'abord par un éclat plus vif de cette membrane, qui paraît plus transparente et l'est en réalité, car souvent, en quelques minutes, la vision gagne un ou deux points. Cette amélioration ne se produit, à vrai dire, que quand l'acuité visuelle est diminuée par un trouble cornéen léger et de date tout à fait récente.

Où j'ai pu observer cet effet, d'une façon très manifeste, c'est dans certains traumatismes. Dans les contusions simples de la cornée s'accompagnant d'un trouble léger plus ou moins diffus, plus ou moins localisé, pouvant quelquefois en imposer pour une kératite parenchymateuse au début, j'ai vu la Dionine produire un éclaircissement notable de la cornée et de la vision. Cet éclaircissement se

---

(1) Voir page 87.

faisait d'une manière si rapide qu'on ne pouvait mettre en doute dans ces cas l'action résolutive de la dionine.

Il en est de même pour les infiltrations cornéennes récentes provoquées par une éraflure, par corps étranger, etc., infiltrations infectieuses, le plus souvent, sur lesquelles la Dionine a une action très rapide et très favorable, et par son pouvoir antiseptique et par son action lymphagogue.

Ces différentes observations sont, pour ainsi dire, des expériences physiologiques qui nous démontrent l'action toute particulière de la Dionine.

Aucun agent médicamenteux n'avait montré jusqu'à ce jour de propriétés si intéressantes, et c'est un grand mérite pour Wolffberg d'avoir introduit en oculistique ce précieux agent thérapeutique et de l'avoir préconisé comme un résolutif des plus puissants.

Dans les infiltrations cornéennes du début de la kératite parenchymateuse, la dionine a une action très appréciable dans les premiers jours ; mais, nous ne pouvons que le regretter, cette action est de trop courte durée. Au bout de quelques jours, en effet, la dionine n'agit presque plus. Elle n'en a pas moins produit dans ce court espace de temps un effet thérapeutique qu'il ne nous était permis d'obtenir avec aucun autre topique, si ce n'est avec les injections sous-conjonctivales. Mais ces dernières constituant une intervention pour ainsi dire chirurgicale, nous devons être bien heureux d'avoir à notre disposition un moyen plus anodin, applicable avant ce recours ultime.

La dionine déblayant, lavant tout le territoire lymphatique conjonctival, prépare pour ainsi dire l'action des injections sous-conjonctivales. Les deux médications, par des alternances bien calculées, peuvent se soutenir l'une l'autre ; mais nous ne pouvons entamer ici ce chapitre important qui fera le sujet d'une de nos prochaines leçons.

THÉRAPIE OCULAIRE

Elle active la résorption des masses cristalliniennes.

Vouloir obtenir par la dionine l'éclaircissement de leucomes anciens me paraît exagérer l'importance de son action. Pourtant, dans certains cas, une amélioration appréciable de la vue a été notée. Il est probable qu'il s'agissait alors de nébulosités très légères, empiétant très peu sur la pupille. Il suffit alors de la résorption des infiltrations les plus périphériques pour supprimer les cercles de diffusion et éclaircir la vision.

Dans les *abcès et les ulcères de la cornée*, de bons résultats sont souvent obtenus, par stimulation de la nutrition de la cornée et regénération plus facile de l'épithélium, sans qu'il soit possible de parler d'une action thérapeutique réelle.

Nous avons vu déjà l'effet remarquable de la dionine dans *l'iritis*, tant comme analgésique que comme accélérateur de la résorption des exsudats et comme dilatateur de la pupille. Dans le glaucôme nous avons vu et verrons encore l'action favorable de la Dionine.

Activant la résorption, la dionine favorise l'éclaircissement du champ pupillaire, après l'opération de la *cataracte* ou la *discision du cristallin, chez les myopes*, mais il faut agir par alternances pour éviter l'accoutumance si rapide du malade à la dionine. Dans les *choroïdites*, les *rétinites* les *troubles du corps vitré*, on observe souvent après quelques instillations de dionine une amélioration notable mais le plus souvent très passagère et ici encore, on se trouvera bien des instillations de dionine en les faisant alterner avec les injections sous-conjonctivales de NaCl (1).

Dernièrement, dans un cas de *névrite rétrobulbaire*

---

(1) Voir page 42 et au chapitre *Choroïdites*.

à frigore avec scotome central très marqué, j'ai vu la vision s'éclaircir si rapidement, que je n'ai pu croire que la Dionine ait pu produire un tel effet ; tout au plus a-t-elle pu donner un coup de fouet au processus morbide en voie de régression. En tout cas, c'est toujours un synchronisme agréable à constater, mais qu'il faut bien se garder d'attribuer à une médication appliquée une fois.

Wolffberg a attribué à la dionine une action très favorable sur la *cicatrisation des plaies cornéennes* après les différentes opérations, et en particulier après l'extraction de la cataracte ; j'ai pu maintes fois constater ce fait ; mais il ne faut pas oublier que les éternuements que provoque quelquefois le flot de larmes causé par l'action de la dionine peuvent contrebalancer l'effet cicatrisant en provoquant une réouverture de la plaie et quelquefois une hernie de l'iris. J'ai observé il y a quelques jours la réouverture de la chambre antérieure une heure après l'opération à la suite d'éternuements violents provoqués par la dionine, heureusement il n'y eut pas de hernie de l'iris.

Cette action résolutive de la Dionine, cherchons à l'expliquer.

Remarquons d'abord qu'elle est d'autant plus appréciable que le chémosis a été plus fort et de plus longue durée. L'irritation produite par la dionine au contact de la conjonctive et de la cornée provoque d'abord une rougeur, une dilatation vasculaire très marquées, avec sécrétion lacrymale abondante s'accompagnant souvent d'éternuements : puis ce sont les canaux lymphatiques qui se dilatent et se distendent au point de décupler leurs dimen-

*Action vaso-dilatatrice puissante
de la dionine.*

sions ordinaires (VERNES) (1). La conjonctive devient alors énorme, elle forme un gros bourrelet tout autour de la cornée, avec cet aspect caractéristique de l'œdème, du chémosis conjonctival. Les paupières elles-mêmes peuvent se tuméfier notablement, l'œil est quelquefois si boursouflé que son état peut paraître alarmant, surtout chez les vieilles personnes à circulation difficile, *mais il n'y a aucun danger à redouter.*

La dionine agit-elle par simple action hygroscopique, manifestant son effet résolutif par une soustraction de liquide pathologique, que vient ensuite remplacer un apport de sang plus pur ?

Ce serait alors l'effet pur et simple du vésicatoire, à part la douleur, car la dionine n'est douloureuse que pendant les quelques minutes qui suivent son application ; dès que le chémosis apparaît, la douleur disparaît pour faire place à un simple sentiment de gène (chémosis) ; et si l'œil était primitivement en état de souffrance, une certaine analgésie ne tarde pas à se produire.

Cette explication de l'action de la dionine par un effet de révulsion ou de vésication n'est pas absolument exacte, car un effet analgésique se produit souvent sans qu'il y ait eu révulsion marquée.

Admettons donc, jusqu'à plus ample documentation, que l'action stimulante sur la circulation lymphatique et sanguine est la base des vertus résolutives de la dionine. Son action analgésiante, nous l'avons étudiée déjà.

Son action antiseptique est manifeste.

Les indications thérapeutiques de la dionine sont très multiples, en raison même de ses diverses et curieuses

______

(1) VERNES. Dionin in der Angenheilkunde. (*Wochenscrift für Thérap. und Hygiene des Auges*, 7 février 1901.) Examens histologiques faits sur des coupes de la conjonctive.

La dionine sert à diagnostiquer les insuffisances circulatoires.

propriétés. C'est, en somme, un puissant stimulant, un lymphagogue, un résolutif qui possède, en outre, des propriétés antiseptiques directes et indirectes, par l'afflux de liquides et un accroissement de l'action phagocytaire. C'est encore, dans bien des cas, un puissant analgésique.

La Dionine est donc pour nous un agent de thérapeutique générale pouvant s'appliquer à une infinité de processus pathologiques. Nous les avons brièvement passés en revue en attendant de les étudier en détail en leur lieu et place.

La Dionine pourra peut-être servir, un jour, de réactif physiologique et donner des indications précieuses sur l'état de la circulation de certains sujets. En effet, les cardiaques, les brightiques, certains goutteux, artério-scléreux, réagissent à la dionine avec une intensité remarquable.

En revanche, chez les sujets jeunes et d'une robustesse égale on a observé des effets variant beaucoup d'intensité.

Chez les sujets manifestement scrofuleux ou lymphatiques, le chémosis produit par la dionine est en général très marqué ; moins cependant que chez les cardiaques, les brightiques, etc.

MODE D'EMPLOI DE LA DIONINE.

Je veux seulement vous transcrire quelques formules et modes d'emploi, qui pourront vous aider dans vos recherches d'expérimentation thérapeutique et dans votre pratique journalière.

Tout d'abord, vous aurez toujours sous la main votre solution mère à 5 °/₀.

THÉRAPIE OCULAIRE
*Action révulsive intense
de la dionine sur la conjonctive.*

Dionine...................... 0 gr. 50
Eau distillée.. .... 10 gr.

qui vous servira pour vos premiers essais. J'ai renoncé,
d'une façon presque absolue à l'application de la dionine
en poudre, qui n'est pas facilement dosable et provoque
une douleur très vive. C'est à titre de grande exception
que ce moyen peut être employé quand le collyre à 5 %
est resté sans effet, et que l'on ne craint pas de provoquer
des phénomènes réactionnels violents, ou, alors qu'il est
indiqué de les produire, et que leur action révulsive peut
être recherchée comme utile.

Il est recommandable de ne jamais prescrire l'emploi
de la dionine à domicile, avant d'avoir par soi-même
éprouvé la sensibilité particulière du sujet : car si par
hasard, on tombait sur un malade à réaction violente, il
pourrait être si effrayé qu'on risquerait de ne plus le re-
voir. Tandis que si vous avez constaté devant lui le chémosis en lui en démontrant l'utilité, il sera rassuré.

La première fois qu'on l'emploiera, il sera prudent d'instiller au préalable une goutte de cocaïne pour atténuer la
cuisson assez vive causée par la dionine. Une goutte de
la solution à 5 % sera ensuite introduite dans le cul-de-
sac inférieur pendant que le patient regarde fortement en
haut ; de cette façon, la cornée ne venant que peu à peu
en contact avec le liquide, la cuisson est beaucoup moins
vive, la cornée étant infiniment plus sensible que la conjonctive.

Chez les personnes âgées, comme chez les sujets lymphatiques, il faut n'instiller d'abord qu'une faible goutte
et n'augmenter la dose qu'au bout de quelques minutes,
si l'effet ne s'est pas produit.

Chez les sujets à bonne circulation, l'action lymphagogue de la dionine est beaucoup moins marquée, il est même des cas, où il est impossible d'obtenir un vrai chémosis ; tout au plus, observe-t-on un léger soulèvement de la conjonctive, avec dilatation de tous les vaisseaux sanguins et avec cet éclat vif et brillant de la cornée, qui ne manque jamais.

La première application de dionine a, toujours, un effet beaucoup plus marqué qu'une seconde, faite le lendemain. Si plusieurs jours se sont écoulés entre les deux applications, la réaction peut être la même. Il ne faut donc pas oublier que l'accoutumance à la dionine est très rapide, après 4 ou 5 jours de son emploi, on n'observe presque plus aucune réaction.

Une fois connue la manière de réagir de votre malade, vous pouvez lui prescrire à la maison telle formule que vous jugerez la mieux indiquée.

Dans les éraflures, les traumatismes légers de la cornée, vous ordonnerez d'instiller 5 à 6 fois par jour une ou deux gouttes du collyre suivant dans l'œil malade.

Dionine....................	0 gr. 10
Chlorhydrate de cocaïne.........	0,10
Solution de cyanure d'Hg. 1/2000..	10 gr.

Quand il y a déjà infection de la plaie, il faut donner plus de force à la solution de cyanure de mercure qui sert de véhicule soit 1/1500 ou 1/1000 et prescrire des instillations toutes les heures et même toutes les 1/2 heures.

J'ai obtenu avec ce collyre de très brillants résultats dans des traumatismes infectieux, déjà avancés, surtout avec la solution de CnHg, 1/1000. Il faut, dans ces cas que les instillations soient répétées toutes les 1/2 heures et, dès qu'on voit que l'amélioration tarde à se produire, il

THÉRAPIE OCULAIRE *Son action antiseptique dans les infections cornéennes.*

ne faut pas hésiter à compléter le traitement par des galvano-cautérisations et des injections sous-conjonctivales.

La solution ci-dessus sera également indiquée dans les infiltrations cornéennes des kératites parenchymateuses légères, etc. Je me suis bien trouvé, dans ces cas, de l'addition de 2 % de chlorure de sodium, pour augmenter l'action eutrophique de la Dionine :

    Dionine........................ 0,10
    Chlorhydrate de cocaïne.......... 0,10
    Chlorure de sodium.............. 0,20
    Solution de Cullg. 1/1000....... 10 gr.

Quand l'iris est, ou menace d'être intéressé, il y a lieu d'ajouter au collyre de l'atropine en quantité proportionnelle à la gravité de l'iritis.

    Dionine........................ 0,10
    Chlorhydrate de cocaïne.......... 0,10
    Sulfate neutre d'atropine......... 0,02 à 0,05
    Eau distillée (ou solution de cyanure), 10 gr.

Les instillations seront également plus ou moins fréquentes suivant les indications.

Cette formule est celle que nous prescrivons journellement dans l'iritis et l'iridocyclite.

Dans les cas où il y a intérêt à amener une contraction pupillaire, on peut facilement incorporer au collyre soit de l'ésérine, soit de la pilocarpine, suivant les indications :

    Dionine........................ 0,10
    Chlorhydrate de cocaïne.......... 0,10
    Chlorhydrate de pilocarpine...... 0,03 à 0,10
    Eau distillée ou cyanurée........ 10 gr.

DR A. DARIER

S'il s'agit de glaucômes, vous éviterez soigneusement la cocaïne et prescrirez :

Chlorhydrate de pilocarpine......	0,05
Sulfate d'ésérine...............	0,02
Dionine....................	0,10
Eau distillée................	10 gr.

Une goutte 5 à 6 fois par jour dans l'œil malade.

Ce collyre a l'avantage de faire cesser promptement les phénomènes douloureux du glaucôme, en même temps qu'il diminue la tension intraoculaire, provoque la contraction de la pupille et active l'éclaircissement de la cornée. Son emploi est des plus favorables pour préparer l'intervention opératoire dans toutes les formes où les phénomènes irritatifs sont trop violents pour permettre une opération immédiate.

HUITIÈME LEÇON.

SOMMAIRE

Des modificateurs du tonus vasculaire (*suite*). — La *Surrénaline* ou extrait de capsules surrénales est le type le plus parfait des *vaso-constricteurs* ; elle prend juste le contre-pied de la Dionine. — L'ischémie conjonctivale intense produite par la *surrénaline* facilite et augmente l'action de la cocaïne, de l'atropine, etc. C'est un antihémorrhagique puissant dans les opérations sur la conjonctive. — Chez les glaucomateux, la surrénaline abaisse la tension intra-oculaire. — Elle agit de même sur les lapins ainsi que Wessely a pu le prouver manométriquement. — En injections sous-conjonctivales, l'action vaso-constrictive de la surrénaline est si puissante que la production de l'humeur aqueuse et la *nutrition intra-oculaire sont considérablement ralenties*. — Thérapeutiquement, la surrénaline n'a pas encore été assez étudiée, elle paraît agir favorablement dans le glaucome, dans l'iritis au début, dans les kérato-conjonctivites scrofuleuses, dans le catarrhe printanier, l'épisclérite, etc.

Continuant à passer en revue les agents les plus employés dans la thérapeutique oculaire locale, nous venons d'étudier les anesthésiques puis les analgésiques oculaires, si bien représentés par la *cocaïne*, l'*acoïne* et la *Dionine*. Les propriétés si intéressantes de ce dernier produit nous ont procuré l'occasion de nous occuper des réactifs physiologiques, bien précieux dans l'expérimentation thérapeutique.

La Dionine a sur l'œil une action vaso-dilatatrice et lymphagogue des plus puissantes que nous ayons jamais observées.

Nous étudierons aujourd'hui un vaso-constricteur un

ischémiant, qui nous sera aussi utile, en sens contraire, dans l'étude de la thérapeutique oculaire.

L'extrait de capsules surrénales en injection intraveineuse avait déjà montré son pouvoir vaso-constricteur puissant, portant principalement sur les plus petits vaisseaux ; une augmentation de la pression sanguine en est la conséquence.

Son application sur les muqueuses provoque une ischémie locale très marquée.

Au Congrès de Heidelberg, en 1896, à la suite de BATES, de New-York, et de L. DOR, de Lyon, j'ai relaté quelques faits intéressants, relativement à l'action vaso-constrictive puissante de l'extrait aqueux de capsules surrénales. La préparation que j'ai employée est ainsi composée : poudre de capsules surrénales 1, eau distillée 1. Cette solution, préparée par le Dʳ JACQUET, 269, rue Boileau à Lyon, et mise en *ampoules aseptiques*, se conserve très bien et rend les plus grands services. Depuis, je n'ai cessé de me servir journellement de cet intéressant produit.

J'avais déjà fait observer alors qu'une goutte d'extrait aqueux, instillée sur la conjonctive normale, provoque, en deux ou trois minutes, une anémie profonde de toute la surface du globe oculaire. On ne voit pour ainsi dire plus un seul vaisseau conjonctival ; la sclérotique devient d'un blanc éclatant ; l'œil prend un aspect livide, on dirait un œil de porcelaine.

Cette anémie dure, suivant les sujets et suivant la dose instillée, de une à deux heures. Sur des yeux malades, cet effet est de durée d'autant moins longue que l'œil est plus violemment hyperémié ; mais il n'est pas de congestion,

THÉRAPIE OCULAIRE — *L'ischémie produite par la surrénaline augmente l'effet de la cocaïne.*

si intense soit-elle, qui ne cesse, pour quelques instants tout au moins, si l'on répète deux ou trois fois les instillations.

Aucun agent connu jusqu'à ce jour ne possède un pouvoir anémiant aussi marqué.

Grâce à cette action vaso-constrictive puissante, j'ai pu, dans bien des cas, pratiquer des interventions qui eussent été, sans cela, fort difficiles et fort pénibles. Tout le monde sait, en effet que, *sur des yeux fortement hypérémiés, la cocaïne n'a que très peu d'action* et même point du tout, suivant quelques auteurs ; eh bien ! si l'on a soin d'instiller alternativement et la cocaïne et le collyre surrénal, à deux ou trois reprises, on peut obtenir une anesthésie suffisante, même dans les cas les plus difficiles.

Par ce procédé, j'ai pu, dans des *glaucomes* inflammatoires, pratiquer des iridectomies qu'il eût été impossible de faire sans chloroforme (nous reviendrons plus loin sur l'action antiglaucomateuse du suc surrénal),

L'application de *pointes de feu*, soit sur la sclérotique enflammée, soit sur la conjonctive, soit sur le cartillage tarsé, est rendue par ce même procédé relativement indolore ; il en est de même des *scarifications* et de maintes autres interventions sur le segment antérieur du globe oculaire.

Quand ces interventions sont sanglantes, l'hémorrhagie est beaucoup moins abondante, sur des yeux soumis à l'action du suc surrénal ; c'est à peine s'il se fait un léger suintement sanguin.

On a même mis à profit cette action vaso-constrictive du suc surrénal pour arrêter ou diminuer les hémorragies qui se produisent à la suite des opérations de chalazion, etc. Cette hémostase peut rendre des services dans quelques cas. M. L. Dor avait, du reste, déjà fait ressortir le pouvoir hémostatique du suc surrénal ; mais, comme le montre un cas dernièrement cité par Landolt, de Strasbourg (1), cette hémostase peut être suivie d'hémorrhagies réactionnelles alarmantes. J'ai cru remarquer, pour ma part, qu'il se produisait assez facilement à la suite d'iridectomies des hémorrhagies sous la conjonctive ou dans la chambre antérieure.

L'extrait de capsules surrénales n'a point encore trouvé d'application spécifique ou, tout au moins, pour ma part, je ne connais aucune affection qui puisse relever de son emploi exclusif. En revanche, ses indications sont nombreuses et il peut rendre des services dans une foule d'affections oculaires et c'est pourquoi j'en ai toujours sous la main pendant mes consultations.

Certes, je ne dirais pas que la surrénaline me rende autant de services que la cocaïne, mais j'avoue que je ne saurais pas plus m'en passer que de la fluorescine.

* *

Comme moyen de diagnostic, la surrénaline est un réactif précieux. En face d'un œil très hypérémié, on peut se trouver, jusqu'à un certain point, embarrassé pour savoir à quoi est due cette injection conjonctivale intense. Une goutte ou deux de surrénaline nous donnent dans ces cas des indications rapides et précises ; si toute la surface conjonctivale pâlit d'une manière uniforme et régulière, on a affaire à une affection conjonctivale ; la rougeur ayant disparu, il est facile de se rendre compte des lésions de la muqueuse ; s'il existe des *granulations*, elles prennent

(1) *Centralblatt. f. Augenheilk.*, nov. 1899.

THÉRAPIE OCULAIRE

Son importance diagnostique dans l'iritis, l'épisclérite, etc.

l'aspect de granulomes anciens, laissant transparaître leur contenu caractéristique ; on peut même juger assez bien de la profondeur des lésions sur les cartilages tarses. S'il s'agit de *pustules conjonctivales* ou péricornéennes, ou d'infiltrations lardacées, comme dans le *catarrhe printanier*, ces lésions apparaissent saillantes et pour ainsi dire grossies, sur la surface conjonctivale anémiée.

Mais où l'effet de la surrénaline est plus intéressant encore, c'est dans les cas d'*épisclérite* ou *d'iritis au début*, alors qu'il est le plus utile de poser un diagnostic précoce et positif. Dans ces circonstances, il faut observer avec attention et patience, sans quoi on peut laisser passer le moment le plus favorable à l'observation : l'hypérémie conjonctivale disparaît la première, et c'est alors que l'on peut voir persister seul, pendant quelques instants, le cercle hypérémique profond entourant la cornée et caractérisant un processus inflammatoire du côté de l'iris ; si cette hypérémie profonde est, au contraire, localisée à un point de la sclérotique, on est en présence d'une épisclérite ; mais au bout de quelques minutes, après une nouvelle instillation de surrénaline, toute hypérémie peut s'effacer.

Alors, dans les cas d'iritis, il peut encore persister autour de la cornée une teinte violacée caractéristique. S'il s'agit, au contraire, d'une affection de la sclérotique, on voit sur un ou plusieurs points apparaître des taches plus ou moins saillantes d'un gris jaunâtre tranchant sur l'aspect blanc bleuâtre de la surface scléroticale. Quelques grosses veines profondes transparaissent aussi quelquefois sur le bord de ces taches qui, chez les goutteux, ressemblent fort à des *tophus*.

Ces données diagnostiques ne sont pas certainement d'une importance capitale, pathognomonique. La fluorescine non plus n'est pas indispensable dans le diagnostic des ulcères de la cornée, et tout clinicien expérimenté pourrait s'en passer, à la rigueur. Mais il est de notre devoir de nous entourer de toutes les précautions possibles pour nous assurer un diagnostic bien documenté et quelquefois même pour en faire la démonstration.

Mais ce n'est pas seulement au diagnostic que peut servir la surrénaline ; la thérapeutique, nous l'avons vu, peut en tirer aussi un réel profit. Dans tous les cas où une hypérémie conjonctivale très marquée peut entraver l'acte thérapeutique ou opératoire, il est facile de la faire disparaître. C'est déjà quelque chose.

Dans la *conjonctivite* et la *kératite pustuleuses*, sans prétendre attribuer à la surrénaline une action spécifique, j'ai bien des fois remarqué que son emploi, précédant l'application de la pommade jaune abrégeait très notablement le cours de la maladie. J'instille d'abord un peu de cocaïne, puis une goutte de surrénaline (1), et quand

---

(1) Dans ces derniers temps, pour éviter le maniement délicat d'une solution concentrée de surrénaline, je me sers d'un collyre à la coca-rénaline, ainsi composé :

> Chlorhydrate de cocaïne...................... 0.10
> Ext. aqueux de surrénaline 1/1............. 1 gr.
> Solution de CnHg 1/2000 .... 10 gr.

Une goutte de ce collyre suffit pour anémier toute la conjonctive et faire disparaître toute rougeur. Ce collyre peut rendre de très grands services aux artistes qui sont obligés de paraître en scène alors même qu'ils ont l'œil rouge, l'œil est alors blanc brillant, agrandi, sans que la pupille soit trop dilatée.

la rougeur a complètement disparu, j'applique la pommade jaune et je pratique un léger massage rotatoire.

L'effet de ce traitement est quelquefois surprenant.

Dans les affections sécrétantes de l'œil, de quelque nature qu'elles soient : conjonctivites purulentes, catarrhales, *granuleuses* ou autres. la surrénaline, sans avoir aucune action directe sur le processus pathologique lui-même, amène une *diminution considérable* de la sécrétion purulente ou catarrhale. Aussi, depuis quelque temps déjà, j'instille presque toujours une goutte de collyre à la coca-rénaline indiqué ci-dessus, avant toutes les cautérisations que je pratique soit au protargol, soit au sulfate de zinc, soit au CuHg. L'action du caustique, portant sur des éléments à la fois ischémiés et anesthésiés, se produit avec une intensité double, en même temps qu'avec moins de douleur.

Où cette action de la coca-rénaline est vraiment très utile c'est dans le lavage-friction des granulations avec le sublimé : on n'est pas gêné par le suintement sanguin qui souvent cache trop le champ opératoire et neutralise trop tôt le caustique ; l'hémorrhagie se faisant plus tard, et entraînant alors les déchets organiques, produit un lavage salutaire.

ZIMMERMANN (1) s'est très bien trouvé de la surrénaline dans le larmoiement. C'est là un moyen palliatif qui peut avoir des indications utiles pour les patients trop timorés pour supporter le cathétérisme des voies lacrymales.

Pour ma part, j'ai employé le mélange de coca-rénaline en injection dans le sac lacrymal pour rendre l'anesthé-

------

(1) *La Clinique Ophthalmologique*, n° 20, 1900.

sie plus profonde et le passage de la sonde plus facile en évitant les hémorrhagies.

Dans le traitement des ulcères de la cornée, la surrénaline ne doit être employée qu'avec précautions ; pendant la période de réparation, elle entraverait la résorption par vascularisation et pourrait provoquer une rechute. Au contraire, quand l'ulcère est cicatrisé et qu'il ne reste plus qu'un pannus vasculaire lent à disparaître, la surrénaline jouera un rôle important dans la disparition du bouquet vasculaire.

Cette action salutaire de la surrénaline sur les *pannus de toute nature*, granuleux, tuberculeux, goutteux, a été très bien mise en évidence par ZIMMERMANN qui a obtenu, par des instillations répétées, des guérisons remarquables.

Dans le *catarrhe printanier*, le D' PERRET (d'Hartennes) (1) a eu l'occasion de constater par l'application fréquemment répétée de la surrénaline, non seulement une amélioration momentanée de l'affection, mais une disparition complète des lésions péricornéennes, avec cessation de tous les symptômes incommodants de cette affection. Il conclut que nous possédons dans l'extrait de capsules surrénales un médicament facile à employer, pas toxique, nullement douloureux en instillations, et surtout d'une action absolument certaine, dans une affection où les autres traitements sont presque nuls. En cas de rechute, il sera toujours facile de recommencer le traitement.

Dernièrement, enfin, il m'est arrivé d'avoir à soigner des cas de *glaucôme* où la vision continuait à baisser malgré l'iridectomie pratiquée antérieurement. La tension

---

(1) *La Clinique Ophtalmologique*, n° 1, 1901.

THÉRAPIE OCULAIRE

Action favorable de la surrénaline dans le glaucôme.

intraoculaire étant toujours élevée malgré des instillations répétées d'ésérine et de pilocarpine, j'eus l'idée d'ajouter, à l'action de ces deux myotiques, celle du suc surrénal. Je fus surpris de voir la tension s'abaisser rapidement et d'une façon notable et prolongée. Les malades accusaient même une amélioration de la vision, et surtout un sentiment de mieux-être, une ou deux heures après l'application du collyre. Loin de moi, pourtant, l'idée de faire de la surrénaline un spécifique contre le glaucôme, mais je crois que son emploi, combiné à la pilocarpine et à l'ésérine, peut, dans certains cas, rendre des services. C'est pourquoi j'ai fait faire à M. le Dʳ Jacquet, de Lyon, des collyres ampoules avec la formule suivante :

Chlorhydrate de pilocarpine......	0 gr. 05
Sulfate neutre d'ésérine.............	0 » 02
Extrait aqueux de capsules surrénales, à parties égales........	5 gram.
Eau distillée...........................	5 »

Ce collyre antiglaucomateux peut être instillé, suivant les indications cliniques, deux ou un plus grand nombre de fois par jour.

L'action vaso-constrictive de l'extrait de capsules surrénales ne peut être que d'un effet très favorable dans le glaucôme, surtout si l'on admet la théorie sympathique d'Abadie.

Dans un cas de glaucôme subaigu des deux yeux, déjà avancé, j'ai obtenu une guérison complète et qui dure depuis 3 ans. Chez ce malade, j'avais prescrit non seulement le collyre ci-dessus, mais j'avais fait prendre également à l'intérieur des pastilles de surrénaline qu'avait bien voulu me préparer M. le Dʳ Jacquet. Le massage-pression avait été également pratiqué pendant près d'un mois, tous les jours, puis à des intervalles plus éloignés, le collyre surrénal fut continué pendant 6 mois environ.

Dans ce cas, il est bon de faire observer que la suppression des boissons alcooliques, alors prises en excès, n'a pas été une des moindres causes de cette guérison durable. Chez le deuxième malade atteint de glaucôme chronique avec poussées aiguës ayant antérieurement nécessité l'iridectomie sur l'œil gauche, l'ésérine et la pilocarpine enrayaient assez bien les phénomènes glaucomateux, mais ces derniers revenaient très souvent. Depuis six mois que le collyre surrénal ésériné a été appliqué, il ne s'est plus produit aucun accès.

Le troisième cas, glaucome chronique à poussées aiguës avec un œil déjà complètement perdu, s'est très bien trouvé de ce collyre, mais au bout de trois ou quatre mois que je n'ai plus revu la malade, qui était très bien la dernière fois qu'elle s'était présentée à l'examen.

Quand nous étudierons le glaucôme et son traitement, je vous citerai d'autres observations plus intéressantes encore.

J'avoue, dans ces deux derniers cas, que c'est devant le refus des malades à se laisser opérer le second œil que je me suis contenté du traitement palliatif ci-dessus.

ZIMMERMANN, qui a, sur mes indications, beaucoup prescrit la surrénaline dans le glaucôme, est d'avis que sur l'œil glaucomateux, ce suc organique n'a pas une action identique dans tous les cas. Une fois on peut remarquer une diminution très notable de la tension, une autre fois on n'en observe aucune. En tout cas on n'a jamais observé une augmentation du tonus. A l'état normal cet auteur a pu constater, à plusieurs reprises, sur lui-même une diminution très marquée du tonus oculaire, qui s'abaissait parfois d'une façon presque alarmante. Il conclut que la combinaison de l'extrait de capsules surrénales avec les myotiques est un moyen de traitement du glaucôme très recommandable, non seulement pour préparer l'opération, mais encore toutes les fois que l'iridectomie est contre-indiquée. Mais il ne faut pas oublier cette règle générale que le glaucôme doit être opéré le plus promptement possible si l'on veut conserver au malade une acuité visuelle bonne.

Il eût été intéressant de pratiquer des injections sous-conjonctivales de surrénaline, mais la toxicité assez marquée et encore mal connue de ce produit organique m'a fait reculer devant cette intervention un peu hardie. Il me semble pourtant qu'elle serait indiquée dans certaines exophtalmies et surtout dans le goitre exophtalmique, avant d'en venir à l'excision du ganglion cervical supérieur.

Landolt, de Strasbourg, qui a pratiqué des injections sous-conjonctivales de surrénaline chez le lapin, a observé, à la suite, une mydriase très marquée, mais il n'a noté aucune action sur les vaisseaux du fond de l'œil. A cause de la grande toxicité du produit, il n'a pas osé l'administrer à l'homme.

Bates avait déjà observé, chez l'homme, à la suite d'une injection hypodermique de surrénaline, une syncope inquiétante. Moi-même, à la suite d'un badigeonnage du rhinopharynx, j'éprouvai des étourdissements qui me firent hésiter à employer la surrénaline à l'intérieur.

Au point de vue *thérapeutique générale*, l'extrait de capsules surrénales paraît devoir occuper prochainement une place importante, non seulement en oculistique, mais bien plus encore dans certaines maladies générales dues à une atonie des vaisseaux sanguins et lymphatiques. Mais les expériences acquises jusqu'à ce jour, quoique très encourageantes et même très concluantes, ne sont pas encore assez nombreuses pour permettre de fournir des indications précises et sur les doses à prescrire et sur les cas favorables.

STOELZNER a administré, dans l'espace de seize mois, la glande surrénale à 76 enfants atteints de rachitisme et cela avec un bénéfice très remarquable : amélioration de l'état général, la dentition se fait mieux, les enfants peuvent bientôt s'asseoir et marcher. Dans un cas d'autopsie, il put constater une calcification de la substance osseuse plus avancée que chez les sujets non traités par l'extrait de glande surrénale, etc...

L'opothérapie de cet organe est encore dans l'enfance et nous ne pouvons prévoir ce qu'elle pourra donner, mais je ne crois pas dépasser les bornes d'une bonne logique en disant que l'atonie des capillaires, qui caractérise le lymphatisme, pourrait bien être due, en partie tout au moins, à une insuffisance de fonction des capsules surrénales.

C'est là une pure hypothèse, j'en conviens.

J'avais déjà cette idée dès mes premières expériences sur la surrénaline et, sans vouloir attribuer à cette substance une action thérapeutique directe, je disais que dans les kératites lymphatiques la guérison était obtenue beaucoup plus promptement quand on employait la surrénaline en collyre, avant d'appliquer la pommade jaune.

Mais, pour le moment, ce qui nous intéresse ici, c'est l'action locale de la surrénaline en thérapeutique. Elle est remarquable dans la kératite phlycténulaire, dans l'épisclérite, dans le catarrhe printanier, dans le glaucôme.

THÉRAPIE OCULAIRE
Importantes études expérimentales sur la surrénaline.

Physiologiquement, son action est d'un intérêt général très grand, aussi je vous demande la permission de vous exposer comment tout ce que la clinique avait indiqué a été confirmé par une série fort intéressante d'expériences.

Au dernier Congrès de Heidelberg, WESSELY a présenté un travail sortant du laboratoire du professeur LEBER, où il relate le résultat de nombreuses expériences faites sur le lapin ; et nous sommes bien heureux de constater que ses recherches confirment pleinement et les observations cliniques et les expériences thérapeutiques faites avec la surrénaline.

En injections intraveineuses, la surrénaline provoque-rait une contraction de tous les muscles innervés par le grand sympathique ; mydriase, protrusion du bulbe, ré-traction de la 3ᵉ paupière, agrandissement de la fente pal-pébrale. Cette action, ne durant qu'une ou deux minutes, peut passer inaperçue.

En instillations répétées et à doses suffisantes, la sur-rénaline amène aussi une mydriase marquée. Elle agit di-rectement sur les vaisseaux de l'iris et du corps ciliaire qu'elle anémie fortement. Il en résulte un ralentissement notable de la production de l'humeur aqueuse, ainsi que le prouve l'expérience suivante : sur un œil, on pratique une injection sous-conjonctivale de surrénaline (1 millig.) de l'autre côté, une injection de sérum artificiel. Un quart d'heure après, on ponctionne des deux côtés pour évacuer l'humeur aqueuse ; — 10 ou 15 minutes plus tard, la chambre antérieure du côté sérum est reformée, la tension est redevenue normale et même plus élevée, et l'humeur aqueuse de ce côté est plus albumineuse qu'à l'état normal. — De l'autre côté, au contraire, la sur-rénaline a ralenti à tel point la production de l'humeur aqueuse qu'après 30 minutes, l'œil est encore hypotone et

Elle ralentit la sécrétion de l'humeur aqueuse.

l'humeur aqueuse ne contient pas plus d'albumine qu'à l'état normal.

Cette démonstration du ralentissement de la sécrétion et de la filtration de l'humeur aqueuse peut être démontrée d'une manière plus brillante encore par l'injection intraveineuse de fluorescine. On sait, en effet, que, dans ces cas, aussitôt après l'injection, la fluorescine apparaît sortant de la pupille comme un anneau vert, qui colore en 10 minutes l'humeur aqueuse au point que l'iris n'est plus visible.

Eh bien ! sur l'œil surrénalisé, cet anneau vert, cette ligne d'EHRLICH, ne se produit qu'au bout d'une heure, et c'est à peine si l'humeur aqueuse se colore en vert.

Si l'on examine alors histologiquement les deux yeux, on trouve quelques rares stries verdâtres dans le corps ciliaire, du côté de l'injection de surrénaline ; tandis que l'autre œil montre les mêmes tissus gorgés de fluorescine.

Un autre moyen de mettre à l'épreuve l'action de la surrénaline est le suivant : on pratique, au moyen du crayon de nitrate d'argent, une cautérisation du bord de la cornée. Cette violente irritation chimique provoque une hyperémie intense des procès ciliaires, qui se traduit promptement par une transsudation abondante d'albumine dans la chambre antérieure. Il suffit, pour prévenir cette réaction du corps ciliaire, d'injecter 1/2 à 1 milligr. de surrénaline.

Les injections sous-conjonctivales de chlorure de sodium à 5 % provoquent aussi chez le lapin, une augmentation du taux de l'albumine, dans l'humeur aqueuse, fait que l'on peut prévenir également par la surrénaline. Or, l'expérience clinique nous montre quelquefois de légères inflammations iriennes à la suite d'injections sous-conjonctivales faites chez l'homme.

Il est important de savoir que nous pouvons de différentes manières provoquer en quelque sorte ces iridocyclites expérimentales.

Si je me permets d'insister ainsi sur ces faits purement expérimentaux, c'est qu'ils ont une portée clinique et thérapeutique très intéressante. Il se pourrait en effet que tout au début de l'iritis, la surrénaline, en instillations fréquemment répétées, pût prévenir ou enrayer l'évolution du processus pathologique du côté des procès ciliaires.

**

L'expérimentation thérapeutique m'avait montré, d'une manière presque constante, que la surrénaline abaissait d'une façon appréciable la tension intra-oculaire. Ces faits ont été corroborés par ZIMMERMANN et par d'autres ; mais aucune recherche manométrique ou tonométrique n'avait été entreprise jusqu'ici pour donner une sanction expérimentale à l'observation clinique.

WESSELY, continuant ses intéressants travaux sur la rénaline au laboratoire de LEBER, vient de démontrer de la manière la plus précise l'abaissement du tonus oculaire, qui est de 3 à 4 millimètres plus bas que du côté sain et cela par une mensuration manométrique des plus exactes.

Après une série de faits cliniques et expérimentaux aussi variée qu'intéressante, il était tout naturel de chercher à expliquer le mode intime d'action de la surrénaline. S'agit-il d'une excitation directe des parois vasculaires ou des éléments ganglionnaires qui les tapissent ? ou bien s'agit-il d'une excitation des nerfs vaso-constricteurs, filets terminaux du grand sympathique ?

Cette dernière hypothèse n'est pas acceptable, car alors même que les filets sympathiques ont été atrophiés par une extirpation antérieure du ganglion cervical supérieur, la surrénaline en injection intraveineuse ou sous-conjoncti-

vale a toujours le même effet vaso-constricteur. (LEWAN-
DOWSKY, WESSELY). Elle agirait donc non sur les terminai-
sons du sympathique, mais sur des éléments plus périphériques encore, cellules ganglionnaires ou fibres muscu-
laires.

La surrénaline, à forte dose, ou en injections sous-conjonctivales provoque une dilatation très marquée de la pupille
et cela simplement, par action directe sur les cellules mus-
culaires ou les cellules ganglionnaires du dilatateur de la
pupille.

La contraction des vaisseaux n'est pour rien dans la mydriase, car celle-ci se produit même sur l'iris détaché de
l'œil. En effet, si l'on isole l'iris d'une grenouille ou d'un
lapin, on peut le conserver plusieurs heures dans du sérum artificiel. La pupille est alors plutôt rétrécie. Si l'on
plonge cet iris dans une solution de surrénaline, la pupille se dilate au maximum ; il ne peut pas être question
de vaso-constriction, pas plus qu'on ne peut admettre une
excitation des extrémités du sympathique, car nous venons de dire que la mydriase se produit encore après
l'extirpation du ganglion cervical supérieur.

NEUVIÈME LEÇON

SOMMAIRE.

Modificateurs du tonus musculaire de l'iris. — Mydriatiques : l'*atropine* paralyse le sphincter de l'iris et augmente la contraction des fibres radiées. — La *scopolamine* agit de la même façon, plus énergiquement encore. — L'*Homatropine* a une action moins durable. — L'*Euphtalmine* dilate la pupille sans paralyser l'accommodation : c'est le mydriatique par excellence pour l'examen ophtalmoscopique. — Le myosis provoqué par l'*ésérine* ou la *pilocarpine* est produit par une contraction du sphincter pupillaire. — Le spasme du muscle ciliaire provoque une myopie passagère. — **Modificateurs des sécrétions ou des muqueuses :** *astringents, topiques divers, antiseptiques,* etc. — Difficulté de stériliser le sac conjonctival, propriétés antiseptiques des larmes. — Les antiseptiques le mieux supportés par l'œil. — Les sels d'argent sont les topiques les plus employés dans les conjonctivites. — Avantages des combinaisons organiques. — L'argentamine, par son pouvoir pénétrant, s'est montrée supérieure au nitrate d'argent. — Argonine, largine, itrol, actol, etc.

Messieurs, nous en avons bientôt fini avec les généralités. Nous avons passé en revue les médications générales et locales les plus courantes.

Nous avons divisé les agents thérapeutiques en *modificateurs de la sensibilité superficielle* (anesthésiques), *modificateurs de la sensibilité profonde* (analgésiques), en *modificateurs du tonus vasculaire* (vaso-constricteurs, vaso-dilatateurs). Nous passerons aujourd'hui très rapidement en revue les *modificateurs du tonus musculaire de l'iris,* (mydriatiques myotiques). Tous sont, pour la plupart si connus, que nous ne nous arrêterons un peu que sur l'un d'eux l'*Euphtal-*

mine, le plus précieux des mydriatiques pour l'examen ophtalmoscopique et qui mérite d'être vulgarisé.

Nous dirons ensuite quelque mots des *modificateurs des sécrétions* qui nous feront aborder le traitement des conjonctivites et nous feront entrer en pleine thérapeutique appliquée.

L'étude que nous venons de faire de la surrénaline nous amène donc, par une transition expérimentale toute naturelle, à l'examen des modificateurs de la *tonicité du muscle ciliaire et de l'iris*.

L'atropine, connue déjà depuis 1833, en instillation dans le sac conjonctival, pénètre à travers la coque oculaire jusque dans l'humeur aqueuse, où elle imbibe l'iris dont elle paralyse le sphincter, puis le muscle ciliaire qu'elle paralyse également, supprimant ainsi tout pouvoir accommodatif de l'œil.

On avait voulu prétendre que cette action se produisait par l'intermédiaire de la circulation générale ; nous avons vu déjà qu'il n'en était rien puisque la pupille de l'autre œil ne se dilate pas.

L'action de l'atropine ne se borne pas à une paralysie du sphincter irien ; car, si tel était le cas, les paralysies de l'oculomoteur, qui innerve le sphincter, produiraient la même mydriase ; or celle produite par l'atropine est beaucoup plus marquée, et l'action de l'atropine sur un œil atteint de paralysie de la IIIᵉ paire se manifeste encore par une dilatation beaucoup plus marquée.

En même temps qu'elle paralyse le sphincter, l'atropine stimulerait donc la contraction du dilatateur de la pupille.

THÉRAPIE OCULAIRE

La scopolamine serait encore plus énergique.

L'atropine se prescrit en solution à 1/2 °/₀, une goutte 2 ou 3 fois par jour.

La *scopolamine* a une action plus énergique encore que l'atropine, elle rend des services très grands dans les cas où l'atropine ne parvient pas à provoquer la dilatation pupillaire. Voici la formule à recommander dans ces cas :

    Bromhydrate de scopolamine...   0,25
    Chlorhydrate de cocaïne........   0,20
    Eau distillée..................   10 gr.

Instiller une goutte de ce collyre 4 fois par jour dans l'œil malade.

L'adjonction de la cocaïne accroît l'effet des mydriatiques, d'abord parce qu'elle active la résorption, puis parce qu'elle provoque une contraction des vaisseaux de l'iris, et aussi parce qu'elle agit directement sur les fibres dilatatrices de l'iris et sur le muscle ciliaire lui-même.

L'*Homatropine* a sur la pupille une action analogue à celle de l'atropine avec cette différence que cette action est plus rapide et de plus courte durée. Une solution à 1 p. 100 provoque en quelques minutes une dilatation pupillaire complète avec paralysie de l'accommodation qui ne disparaît qu'au bout de vingt-quatre heures.

Son emploi est très utile quand il s'agit de déterminer la réfraction surtout chez les enfants chez lesquels l'accommodation joue un rôle important.

La *Duboisine* a un pouvoir toxique marqué qui fait que son usage est très limité.

C'est un desideratum encore à réaliser que la possession d'un *mydriatique ayant une action à la fois ra-*

*L'homatropine, l'éphédrine, etc.., sont des
mydriatiques de courte durée.*

*pide et brève, et qui ne porte aucune atteinte au
pouvoir d'accommodation.* Les examens ophtalmoscopiques sont en effet beaucoup plus complets et bien plus
faciles, surtout pour les débutants, quand la pupille est
dilatée.

Pratiquement, jusqu'ici la *cocaïne* est l'agent le plus
couramment employé pour l'examen ophtalmoscopique,
quoique la dilatation pupillaire qu'elle produit soit très
inconstante et que le trouble de l'accommodation soit
souvent très notable. En outre, les altérations épithéliales
de la cornée peuvent être quelquefois une complication
assez grave ; sans parler des effets toxiques que l'on
observe chez des sujets prédisposés.

L'*Ephédrine*, introduite il y a quelques années en
ophtalmologie, produit, en solutions à 10 p. 100, une
irritation conjonctivale douloureuse, mais son action
mydriatique est très marquée et dure près de quatorze
heures. — Le muscle ciliaire est légèrement paralysé. —
En solution à 5 p. 100, une goutte n'a pas d'action irritante et son action mydriatique est puissante et fugace,
puisqu'elle ne dure pas plus de trois heures et demie, le
pouvoir accommodatif est peu modifié (de Bourgon).

La *Mydrine* vendue par Merck est un mélange d'homatropine 1 et d'éphédrine 100 ; elle réunit donc les propriétés respectives de ces deux agents.

Nous avons essayé tous ces mydriatiques, et celui qui
nous paraît réunir le plus des conditions que nous recherchons dans un mydriatique à action rapide et brève, sans
atteinte notable à l'accommodation, est l'*Euphtalmine*
que nous employons à la dose de 5 p. 100.

Une ou deux gouttes de cette solution suffisent pour

L'euphtalmine dilate la pupille pour quelques heures.

amener en trente-cinq minutes une dilatation pupillaire maxima qui permet un examen opthalmoscopique des plus faciles, sans que la vision soit notablement altérée. A part un léger éblouissement causé par la diffusion des rayons lumineux pénétrant à travers l'orifice pupillaire dilaté, les malades peuvent en effet lire sans trop de difficulté les caractères ordinaires d'un livre ou d'un journal, et l'action du médicament a complètement cessé d'exister deux ou trois heures après.

Depuis que nous nous servons de l'*Euphtalmine* pour l'examen ophtalmoscopique, nous n'avons jamais éprouvé aucun des désagréments si fréquents avec les autres mydriatiques. Jamais les malades ne se sont plaints d'une gêne quelconque, à part un léger éblouissement. Le soir même, l'œil euphtalminisé est toujours revenu à l'état normal. Cet agent est d'un emploi très recommandable dans les cas douteux où l'on désire savoir si l'on a affaire à une iritis. Dans ces cas, en effet, si l'on est réellement en face d'une iritis, l'emploi de l'atropine ne présentera aucun inconvénient mais si, au contraire, on se trouve en présence d'une simple hypérémie périkératique ou une épisclérite diffuse légère, on aura imposé au patient huit à dix jours de paralysie de l'accommodation tandis que l'*euphtalmine* dilatant la pupille d'une façon rapide, régulière et complète, nous permet de poser aussi bien le diagnostic sans aucun des inconvénients que provoque l'atropine.

Le nom d'*euphtalmine* a été donné à un produit synthétique qui, dans la nomenclature chimique contemporaine, porte le nom d'*oxytoluylen-metyl-vinyl-diaceton-alkamine*. Cette substance a des rapports étroits de parenté avec l'*eucaïne* B qui est, elle, du chlorhydrate *binzoyl-vinyl-diaceton-alkamine* ; elle en diffère par la substitution du radical méthyle CH^3 à l'hydrogène du groupe amine AzH et par la substitution du radical amygdalique au radical benzoyle.

Caractères pharmacologiques et effets physiologiques : L'euphtalmine se présente sous les dehors d'une poudre blanche cristalline très soluble dans l'eau.

Au point de vue de ses effets physiologiques, l'euphtalmine se distingue essentiellement de l'eucaïne B. Tandis que cette dernière, instillée dans l'œil, produit une anesthésie locale sans modification pupillaire, la première produit des effets mydriatiques sans anesthésie locale. Ainsi, d'après les observations faites par Vossius, l'instillation de 2 ou 3 gouttes d'une solution à 2 p. 100 est suivie au bout de vingt à trente minutes d'une mydriase de moyen degré qui persiste pendant deux ou trois heures. Pendant la durée de cette mydriase, l'accommodation n'est pas influencée.

Treutel a expérimenté des solutions plus fortes, c'est-à-dire des solutions à 5-10 p. 100 ; il a obtenu la dilatation de la pupille au maximum dans le même espace de temps que lorsqu'il se servait d'une solution d'homatropine à 1 p. 100. Avec des solutions de ce titre, l'accommodation est troublée dans une moindre proportion que lorsqu'on opère avec l'homatropine. Chez les sujets avancés en âge, l'effet est à la fois moins intense et plus lent à se produire.

Au surplus, on ne constate pas de manifestations subjectives concomitantes, pas de picotements, pas de douleurs, pas d'altérations de l'épithélium cornéen. Il semble donc que l'euphtalmine se prête particulièrement bien aux recherches ophtalmoscopiques à la place de l'homatropine et de l'atropine.

Avantages de l'euphtalmine :

1° — La dilatation pupillaire ne vient ni plus tôt ni plus tard qu'avec les autres mydriatiques ;

2° L'accommodation est aussi peu influencée que possible ; cette action est négligeable ;

3° La tension intraoculaire n'est pas modifiée ;

4° Aucune action toxique n'a été observée jusqu'à ce jour ;

5° Aucune irritation cornéenne ni conjonctivale n'a été notée ;

6° La mydriase disparaît rapidement.

*
**

Nous ne dirons que quelques mots des *myotiques*, dont les principaux sont l'*ésérine* et la *pilocarpine*.

Ils agissent en provoquant une contraction continue du sphincter de l'iris et du muscle ciliaire, amenant ainsi un rétrécissement considérable de la pupille et un spasme, une contracture de l'accommodation.

L'*ésérine*, plus énergique que la *pilocarpine*, provoque de la céphalalgie et une sensation de tension pénible, c'est pourquoi, à moins d'indications particulières, on pourra lui préférer la pilocarpine qui, également, se conserve mieux et qui, en solution à 1 %, a encore une action suffisamment énergique.

L'action des myotiques est de plus courte durée que celle des mydriatiques. C'est pourquoi il est possible en général de dilater par l'atropine une pupille mise en myosis par l'ésérine, tandis qu'il est impossible de faire contracter par l'ésérine une pupille qui vient d'être atropinisée.

Nous verrons à propos de l'iritis et du glaucome les indications détaillées des mydriatiques et des myotiques.

*
**

Nous arrivons maintenant aux *modificateurs des sécrétions conjonctivales.*

Que devons-nous entendre par modificateurs des sécrétions? Mais, d'abord, quelles sont les sécrétions oculaires à l'état physiologique? Les larmes et le sebum des glandes de Meibomius ne sont pas des sécrétions qui doivent nous occuper beaucoup. Le plus souvent, les sécrétions catarrhales ou purulentes de la conjonctive sont provoquées par la présence de microorganismes infectieux transportés par contact d'un individu à l'autre. L'élément infectieux n'est pas toujours le même, il a comme nous le verrons bientôt une importance spécifique.

Les modificateurs des sécrétions devront donc être avant tout des agents capables d'enrayer le développement de ces éléments infectieux en même temps qu'ils auront une action stimulante et tonique sur les cellules. Les sels d'*argent*, de *mercure*, de *cuivre*, de *zinc*, de *plomb*, seront nos principaux topiques antiseptiques et astringents.

*
**

Le nitrate d'argent a été jusque dans ces derniers temps reconnu comme le topique de choix, pour ne pas employer le mot *spécifique*, dans presque toutes les affections sécrétantes de la conjonctive. L'alun, le zinc, le plomb, le cuivre, n'en sont que des succédanés qui ont des indications spéciales; mais, si l'on sait bien employer les sels d'argent, on peut, avec l'un quelconque d'entre eux, en variant judicieusement le titre des solutions, obtenir des résultats thérapeutiques parfaits, dans la plupart des conjonctivites.

Pendant plus de quatorze ans, j'ai obtenu par les cautérisations avec le seul nitrate d'argent des résultats si constamment bons, que j'ai eu beaucoup de peine à abandonner un si précieux topique, pour recourir, dans ces dernières années, à de nouveaux sels d'argent. Or ces derniers, je dois le reconnaître, se sont montrés si supérieurs au nitrate que j'ai, pour ma part, renoncé d'une manière absolue à l'emploi de ce sel *depuis 5 ans*.

A doses légères, 0,25 à 0,50 p. 100, le nitrate d'argent en attouchements quotidiens, guérit très rapidement les inflammations conjonctivales superficielles. Dans quelques rares cas (conjonctivite chronique à diplobacilles) on a voulu lui préférer le sulfate de zinc, mais il n'est pas encore bien prouvé que, même dans ces cas, le nitrate d'argent, manié suivant certaines indications, ne soit pas égal à ce dernier agent qui, en revanche, a cet avantage, si c'en est un, d'être applicable par le malade lui-même.

Dans l'*ophtalmie purulente grave*, aucune médication n'a apporté un nombre de guérisons aussi considérable que le traitement, par les cautérisations au nitrate d'argent en solution à 2 p. 100, répétées une ou deux fois par jour ; les avis, aujourd'hui, sont parfaitement unanimes à ce sujet, et l'on peut, à juste titre, considérer cette thérapeutique comme le traitement classique de l'ophtalmie purulente.

Prophylactiquement les applications de nitrate d'argent d'après les préceptes de Crédé, ont également fait leurs preuves, appuyées par de très nombreuses statistiques.

Il peut donc paraître présomptueux, et imprudent même, de venir présenter de nouveaux produits au praticien en possession d'une médication dont il connaît à fond les avantages et même les dangers. Tout le premier, je blâmerais celui qui agirait ainsi, sans avoir longuement et mûrement étudié tous les avantages, les inconvénients, les différentes indications et contre-indications de ces nouveaux médicaments.

Le nitrate d'argent a une action bactéricide puissante, qu'il doit à sa base, l'argent, mais il a en même temps une action caustique violente qui lui vient de son acide azotique. C'est ce qui a incité à la recherche de combinaisons argentiques nouvelles qui, tout en possédant les mêmes propriétés antiseptiques, fussent moins irritantes et moins corrosives. Les sels d'origine minérale tendent de plus en plus à céder la place à des combinaisons organiques et, de tous les *laboratoires de chimie,* sortent tant de produits nouveaux, argentamine, largine, itrol, actol, que le praticien a grand peine à en prendre assez vite connaissance pour pouvoir les apprécier à leur juste valeur.

A la suite d'un travail de Hoor sur l'argentamine publié en juillet 1896, dans les *Klinische Monatsblætter* j'eus l'idée de faire l'essai de ce nouveau sel d'argent, d'abord dans les affections conjonctivales simples. En ayant obtenu des résultats qui me satisfirent pleinement et, reconnaissant à ce nouvel agent, des qualités que je n'avais pas trouvées dans le nitrate d'argent, j'essayai de traiter aussi par ce moyen des conjonctivites plus graves ; conjonctivites purulentes, conjonctivites granuleuses, etc.

Je constatai dès l'abord que les cautérisations prati-

---

(1) Communication présentée à l'Académie de Médecine à la séance du 11 janvier 1898.

 Agit aussi bien, sans être aussi douloureuse que le nitrate.

quées à 3, 5 et même 10 p. 100 *d'argentamine* étaient notablement moins douloureuses que celles produites par l'application d'une solution de nitrate d'argent aux doses de 0,50, 1 et 2 p. 100, solutions équivalentes à celles susnommées d'argentamine.

L'application sur la conjonctive d'une solution même faible d'argentamine produit instantanément un précipité lactescent, qui prouve que le produit est très facilement décomposé par les larmes; mais ce précipité se redissout dans un excès de solution ; il est donc pratiquement très important d'appliquer ce topique plus généreusement qu'on ne le fait habituellement pour le nitrate d'argent.

C'est là, peut-être, un des inconvénients de ce nouveau sel, c'est qu'il se décompose avec la plus grande facilité et que ses solutions ne doivent pas être conservées très longtemps.

En revanche, même avec une solution forte, je n'ai jamais observé, comme c'est presque toujours le cas avec le nitrate d'argent, cette desquamation épithéliale qui se détache en fines membranules, s'enroulant en filaments blancs, qui viennent se pelotonner à l'angle interne de l'œil, et qui laissent voir ensuite une conjonctive d'un rouge vif, dépourvue de sa couche d'épithélium superficiel.

Cette mise à vif de la conjonctive, par les attouchements au nitrate d'argent, n'est pas une des moindres causes de douleur pour le malade, et on l'observe même quand on n'emploie que des solutions faibles. L'action du nitrate d'argent est donc trop caustique, trop brutale ; elle détruit l'épithélium, sans faire sentir ses effets dans les couches profondes de la conjonctive ; tandis qu'au contraire, ce pouvoir de pénétration serait la qualité principale des nouveaux sels d'argent dont nous allons nous occuper longuement.

L'argentamine est une solution d'éthylène-diamine-phosphate d'argent (1). Cette solution, limpide et alcaline, équivaut à une solution de nitrate d'argent à 10 p. 100 et, si on l'étend de 10 parties d'eau, on obtient une solution qui représente la solution de nitrate d'argent à 1 p. 100.

L'éthylène-diamine qui entre dans la composition de l'argentamine, est une base organique peu caustique, ayant cette propriété particulière de redissoudre les précipités que forment les sels d'argent au contact des tissus : ainsi serait favorisée la pénétration du sel d'argent dans la profondeur des éléments anatomiques, où il irait porter son action bactéricide puissante.

SCHAEFFER (2), à la clinique du professeur NEISSER, à Breslau, a donné de ces faits la preuve expérimentale, en employant comparativement des solutions équivalentes de nitrate d'argent et d'argentamine. Les coupes microscopiques d'organes traités par ces sels et trempées ensuite dans du sulfhydrate d'ammoniaque, montraient une infiltration noire de sulfure d'argent absolument superficielle pour les coupes traitées par le nitrate, tandis que la zone de pénétration était cinq fois plus profonde dans celles soumises à l'action de l'argentamine.

Continuant ses expériences, SCHAEFFER chercha à déterminer le pouvoir désinfectant, bactéricide, de l'argentamine, en le comparant à celui bien connu du nitrate d'argent. Il trouva que l'action antiseptique de *l'argentamine* est plus marquée encore que celle du nitrate

---

(1) Depuis quelque temps le phosphate a été remplacé par le nitrate d'argent.

(2) Uber den desinfectins Werth des Acthylendiamin-silberphosphats... Zeits. für Hygiene und Infections Krankheiten 1894).

THÉRAPIE OCULAIRE

Action bactéricide particulière sur le gonocoque.

d'argent vis-à-vis de tous les microrganismes qu'il a étudiés ; mais, ce qui nous importe surtout, c'est qu'il dit textuellement : *l'argentamine tue les gonocoques plus vite et plus sûrement que le nitrate d'argent.*

Me basant donc sur ces considérations optimistes, j'ai fait, pendant dix-huit mois, un usage continu de l'argentamine dans toutes les affections conjonctivales où le nitrate d'argent était indiqué. Chez certains malades, j'employais sur un œil l'argentamine et sur l'autre le nitrate ; d'autrefois, après quelques jours d'application du premier topique, je le remplaçais par le deuxième, sans prévenir le malade, de façon à me rendre bien compte des effets produits et des sensations éprouvées.

Il ne me fallut pas longtemps pour arriver à la conviction que l'application de l'argentamine est beaucoup moins douloureuse que celle du nitrate d'argent, toutes proportions de saturation gardées. Quant à l'effet thérapeutique, il me parut, dès l'abord, au moins aussi marqué, pour ne pas dire plus, dans toutes les conjonctivites de moyenne intensité ; mais il fallait, pour juger en connaissance de cause, dans une question d'aussi haute importance que le traitement de l'ophthalmie purulente, une expérience étendue et prolongée, aussi, ai-je attendu dix-huit mois avant de publier mes résultats.

Aujourd'hui, mon opinion est à ce point établie que, *à ma clinique, depuis 5 ans, toutes les solutions au nitrate d'argent de 0, 50, 1 et 2 p. 100 ont été complètement abandonnées.*

D'autres sels d'argent ont été vantés également dans ces derniers temps, tel **l'argonine**, qui a été préconisée

comme un antiblennorrhagique des plus puissants. C'est
une combinaison de la caséine avec l'argent, formant un
sel cristallin soluble dans l'eau, et dont 15 parties équi-
valent à une partie de nitrate d'argent. Ce sel n'aurait
presque pas de propriétés irritantes, et tuerait très rapidement les gonocoques ; mais ceux qui l'ont expérimenté
ne lui trouvent aucune propriété astringente ou antica-
tarrhale, et, pour compléter le traitement de la blennorrhagie, ils emploient à la suite soit l'ichthyol, soit d'autres astringents.

Je n'ai point assez fait essai de l'argonine en thérapeutique oculaire. Ausssi m'abstiendrai-je, pour le moment,
de toute appréciation sur ce produit, intéressant, du reste,
à d'autres points de vue.

Zanardi a recommandé l'emploi d'un *sulfophénate
d'argent* qui possèderait toutes les propriétés antiseptiques
des sels argentiques, avec cet avantage, d'être très peu
irritant, très soluble et d'une conservation facile. Zanardi
l'aurait employé avec succès en chirurgie et en oculistique, mais il ne publie pas en détail les résultats qu'il a
obtenus.

L'Itrol ou *citrate d'argent* a été introduit en thérapeutique par Grédé, qui s'en est servi avec avantage dans
le pansement des plaies. Ce sel m'avait paru intéressant
par ce fait qu'il n'est pas du tout irritant, que c'est une
poudre légère et, pour ainsi dire impalpable, facilement
applicable en insufflations, Les résultats que j'en ai obtenus, soit en poudre, soit en pommade, ne m'ont pas en-
gagé à continuer mes recherches sur cet agent, qui ne
m'a offert aucun avantage sur l'argentamine et encore
moins sur le Protargol.

THÉRAPIE OCULAIRE

L'itrol ou citrate d'argent employé en insufflations.

NÉNADOVIC, au Congrès de Moscou, a préconisé l'emploi de l'itrol, soit en poudre, soit en solution à 1 et 3 p. 100. Il aurait obtenu par ce moyen de très bons résultats dans le traitement de la conjonctivite granuleuse. A mon avis, cette poudre peut constituer un excellent moyen d'obtenir une asepsie parfaite des plaies, mais son insufflation dans le sac conjonctival peut n'être pas sans dangers pour la cornée. L'argent à l'état naissant qui se développe au contact des plaies agirait, d'après CRÉDÉ, comme moyen antiseptique des plus puissants, mais la cornée ne paraît pas toujours bien supporter l'application de cet agent.

MERGL de Strasbourg, (die Anwendung des Itrols bei Angenleiden, *Aerztliche Rundschau*, page 48), fait les plus grands éloges de l'itrol, qu'il a employé en insufflations dans les *conjonctivites catarrhales, purulentes, granuleuses*, etc., en prescrivant en même temps des lotions au sublimé et des compresses glacées. La sécrétion disparaissait en deux ou trois jours, et la guérison était définitive en six à dix-huit jours. Pour le *trachôme*, la sécrétion était très vite tarie, aussi bien que par le nitrate d'argent.

Dans les ulcères cornéens, quelquefois la guérison était obtenue par une seule insufflation et le pansement occlusif, tandis que dans d'autres cas, il s'ensuivait une infiltration totale de la cornée. *Il y a donc certains malades qui ne supportent pas l'itrol.*

Un produit du même genre, l'**Actol** ou *lactate d'argent*, a été également recommandé par CRÉDÉ, à Berlin, en 1896, au *2° Congrès allemand de chirurgie*. C'est un sel soluble dans l'eau et les liquides albumineux dans la proportion de 1/25. Sa puissance antiseptique est très grande ; une solution aqueuse de ce sel tuerait en cinq minutes tous les microbes pathogènes et une solution de 1,80.000 entraverait complètement le développement des bactéries; les essais faits avec ce sel en thérapeutique oculaire ne sont pas encore assez avancés pour qu'il soit permis de se prononcer à ce sujet, et je ne connais pas de travaux sur l'actol en ophtalmologie, jusqu'à ce jour. Tout récemment, pourtant, MERGL a trouvé que l'actol était d'une application beaucoup plus douloureuse que l'itrol.

DIXIÈME LEÇON

SOMMAIRE

Le protargol est le plus pratique des sels d'argent. — Non précipité par les secrétions oculaires, il allie son pouvoir pénétrant aux propriétés bactéricides des plus puissantes. — Ce sont là de réels avantages sur le nitrate d'argent qu'il peut remplacer dans presque toutes ses applications. — Il peut être facilement employé par les malades eux-mêmes. — C'est le moins caustique et le moins douloureux des sels d'argent. — Il peut donc être appliqué plus généreusement et plus fréquemment que le nitrate d'argent. — L'argyrose peut être prévenue par des lavages au sublimé. — Savonnage des cils au protargol. — Insufflations de protargol. — Formules. — Essai de classification scientifique des conjonctivites.

Enfin, nous arrivons au **Protargol**, qui paraît être le sel d'argent qui réunit le plus grand nombre de qualités et le moins d'inconvénients.

Neisser, professeur de dermatologie à Breslau, sous la direction duquel ont été faits les intéressants travaux de Schaeffer sur les propriétés de l'argentamine dont nous avons parlé plus haut, *n'hésite pas à considérer le protargol comme beaucoup plus actif et plus efficace que tous les autres sels d'argent dont nous venons de nous occuper.*

C'est une combinaison de protéine et d'argent, qui se présente sous l'aspect d'une poudre fine, jaunâtre, facilement soluble dans l'eau froide. Les solutions, ainsi obtenues, sont de couleur jaune, mais parfaitement claires, ne donnant aucun précipité par l'addition des alcalins, des sulfures, des albumines, etc.

Ces qualités sont justement celles qui ont la plus grande importance, quand il s'agit de traiter des affections oculaires. Cet agent paraît donc appelé à rendre des services signalés en ophtalmologie.

Si le protargol n'est précipité, ni par le chlorure de sodium, ni par les albuminoïdes, il doit avoir *un pouvoir pénétrant bien plus puissant encore que l'argentamine ;* et, comme il ne précipite pas non plus la cocaïne à 2 ou 3 p. 100, il peut entrer dans des combinaisons fort heureuses avec ce produit. Le pouvoir antiseptique du protargol serait, au dire de Neisser, supérieur à celui des autres sels d'argent, mais il ne donne aucun chiffre à ce sujet.

Le protargol contient 8,35 p. 100 d'argent.

L'argentamine contient 6,35 p. 100 d'argent.

L'argonine en contient 4 p. 100.

Mais la caractéristique du protargol est que la douleur ou l'irritation produites par son application sont presque nulles, en tous cas très supportables.

Voici, du reste, en quels termes s'exprime Neisser en terminant son étude sur le protargol dans la blennorrhagie : « Si je résume les observations de la clinique, de la policlinique et de ma clientèle particulière, je dois faire remarquer d'abord que jamais, par aucun traitement, je n'ai obtenu des résultats aussi bons, aussi rapides et aussi sûrs qu'avec le protargol. Dans la pratique, toutes les brillantes espérances qu'on pouvait entrevoir théoriquement ont été pleinement réalisées, et je ne doute pas que les expériences ultérieures ne confirment ces premières et éclatantes guérisons. »

Ayant lu avec le plus grand intérêt, dans le *Dermato logischer Centralblatt*, l'article de Neisser, je me

THÉRAPIE OCULAIRE *Il n'est pas précipité par les sécrétions oculaires.*

procurai aussitôt du protargol et le mis à l'épreuve pour comparer ses effets à ceux de l'argentamine, dont j'étais déjà si satisfait.

Je fis d'abord une solution à 5 p. 100 et j'obtins ainsi un liquide d'un brun clair, comme de la bière, avec une légère opalescence, mais absolument transparent et sans aucun flocon, ni dépôt. Cette solution paraît se conserver très bien, sans la moindre altération; si on la tient à l'abri de la lumière, comme on doit le faire pour toutes les préparations argentiques ; faute de cette précaution, les solution de protargol deviennent plus foncées et un peu moins actives.

J'essayai d'en appliquer d'abord sur la conjonctive *préalablement cocaïnisée.*

La malade n'éprouva pas la moindre sensation douloureuse pendant l'application, ni après; même une demi-heure plus tard, aucune réaction n'était appréciable : ni précipité, ni rougeur de la conjonctive. Je pratiquai ensuite ces attouchements, sans instillations de cocaïne, les malades accusèrent une douleur à peine plus marquée qu'après l'instillation d'un collyre quelconque.

Mes premières tentatives thérapeutiques portèrent sur des malades atteints de conjonctivite catarrhale simple. Dans le premier cas, il s'agissait d'une inflammation conjonctivale assez intense.

Pendant trois jours, je pratiquai un attouchement chaque fois avec la solution de protargol 5 p. 100. La guérison fut complète et radicale ; et la malade, d'une sensibilité extrême, put, après chaque cautérisation, vaquer à ses affaires sans la moindre gêne. Quant à la douleur produite par le protargol, elle était, dit la malade, à peine plus vive que celle produite par la cocaïne.

Encouragé par ce premier fait, j'employai comparativement le protargol et l'argentamine, soit en traitant un œil avec chaque produit, soit en alternant les deux médications. Je ne pus voir aucune différence appréciable entre ces deux moyens de traitement en ce qui concerne la rapidité de la guérison.

Le **Protargol** paraît donc agir aussi efficacement et aussi rapidement que l'argentamine, *et il possède sur ce dernier agent cette supériorité, qu'il est presque indolore et qu'il est d'une conservation parfaite* (à l'abri de la lumière).

Dans mon premier travail sur le Protargol (1) je concluais : *le* **Protargol**, *par ses propriétés pénétrantes très marquées, par son action antiseptique, aussi et même plus énergique que celle du nitrate d'argent et que celle de l'argentamine, et surtout à cause de son innocuité parfaite et du peu d'irritation qu'il produit au contact de la conjonctive et de la cornée, mérite d'être essayé méthodiquement, en ophtalmologie, dans toutes les conjonctivites contre lesquelles on employait autrefois le nitrate d'argent.*

DE GRÆFE, qui a si bien établi les règles de l'application du nitrate d'argent, reconnaît lui-même que c'est chose bien difficile que de trouver la dose exacte qui convient à chaque cas, quand on a affaire à *un agent aussi puissant, qui peut faire autant de mal que de bien, s'il n'est adroitement employé* ; il faut également savoir quand les cautérisations doivent être répétées ; car il ne faut les faire ni trop, ni pas assez souvent ; et toutes les parties de la conjonctive doivent avoir

____

(1) *La Clinique Ophtalmologique*, 10 janvier 1898.

 Il a des avantages illimités sur le nitrate d'argent.

subi le contact du caustique. En un mot, l'emploi du nitrate d'argent est si délicat, qu'il était vraiment désirable de trouver un nouveau produit, d'une application plus facile et moins dangereuse ; nous avons dans le protargol un médicament de confiance qui, sans détruire la muqueuse, l'imbibe, la pénètre, enraye le développement des microrganismes et probablement même les détruit dans la profondeur des tissus, ce que ne pouvait pas faire le nitrate d'argent qui détruisait l'épithélium superficiel sans pénétrer plus profondément.

Pour donner la preuve expérimentale de cette action bactéricide profonde du protargol, il faudra encore beaucoup de temps, mais les innombrables observations cliniques nous montrent l'évidence de cette action sur les tissus vivants et c'est là, plus qu'il n'en faut pour le clinicien. *L'action du nitrate d'argent est caustique et superficielle, elle détruit la muqueuse, en même temps que les microbes; le protargol, au contraire, a une action bactéricide profonde sans être caustique, il a donc des avantages illimités sur le nitrate d'argent.*

Mode d'emploi du protargol. — Depuis le travail sus-mentionné (1), *qui est le premier qui ait été publié sur les effets du protargol en thérapeutique oculaire,* nombre de mémoires ont paru sur le même sujet, confirmant, presque tous, les brillants résultats que j'avais annoncés. Seuls, quelques rares auteurs, non encore suffisamment familiarisés avec le maniement de ce nouveau topique, ont relaté quelques insuccès, dus

(1) *La Clinique Ophtalmologique,* 10 janvier 1898.

Dʳ A. DARIÉR	*Il peut remplacer le nitrate dans presque toutes ses applications.*

à l'emploi, le plus souvent, de doses insuffisantes ou à des applications non assez fréquemment répétées (1).

Il ne faut pas oublier en effet que, *autant on doit être prudent dans l'application du nitrate d'argent, autant on peut être téméraire dans l'emploi du protargol, qui a une action moins caustique, moins douloureuse, mais aussi de plus courte durée.* Le protargol ne contient que 8,3 %, d'argent, tandis que le nitrate en contient 65 p. 100. Les solutions employées pour les cautérisations devront donc être beaucoup plus fortes, pour le premier de ces sels ; et, dans l'intervalle des cautérisations, des instillations fréquentes seront pratiquées, par le malade ou par son entourage, pour prolonger l'action antiseptique et astringente du protargol.

Je crois pouvoir affirmer aujourd'hui sans crainte d'être contredit, par quiconque aura employé le protargol, suivant les principes ci-après, que, dans presque toutes ses applications, le nitrate d'argent peut être remplacé avantageusement par le protargol.

Le protargol, soluble en toutes proportions dans l'eau, doit être, comme toutes les solutions argentiques, tenu à l'abri de la lumière, faute de quoi les solutions deviennent plus foncées, plus épaisses et moins actives.

Il faut donc n'en préparer que de petites quantités à la fois, quitte à les renouveler plus souvent.

Pour les instillations, la formule suivante peut être recommandée dans la majorité des cas.

---

(1) On trouvera dans la collection de La *Clinique Ophtalmologique*, 1898-1899 et 1900 l'analyse de tous les travaux publiés pour ou contre le protargol.

THÉRAPIE OCULAIRE

Le protargol est applicable par les malades eux-mêmes.

Protargol... 0,50
Eau distillée................. 10 grammes

(laisser fondre spontanément et à froid dans un flacon jaune ou bleu) (1).

D. S. Quelques gouttes en instillations trois ou quatre fois par jour (et plus souvent même, s'il le faut).

Ces instillations peuvent être faites par les malades eux-mêmes ou par leur entourage. Elles suffisent souvent à elles seules pour amener la guérison de bien des conjonctivites légères ; car, à l'encontre de ce qui arrive pour le nitrate d'argent qui, aussitôt instillé dans le sac conjonctival, est décomposé par les larmes et la muqueuse elle-même, le protargol, non précipité, se mêle intimement aux liquides oculaires et pénètre jusqu'au fond des culs-de-sac, s'infiltrant même peut-être jusque dans la profondeur de l'épithélium.

Ces instillations doivent, en tous cas, toujours être prescrites au malade, même quand des cautérisations sont pratiquées deux fois par jour par le médecin, et *elles doivent être d'autant plus fréquentes que le mal sera plus grave; on doit aller jusqu'à une instillation toutes les demi-heures dans les cas d'ophtalmie purulente.*

Les instillations du collyre 5 p. 100 doivent être prescrites à domicile, en plus des soins habituels de propreté, toutes les fois que la conjonctivite présente une certaine intensité. Mais il faut bien avertir les malades qu'ils ne doivent pas en continuer l'usage trop longtemps, sous

---

(1) Il faut bien se garder de faire la dissolution à chaud ou de triturer la poudre dans un mortier, la dissolution se fait ainsi moins bien et moins complètement.

peine de voir leurs conjonctives prendre une couleur
brune, souvent très difficile à faire disparaître (argyrose).

Pour les cautérisations au pinceau, on pourra se servir,
dans presque tous les cas, en pratiquant un badigeonnage plus ou moins généreux, de la solution suivante :

> Protargol................ 5 grammes
> Eau distillée............ 10 —

(laisser fondre spontanément, comme ci-dessus).

Les cautérisations au pinceau doivent porter non seulement sur les conjonctives ectropionnées, mais aussi sur
les bords palpébraux ; on obtient ainsi, en frottant énergiquement et rapidement avec le pinceau imbibé de protargol, une sorte de *savonnage des cils et du bord
des paupières* qui rend les plus grands services,
surtout quand la conjonctivite s'accompagne, comme
cela arrive si souvent, de blépharite. De petites compresses au protargol appliquées pendant la *nuit* sont
très utiles.

Dans nombre de *blépharites* et de *blépharo-conjonctivites*, j'ai obtenu par ce moyen des guérisons rapides et durables ; dans ces cas, il ne faut pas craindre de
*frotter assez énergiquement et pendant quel-
ques minutes* les paupières avec le pinceau, comme on
le ferait pour savonner une barbe avant de la raser ; le
protargol (composition albumineuse, protéinate d'argent),
mousse alors comme du savon et imbibe, pénètre les cils
jusqu'à leur racine, détruisant les germes infectieux.

Les *insufflations de poudre de protargol*, que je
recommande plus particulièrement dans le trachome, doivent être pratiquées, avec un de ces instruments dont on
se sert habituellement pour les insufflations d'iodoforme,

THÉRAPIE OCULAIRE *Ses indications cliniques sont des plus variées.*

mais il faut avoir soin de s'assurer que la poudre en sort aussi fine qu'une fumée.

Les paupières ectropionnées, on insuffle le protargol de manière à imprégner toute la surface conjonctivale, puis on laisse les yeux se refermer et l'on pratique pendant une ou deux minutes un massage rotatoire du globe oculaire, de façon à bien faire pénétrer le protargol, (qui se dissout immédiatement), dans tous les recoins du sac conjonctival. Ce massage a une très grande importance, il assouplit les paupières indurées ou œdématiées, active la fonte des pseudo-membranes, quand elles existent, facilite la résorption du chémosis et provoque une exsudation abondante de larmes et de sérosité qui déterge la surface oculaire, et entraîne l'excès de caustique.

Ces *insufflations suivies de massage* peuvent, à la rigueur, remplacer les cautérisations au pinceau, même dans les formes légères de conjonctivite, voire même dans les blépharites, si l'on a soin, dans ces derniers cas, d'humecter d'abord le bord ciliaire au moyen d'un pinceau mouillé, avec lequel on pourra, comme ci-dessus, pratiquer un badigeonnage plus ou moins énergique ; à la rigueur, le massage digital du bord des paupières pourrait parfaitement remplacer le savonnage au pinceau, mais il faut avoir un très bon insufflateur qui ne projette qu'un très léger nuage de poudre, sans quoi on pourrait provoquer des cautérisations trop profondes.

Il est un cas où les solutions à 5, 10 et 20 p. 100 sont indispensables, c'est dans la *dacryocystite*; et ce ne sera pas un des plus minces mérites du protargol que d'avoir montré que bien des *suppurations du canal lacrymal* peuvent être guéries, sans qu'il soit nécessaire de pratiquer l'extirpation du sac.

Les injections de protargol, faites avec la seringue d'A-

*Avantages et inconvénients intrinsèques
du protargol.*

nel, tous les jours d'abord, puis tous les deux, trois ou
quatre jours ensuite, viennent, souvent, à bout des suppurations les plus anciennes ; et je crois' pouvoir dire que
si ce moyen, bien appliqué et combiné à l'usage des sondes
à demeure de Vulpius, ne réussit pas, on ne trouvera
plus guère de chance de guérison que dans la destruction
du sac lacrymal.

Avantages et inconvénients du protargol. —
La supériorité du protargol est si incontestable qu'on
se demande pourquoi elle n'est pas encore universelle-
ment reconnue.

C'est que rien n'est difficile à déraciner comme l'habitude, comme la routine. Pour faire pénétrer une vérité
dans les masses, il faut d'abord en bien imprégner les
nouvelles générations. *C'est par vous, Messieurs, par la
jeunesse, que doivent triompher les idées nouvelles que
vous aurez reconnues bonnes et vraies !*

Le praticien, habitué depuis de longues années au
maniement du nitrate d'argent, renoncera bien difficilement à l'aide d'un ami si sûr et si fidèle.

D'un autre côté, ceux qui essaieront, sans conviction,
une médication nouvelle quelconque en retireront rarement un bénéfice marqué, à moins que les circonstances ne s'y prêtent d'elle-mêmes. Il est, nous l'avons vu, des
hasards favorables, en clinique comme en expérimentation.

En thérapeutique appliquée, vous le savez, le scepticisme n'est plus de saison, c'est la foi, c'est la volonté,
qui fait faire les belles guérisons, c'est la conviction qui
se communique souvent du médecin au malade, agissant
autant sur le moral que sur le physique, qui constitue un
des principaux facteurs du succès des cures.

Ah ! je ne parle plus ici d'expérimentation thérapeuti-

THÉRAPIE OCULAIRE

La routine reste son seul ennemi.

que, où, au contraire, le scepticisme le plus absolu doit présider à l'observation scientifique des résultats obtenus.

Combien de fois ne voyons-nous pas des ophtalmies purulentes, soignées pourtant par le nitrate d'argent, avoir une issue fatale, entre les mains de praticiens qui, manquant de confiance ou de volonté, se laissent déborder par les circonstances défavorables ! Il en sera de même pour ceux qui emploieront le protargol sans plus de conviction, ou avec de mauvaises solutions.

Et puis, il est un fait bien connu, c'est que les expériences, dites de contrôle, faites par ceux qui critiquent une méthode, donnent toujours à ceux qui les entreprennent des résultats négatifs. Ne vous en ai-je pas donné la preuve à mes dépens, quand je vous ai raconté que mes premiers essais avec la Dionine avaient été plutôt négatifs ! *Quantum mutatus ab illo !*

En entrant dans le détail du traitement des différentes formes de conjonctivites, nous trouverons encore l'occasion de démontrer la supériorité du Protargol. Voyons ici quels sont ses inconvénients et ses avantages intrinsèques.

1° Ses solutions sont faciles à obtenir et ne nécessitent aucun appareil, il suffit de mettre dans un flacon contenant de l'eau distillée la quantité voulue de protargol, la solution se fait spontanément en quelques heures.

2° Ces solutions tenues à l'abri de la lumière se conservent très bien.

3° Même en solutions à 33 %, le protargol est moins irritant que le nitrate d'argent à 2 %.

4° En solutions légères à 2 ou 5 %, le protargol peut sans inconvénient être instillé toutes les demi-heures, si c'est nécessaire, sans qu'il en résulte le moindre inconvénient.

Ces instillations peuvent même, dans bien des cas, remplacer les cautérisations faites par le médecin, puisque nous savons que grâce à son pouvoir pénétrant le protargol s'insinue dans le fond des culs-de-sac et peut-être dans la profondeur même de la muqueuse.

On a cru à un moment que le protargol ne provoquait pas l'argyrose comme le nitrate ; ce n'est là qu'une affaire de doses comparatives.

Un moyen bien simple de prévenir l'argyrose est de faire suivre le protargolage, dont nous avons parlé plus haut, d'un lavage au sublimé ou au Cn IIg à 1 ‰. C'est un procédé à la fois simple et pratique, augmentant encore l'action du protargol, tout en diminuant ses inconvénients.

Le protargol tacherait un peu moins le linge ; mais cela tient en partie à ce que la couleur même des solutions fait voir les taches au moment où elles sont faites et alors on peut les empêcher de marquer en les mouillant avec une solution de sublimé ou mieux d'iodure de potassium. Les taches de solutions de nitrate d'argent ne se montrant au contraire qu'au bout de plusieurs heures, il est souvent trop tard pour les faire disparaître.

CLASSIFICATION DES CONJONCTIVITES. — Les affections sécrétantes de la conjonctive paraissent si banales au clinicien, un tant soit peu expérimenté, qu'il peut sembler difficile d'en faire le sujet d'une étude contenant quelques données nouvelles ou intéressantes.

Le plus souvent la cause des conjonctivites est la présence d'éléments infectieux, assez bien connus aujourd'hui.

Presque toujours, à l'état normal, on trouve, sur la sur-

THÉRAPIE OCULAIRE

Classification des conjonctivites d'après leur étiologie.

face conjonctivale, nombre de microorganismes, qui heureusement, ne produisent aucun dommage, tant que la sécrétion lacrymale se fait normalement. Les larmes, en effet, ont un pouvoir antiseptique évident. Mais, que survienne, pour une raison quelconque, un arrêt ou une modification de cette sécrétion, sous l'influence du froid, par exemple, il pourra se produire alors une pullulation subite des hôtes infectieux de la conjonctive.

N'est-ce pas là une manière, à la fois simple et logique, d'expliquer le « coup d'air » populaire, que nous savons être dû, le plus souvent, à une infection banale ?

Mais à côté de ces infections sur place, nous avons toute la série des conjonctivites par contamination que nous pouvons, pour la plupart, diagnostiquer et classer d'après leurs agents infectieux.

La thérapeutique, par pur empirisme, en est même arrivée à trouver un topique pour ainsi dire spécifique pour chaque conjonctivite. Et, cependant, quelle obscurité règne encore dans la classification de toute cette catégorie de maladies oculaires !

Un premier rayon de lumière a été jeté par Neisser, quand il a découvert le gonocoque. On put, dès ce moment, admettre, comme tout à fait spéciale, la grande catégorie des *ophtalmies purulentes*, ou des *conjonctivites à gonocoques ou de* Neisser.

On a bien relaté dans ces derniers temps quelques cas d'ophtalmies purulentes, causées par d'autres organismes (pseudo-gonocoques, colibacilles, bacilles de Weeks, pneumocoques, etc...), mais on peut considérer ces faits en somme rares, comme des exceptions ; et même on pourrait dire que ces conjonctivites, tout en étant purulentes, ne le sont pas, par l'essence même de leur infection, mais par une réaction individuelle particulière. Ne savons-nous pas, en effet, que tel individu, lymphatique ou scrofuleux, réagira avec une violence extrême à l'infection la plus légère.

Pendant bien des années, on ne connut d'une façon bien exacte et scientifique que cette seule forme de conjonctivite à gonocoques de Neisser, tandis que toutes les autres étaient dénommées : catarrhales aiguës ou chroniques.

Il y a quelques années, en 1883, Weeks (1) décrivit cliniquement et expérimentalement une forme particulière de *conjonctivite aiguë contagieuse*, caractérisée et causée par la présence d'un bacille spécifique, déjà entrevu par Koch dans la conjonctivite saisonnière d'Egypte ; on pourrait l'appeler *conjonctivite de* Weeks.

Tout récemment, enfin, une troisième entité morbide a été découverte par MM. Morax (2) et Axenfeld, c'est la *conjonctivite subaiguë à diplobacilles*, anciennement dénommée : conjonctivite angulaire.

Une 4ᵉ classe, bien déterminée aussi, serait celle des *conjonctivites diphtéritiques* causées par le bacille de Loeffler pur, ou associé à d'autres microorganismes. Le pneumocoque et le bacille de Weeks peuvent chez les scrofuleux produire des fausses membranes, mais sans gravité, si elles ne sont pas traitées intempestivement.

Quant à la *conjonctivite granuleuse*, certainement aussi d'origine infectieuse, nous n'en connaissons pas encore l'agent pathogène, mais elle n'en constitue pas moins une entité morbide des mieux caractérisées.

----

(1) *Archives d'ophtalmologie*, 1886.

(2) *Annales de l'Institut Pasteur*, juin 1896 ; et *Société d'ophtalmologie de Paris*, 1897.

THÉRAPIE OCULAIRE

Conjonctivite à pneumocoques et à bacilles de Loeffler.

La *conjonctivite à pneumocoques* se montre par épidémies assez rares, en général bénignes ; elle est souvent monoculaire, elle aurait une symptomatologie assez semblable à celle de la conjonctivite de WEEKS. Elle prend quelquefois, suivant les épidémies, toutes les apparences de la conjonctivite purulente la plus violente ; mais, du 3e au 6e jour, le diagnostic s'impose, par l'amélioration subite de tous les symptômes ; c'est avec des cas de ce genre que l'on obtient de si beaux succès, par les médications les plus anodines. Aussi, ne saurions-nous trop le répéter : on ne peut vanter un traitement contre l'ophtalmie purulente que si l'on apporte, à l'appui de son diagnostic, des examens bactériologiques concluants.

Les *streptocoques* se rencontrent surtout dans les dacryocystites et dans la blépharo-conjonctivite lacrymale ; ils se surajoutent quelquefois à d'autres infections et donnent souvent à la conjonctivite pseudo-membraneuse une gravité toute particulière.

Certes, il nous reste bien des formes de conjonctivites dont l'étiologie nous échappe encore. La conjonctivite phlycténulaire, dont le déterminisme n'est pas encore bien établi, est souvent provoquée par le staphylocoque, quelquefois par le bacille de WEEKS et d'autres encore.

Existe-t-il, en outre de ces affections conjonctivales microbiennes, des conjonctivites catarrhales pures, dues à un état pathologique spécial de la muqueuse conjonctivale ? Le froid ou les irritations mécaniques seraient-ils capables de provoquer des conjonctivites ? Il est difficile de se prononcer à ce sujet ; ce qui est certain, c'est que certains individus, les lymphatiques en particulier, présentent une susceptibilité, une irritabilité, une vulnérabilité toutes spéciales de la muqueuse conjonctivale, qui en font un terrain favorable pour toutes les infections.

On le voit donc, nous ne sommes plus loin du jour où

Dr A. DARIER

*Importance de l'examen bactériologique
pour le diagnostic.*

l'accord sera fait, enfin, sur une classification scientifique des conjonctivites. Elle exigera de la part du clinicien une certaine connaissance des travaux de laboratoire, connaissance au fond bien facile à acquérir, car en somme, au point de vue clinique, il s'agit le plus souvent de savoir étaler sur une lamelle une goutte de pus, que l'on fixe par la chaleur et que l'on colore avec une goutte de solution diluée de fuchsine ou toute autre matière colorante. Cette première coloration a l'avantage d'être bien prise par le gonocoque, par le bacille de WEEKS et par le diplobacille de MORAX, qui sont, en somme, les trois éléments les plus fréquents, dans les conjonctivites courantes et dont la présence implique, chaque fois, un pronostic tout particulier.

Certes, un clinicien expérimenté reconnaîtra presque toujours une ophtalmo-blennorrhée sans avoir vu le gonocoque, mais il sera dans l'impossibilité d'apporter une preuve scientifique à l'appui de son diagnostic.

Dans tout essai thérapeutique, sur les affections conjonctivales, il est donc de première nécessité d'établir un diagnostic microscopique, bactériologique. Et le jour viendra peut-être même où nous trouverons pour l'ophtalmie gonococcique et la conjonctivite granuleuse un sérum antitoxique, comme ROUX et BEHRING nous en ont donné un pour la conjonctivite diphtéritique ; en attendant, nous devons nous efforcer de trouver des topiques dont l'action bactéricide soit le plus énergique possible et qui ne provoquent qu'un minimum de réaction inflammatoire ou douloureuse.

ONZIÈME LEÇON

SOMMAIRE

Classification scientifique des conjonctivites. —Traitement des conjonctivites d'après leurs formes cliniques.— Conjonctivites simples.—Seule l'infection diphtéritique relève d'un traitement spécifique. — Traitement de l'ophtalmie purulente ; importance respective de l'agent infectieux et du terrain sur l'efficacité des traitements. — La dionine nous aide à reconnaître les sujets lymphatiques. — Le protargol bien appliqué a le grand avantage de ne jamais nuire. — Son application doit être fréquemment répétée. — Quand son action n'est pas assez énergique, on peut toujours avoir recours au nitrate d'argent ou mieux à l'ichtargan. — Prophylaxie de l'ophtalmie purulente par le savonnage au protargol du bord des paupières, des cils et des sourcils.—Traitement des conjonctivites chroniques et des blépharites.

Nous venons de passer longuement en revue les différents modificateurs des sécrétions oculaires, en étudiant plus particulièrement les divers sels d'argent, appelés à remplacer le nitrate dans la plupart de ses applications.

Nous avons essayé, aussi, de poser les bases d'une classification scientifique, bactériologique, des conjonctivites : nous abordons aujourd'hui le :

Traitement des conjonctivites. — Au point de vue thérapeutique, la découverte des différentes infections bactériennes n'a pas encore donné des indications assez précises, pour imposer un traitement approprié à la classification bactériologique que nous venons d'exposer.

La symptomatologie clinique reste encore notre principal guide thérapeutique. Seule, la conjonctivite diphtéritique est justiciable d'un traitement spécifique par le sérum antitoxique de Roux et Behring.

Les conditions cliniques des conjonctivites sont si variables que je désire vous donner quelques menus détails puisés à mon expérience personnelle.

Dans la conjonctivite simple, *conjonctivite catarrhale, conjonctivite aiguë contagieuse*, qui peut présenter la même symptomatologie clinique, qu'elle soit causée par le bacille de Weeks, par le pneumocoque, ou tout autre microrganisme banal, le traitement sera le même, il variera seulement suivant l'intensité des phénomènes réactionnels et suivant les conditions individuelles de chaque sujet.

En principe, il faut peu se fier aux malades pour l'application des traitements topiques ; s'ils sont très sensibles, ils reculent devant les instillations du collyre que vous leur prescrivez ; au cas contraire, ils en abusent.

Aussi, toutes les fois que le client pourra se présenter régulièrement à votre consultation, faites vous-mêmes vos applications médicamenteuses.

Pour les formes très légères de conjonctivites, un ou deux *protargolages ou savonnages au protargol* indiqués plus haut amèneront une guérison complète en deux ou trois jours. Dans ces cas, il n'est même pas nécessaire de chercher à faire pénétrer la solution forte de protargol dans l'œil ; le brossage, le savonnage au pinceau du bord externe des paupières et des cils amène une imbibition suffisante, pour que le peu de protargol qui pénètre entre les paupières amène une aseptisation rapide de la surface conjonctivale.

<table><tr><td># THÉRAPIE OCULAIRE</td><td>*Prompte guérison des conjonctivités simples par le protargol.*</td></tr></table>

J'ai été, bien souvent, surpris moi-même de l'action remarquable de cette simple application externe du protargol, les premières fois que je l'ai pratiquée pour ménager la sensibilité de certains sujets timorés.

Si la conjonctivite est plus intense, vous pratiquerez les protargolages au pinceau sur la conjonctive en même temps que vous prescrirez à domicile des instillations à 5 °/₀ deux ou trois fois par jour.

En quelques jours vous aurez obtenu une guérison complète, si le traitement a été régulièrement conduit et par vous, et par votre malade.

Cesser trop tôt les cautérisations où les espacer trop, avant la complète guérison, expose à des rechutes qui peuvent faire passer la conjonctivite à l'état chronique.

Un emploi trop prolongé du protargol entraîne l'accoutumance, qui indique alors les alternances médicamenteuses dont nous parlerons plus loin.

Nous arrivons maintenant à l'étude des *conjonctivites purulentes*. Cliniquement, il est certain que bien des conjonctivites aiguës violentes, dues soit au bacille *de* WEECKS, soit au *pneumocoque*, peuvent être considérées, à leur début surtout, comme des conjonctivites purulentes ; mais au bout de quelques jours, l'évolution même des poussées morbides, nous impose le vrai diagnostic.

Au début donc d'une conjonctivite aiguë, intense, si l'examen microscopique n'a pas été fait, je vous recommande de vous contenter, le premier jour, d'instillations de collyre au protargol à 5 °/₀, instillations que vous prescrirez d'autant plus fréquentes, que les phénomènes inflammatoires seront plus violents. Dans l'intervalle, vous ferez faire de fréquents lavages, soit à l'eau boriquée, soit au *permanganate de chaux* à 1/3000. Cette dernière solution a une action manifeste sur la suppuration ; mais je ne saurais recommander les grandes irrigations avec un instrument quelconque. Une ou deux fois par jour, vous devrez en outre faire un protargolage au pinceau qui nettoie et aseptise si bien les bords palpébraux tout en laissant pénétrer un peu de protargol entre les paupières.

Par ces moyens, si vous avez affaire à une conjonctivite de WEECKS, ou à une conjonctivite à pneumocoques, vous aurez une amélioration très rapide, et en 5 ou 6 jours une guérison à peu près complète.

Je vous ai déjà dit ce que je pensais des classifications des conjonctivites. Les exceptions confirmant la règle, on doit admettre que la vraie ophtalmie purulente est due au *gonocoque* et, pour se rendre compte de l'efficacité d'une médication, il faut s'efforcer de ne faire porter ses expériences thérapeutiques que sur la *conjonctivite gonococcique.*

Le Protargol a fait ses preuves, aussi bien in vitro que cliniquement. C'est le topique de choix, *mais il faut savoir s'en servir.* Il faut aussi connaître le terrain sur lequel évolue l'infection gonococcique.

Tel, qui affirme n'avoir jamais eu de mécompte, avec tel ou tel prétendu spécifique, ne manquera pas d'être surpris un jour, par une de ces formes foudroyantes qui entraînent en quelques jours des ulcérations cornéennes plus ou moins étendues, laissant après elles des leucomes épais, quand ce ne sont pas des perforations et des atrophies du globe, etc.

Que faire, en effet, dans ces cas, graves entre tous, où un

THÉRAPIE OCULAIRE

Influence respective de la virulence et du terrain.

bébé chétif, malingre, né avant terme, vient au monde avec une ophtalmoblennorrhée des plus virulentes ? L'enfant est si petit, les paupières si tuméfiées, qu'il est presque impossible de les retourner ou même de les ouvrir. Souvent, dans ces cas, les cautérisations au nitrate d'argent à 2 0/0 amènent une réaction si violente qu'elles sont suivies d'un chémosis énorme et de formations pseudomembraneuses qui ne font qu'aggraver la situation.

Dans ces cas, la lutte est des plus difficiles. Il s'agit de tirer le meilleur parti possible de tout notre arsenal thérapeutique, en n'oubliant pas que notre premier devoir est de nous garder soigneusement de faire rien qui puisse nuire. L'état général et la nutrition auront besoin de toute la sollicitude du médecin ou de l'accoucheur.

L'oculiste aura, dès l'abord, toute son attention portée sur une asepsie et une antisepsie des plus rigoureuses ; des lotions fréquentes devront être pratiquées, le liquide importe peu, *mais surtout pas de glace* (tous les sujets chétifs, lymphatiques, scrofuleux, à circulation paresseuse, supportent très mal le froid, c'est là un fait bien connu du public ; et pas assez du médecin).

Il faudra, dans ces cas, pratiquer les cautérisations avec la plus grande prudence, car la nutrition de la cornée étant déjà très défectueuse (kératomalacie), le moindre traumatisme ou une cautérisation trop violente provoqueront ou faciliteront la production d'une ulcération cornéenne qui pourra avoir les conséquences les plus funestes.

Je le reconnais, dans de telles conditions, la conduite du praticien est des plus délicates : s'il agit avec trop d'énergie, il risque de nuire ; s'il n'en déploie pas assez, c'est le mal lui-même qui fera des progrès tels, qu'il ne lui sera plus facile d'en devenir maître.

Par les instillations fréquemment répétées de Protargol, on ne peut faire du mal ; elles accoutument la muqueuse aux cautérisations qui seront ensuite mieux supportées. Vous aurez aussi habitué l'entourage du malade aux soins délicats qui doivent être donnés.

Vous le savez, du reste, toute une école recommande de ne pas pratiquer les cautérisations pendant la période du début de l'ophtalmie purulente, surtout quand les phénomènes inflammatoires sont très violents. Je ne suis pas de cet avis, mais je reconnais que bien souvent il vaut mieux commencer le traitement par des instillations fréquentes de Protargol à 5 %, avec protargolage 2 fois par jour, sans retourner les paupières, que d'en venir de suite à des cautérisations mal supportées.

Ce qu'il faut surtout, *c'est ouvrir les yeux toutes les demi-heures pour en faire sortir le pus*, en y aidant au moyen d'un tampon d'ouate imbibé de solution d'acide borique ou de permanganate ; il faut aussi éviter soigneusement tous les instruments élévateurs, seringues, irrigateurs, etc., pouvant provoquer un traumatisme.

L'œil une fois bien nettoyé, instiller entre les paupières une goutte ou deux de Protargol à 5 0/0.

En répétant ces lavages et ces instillations toutes les demi-heures régulièrement, vous entraverez sûrement l'évolution du processus morbide, vous l'arrêterez peut-être, mais en tous cas vous serez certain de n'avoir pas nui à votre patient ; et puis, vous aurez gagné du temps, le petit malade aura pris des forces, il se sera accoutumé aux attouchements ; des cautérisations plus énergiques pourront alors être appliquées, voire même avec du nitrate d'argent s'il y a urgence.

Exciter, encourager l'enfant à ouvrir spontanément les yeux est chose très importante et quand ce résultat, si

THÉRAPIE OCULAIRE *Ouvrir et laver les yeux très souvent.*

simple en apparence, est obtenu, on est bien près de la guérison, car les suppurations oculaires n'aiment pas la lumière et l'air. C'est une mauvaise pratique que d'appliquer des pansements dans les conjonctivites quand il n'y a pas d'altérations cornéennes. (En ce moment d'intéressantes expériences sont faites en Russie sur l'action de la lumière solaire, dans les affections suppurantes de l'œil.) Une fois que les paupières ont repris leur souplesse, les cautérisations pourront porter sur les conjonctives ectropionnées ; et si alors le Protargol ne tarit pas assez vite la suppuration, appelez à votre aide soit le nitrate d'argent 2 %, soit l'Ichtargan à 3 %.

Vous le savez, l'accoutumance est un facteur avec lequel il faut compter, en thérapeutique ; et s'il faut savoir être patient et constant dans l'application de certaines médications à longue portée, il faut bien savoir aussi que, le plus souvent, dans les applications des topiques oculaires, il faut varier et graduer les cautérisations. En général, après une amélioration très marquée des premiers jours, il y a un ralentissement de l'action thérapeutique ; les éléments infectieux ou les cellules de nos tissus s'habituent à l'action médicamenteuse ; il faut alors soit augmenter les doses, soit changer le topique, soit modifier le terrain.

Contre l'accoutumance au nitrate d'argent, le Dr BETTREMIEUX a proposé des lotions avec une solution très diluée d'acide nitrique. Une solution concentrée de chlorure de sodium produira le même effet, de même qu'un lavage énergique avec un tampon d'ouate imbibé d'une solution de cyanure d'hydrargyre au millième. Mais il est bien facile aussi de changer de topique ou de varier son mode d'application. Quand l'accoutumance s'est produite pour le Protargol, on peut alors, sans danger, avoir recours au nitrate d'argent, sans dépasser la dose de 2 %. Pour ma part, j'avoue lui préférer un produit dont je suis très satisfait, c'est *l'Ichtargan*, combinaison *d'Ichthyol et d'argent, moins caustique et plus pénétrant que le nitrate*, il tient le milieu entre le Protargol et le nitrate d'argent. C'est à une solution d'Ichtargan à 3 % que j'ai recours quand le Protargol a épuisé son effet.

Mais, le plus souvent, le Protargol bien appliqué amène une guérison si rapide qu'il est rarement besoin d'avoir recours aux alternances médicamenteuses.

Ce n'est pas seulement dans les cas graves dont nous venons de parler que le Protargol rend les plus grands services. Il n'est pas rare d'observer, chez des enfants beaux et forts en apparence, des conjonctivites débutant avec des symptômes alarmants, qui, au fond, ne sont que des affections bénignes, écloses sur un terrain strumeux. L'examen microscopique est très important en pareille occurence ; car si vous ne trouvez pas de gonocoques, il faut bien vous garder d'avoir recours à des cautérisations violentes, qui ne feraient que compliquer et aggraver le mal. Ici encore, il vaudra mieux, dans les premiers jours tout au moins, ne faire que des instillations plus ou moins fréquentes, toutes les heures ou toutes les demi-heures, avec la solution de Protargol à 5 %, et réserver les cautérisations plus fortes pour le moment où les phénomènes phlegmasiques entrent en régression.

Mais, me direz-vous, il n'est pas facile, surtout chez un nouveau-né, de poser, dès l'abord, le diagnostic de strume ou de lymphatisme. — C'est vrai. — Et pourtant je crois qu'aujourd'hui, grâce à la Dionine, qui a, non seulement les précieuses propriétés thérapeutiques dont nous avons eu déjà à nous occuper, nous pouvons porter le diagnos-

THÉRAPIE OCULAIRE

La dionine provoque une exsudation lymphatique salutaire.

tic de lymphatisme même sur un sujet dont on ne connaît pas encore les antécédents.

Chez les lymphatiques (je parle des enfants, car, chez les personnes âgées, l'artério-sclérose et toutes les affections amenant un ralentissement de la circulation amènent le même effet), la dionine exerce sur l'œil l'effet lymphagogue, si curieux, que vous connaissez déjà : la conjonctive et les paupières se tuméfient et il se produit une sécrétion abondante de larmes et de sérosité. Chez les sujets sains, la dionine ne produit qu'une vive rougeur, du larmoiement et à peine un peu d'œdème conjonctival.

Un cas, tout dernièrement, m'a fort intéressé : un bébé de 6 jours, très beau en apparence, m'est amené avec une conjonctivite assez intense. Je le cautérise soigneusement au protargol. Quelques minutes après, les paupières se tuméfient et la conjonctive se recouvre d'un enduit blanchâtre épais, prenant l'aspect d'une fausse membrane. Nous étions en présence d'un de ces enfants, chez lesquels la moindre cautérisation provoque la formation de ces fausses membranes qui impriment à la conjonctivite une gravité toute particulière, surtout quand on s'est servi pour les cautérisations de solutions fortes de nitrate d'argent. J'eus la curiosité, dans ce cas, de faire l'épreuve de la dionine, qui provoqua un gonflement encore plus marqué de la conjonctive et des paupières ; il s'écoula un liquide jaunâtre abondant, mêlé de filaments de fibrine, et bientôt, tout l'exsudat pseudo-membraneux fondit et se détacha de la conjonctive. Le résultat thérapeutique était aussi intéressant que le renseignement diagnostique. Pour moi, l'indication fut précise. Je cessai toute cautérisation, prescrivant seulement des instillations fréquentes de Protargol à 5 %.

En huit jours, la conjonctivite était guérie ; et je suis convaincu que des cautérisations au nitrate d'argent, dans ce cas, eussent entraîné des complications regrettables.

Depuis cette première observation, j'ai eu l'occasion d'observer de nombreux cas de ce genre, où la dionine se montra d'une remarquable utilité, si bien que je ne crois pas exagérer en disant que l'action lymphagogue de ce curieux agent est appelée à rendre de très grands services dans le traitement des conjonctivites les plus diverses.

L'afflux considérable de larmes et de lymphe, provoqué par l'application locale de la dionine, produit un lavage, une détersion énergique, non seulement à la surface de la muqueuse, mais aussi dans la profondeur des tissus; il s'en suit une élimination des éléments infectieux et des toxines, en même temps qu'un afflux puissant d'éléments nutritifs provoquant une rénovation des tissus et des liquides. (Voir page 101 et suivante.)

Aussi, toutes les fois que je vois une conjonctivite résister trop longtemps à l'action du protargol ou des autres topiques employés, je n'hésite pas à instiller quelques gouttes de la solution de dionine à 5 %. Dans presque tous les cas, je provoque ainsi une révulsion des plus favorables, après laquelle l'application des topiques a une action plus rapide et plus marquée.

Nous aurons encore à nous louer de cette application de la Dionine dans la conjonctivite granuleuse.

Nous venons de voir les formes un peu anormales de l'ophtalmo-blennorrhée. Si nous envisageons la forme classique, nous n'aurons que peu de mots à dire en plus de ce qui précède. Nous recommandons toujours, dès le début, les instillations répétées toutes les demi-heures du collyre au Protargol à 5 %, en même temps que sont

THÉRAPIE OCULAIRE *Prophylaxie par le savonnage des paupières au protargol.*

faites deux fois par jour, les cautérisations avec la solution forte de Protargol.

Au bout de 10 ou 12 jours, si la suppuration n'a pas cessé, il sera bon, souvent, si les applications de Dionine n'ont pas donné de résultats, d'avoir recours soit au nitrate d'argent, soit à l'Ichtargan. Enfin si la suppuration, par suite d'irrégularités dans le traitement, passait à l'état chronique, n'hésitez pas à avoir recours aux alternances médicamenteuses, alun, sulfate de zinc, acétate de plomb, etc...

Deux mots encore au sujet de la *prophylaxie de l'ophtalmie purulente*. La méthode de Crédé a fait ses preuves, au temps où le nitrate d'argent était considéré comme le spécifique de cette maladie. Depuis, le Protargol a montré sa supériorité, également au point de vue prophylactique. Il a sur le nitrate d'argent un avantage, c'est qu'il ne provoque pas, comme lui, chez les sujets prédisposés, une sécrétion catarrhale qui peut durer 10 ou 15 jours.

Pour ma part, je ne saurais trop recommander aux accoucheurs de faire à tous leurs nouveau-nés un protargolage soigné des deux yeux (1), sans trop chercher à faire pénétrer la solution dans l'intérieur de l'œil; car c'est le plus souvent sur le bord des paupières et sur le sol ciliaire que se cantonnent les gonocoques, au moment de l'accouchement; ils ne pénètrent guère que les jours suivants dans le sac conjonctival. Ce savonnage au protargol des paupières, des cils et des sourcils est admirablement indiqué pour prévenir l'ophtalmie purulente.

Ce que nous venons de dire au sujet de l'ophtalmie purulente et des formes plus légères de conjonctivites

(1) Voir page 152.

aiguës s'en rapprochant, nous dispensera de trop longues considérations sur les blépharo-conjonctivites.

Nous avons vu tout le profit que nous pouvions tirer de ce que j'ai appelé le protargolage ou le *savonnage au protargol* des cils et du bord des paupières.

On pourrait expliquer son action par une destruction complète des éléments infectieux accumulés entre les cils et dans l'angle interne de l'œil, aseptisation qui a la plus grande importance; car les matières infectieuses, déposées sur les cils, à l'abri du lavage continuel par les larmes, sont la cause de fréquentes rechutes ou réinoculations.

Donc, toutes les fois que la chose sera possible, c'est au savonnage au Protargol que vous donnerez la préférence; le malade se bornant à faire chez lui de simples lotions à l'acide borique ou avec la solution suivante :

Acide borique....................	10 gr.
Borax............................	10 gr.
Eau bouillie.....................	300 gr.

Dans le cas où le malade ne peut pas se présenter à votre consultation, en outre des lotions antiseptiques ci-dessus, prescrivez-lui des instillations de la solution de Protargol à 5 %, deux ou trois fois par jour, avec ou sans application préalable de cocaïne suivant la sensibilité du malade. Il ne faut pas oublier de prévenir les malades que l'emploi trop prolongé du Protargol provoque l'argyrose comme tous les sels d'argent, c'est pourquoi vous ne le prescrirez jamais en collyre dans les conjonctivites chroniques.

Les premières instillations doivent être assez rapprochées pour amener une cessation rapide de la sécrétion; puis on les espacera petit à petit, pour les supprimer dès que toute agglutination des paupières aura cessé.

THÉRAPIE OCULAIRE

*Conjonctivites dues à un état général
défectueux.*

Quand la conjonctivite, sans présenter les symptômes alarmants de l'ophtalmie purulente, se montre pourtant *assez intense*, il ne faut pas hésiter à combiner les instillations répétées de collyre à 5 %, avec le savonnage au Protargol, dont vous ne sauriez faire abus.

Ce protargolage prendra même, comme je vous l'ai déjà dit, une importance très grande dans le traitement des conjonctivites qui s'accompagnent de blépharite et de larmoiement intense, alors que ce dernier n'est pas causé par une obstruction des voies lacrymales.

Il est une de ces formes de blépharo-conjonctivites que j'ai observée assez fréquemment dans ces derniers temps chez des alcooliques. Le larmoiement était si marqué que je crus devoir pratiquer le cathétérisme du canal lacrymal. Je n'obtins aucun résultat par ce moyen. Le traitement local par le *protargol*, le *sulfate de zinc* ou l'*acétate* de plomb n'amenait qu'une amélioration passagère, le moindre excès de boisson ramenait un suintement conjonctival abondant s'écoulant par l'angle externe et l'angle interne des paupières, dont le bord était rouge et corrodé par cette sécrétion continue et abondante.

Je n'arrivai à guérir ces malades qu'en leur interdisant toute boisson alcoolique.

Ces formes de conjonctivites sont peu connues, c'est pourquoi j'ai tenu à vous en dire quelques mots en passant, car elles nous montrent que si l'agent infectieux a une importance spécifique, il faut aussi compter avec le terrain individuel et les modifications que lui font subir les circonstances ambiantes.

La *blépharite* compliquant la conjonctivite est, le plus souvent, guérie avec une rapidité remarquable par quelques savonnages au Protargol. Il faut, dans ces cas, avoir soin de frotter longtemps le bord des paupières, comme si on

voulait savonner une barbe avant de la raser. Les cils sont
ainsi imbibés de la solution de Protargol jusqu'à leur
racine, les éléments infectieux qui s'y sont introduits sont
rapidement détruits, et les cils repoussent avec une vigueur
remarquable.

J'ai vu des cas de blépharite où tous les cils étaient
tombés ; la guérison fut complète à ce point qu'en deux
mois de traitement au Protargol (un ou deux brossages
par jour), les cils avaient repoussé plus beaux et plus
longs que jamais. M. le Dʳ A. Domec, de Dijon, a, un des
premiers, publié des cas de ce genre (1).

Ce savonnage au protargol une fois terminé et un
lavage au subliné ou au cyanure de Hg à 1/1000 ayant
été fait avec soin pour éviter la coloration des paupières
par la solution argentique, vous pourrez prescrire à votre
malade une pommade à appliquer le soir sur la paupière.
Vous varierez vos formules suivant les indications.

Quand la blépharite est peu marquée, un peu de vaseline
boriquée suffira. Chez les enfants lymphatiques, surtout,
s'il y a, ou s'il y a eu de la kératite strumeuse, la pommade
jaune de Pagenstecher sera d'un effet remarquable,
de même que la pommade au précipité rouge.

Une pommade qui m'a donné de très bons résultats
est la suivante :

Ichthyol............................	0,50
Oxyde de zinc......................	2 gr.
Amidon......	2 gr.
Vaseline...........................	10 gr.

Dans certains cas aussi, les compresses à l'ichthyol

---

(1) Domec. Blépharo-conjonctivite avec chute des cils. *La Clinique Ophtalmologique* 1898, p. 102. Voir aussi Dʳ Moinson, thèse
Paris, 1899.

amènent une prompte sédation des phénomènes irritatifs.

> Ichthyol........................ 10 gr.
> Eau............................ 20 gr.

tremper un petit tampon d'ouate dans cette solution et l'appliquer le soir sur le bord des paupières.

Si nous abordons maintenant l'étude des *conjoncti-vites chroniques*, nous trouvons d'abord la conjonctivite angulaire, ou à diplobacilles. Dans cette affection, les premiers savonnages au Protargol amènent d'abord une amélioration très rapide, mais dès que vous espacez vos cautérisations, la conjonctivite revient et le Protargol n'a presque plus d'action sur elle. Aussi ferez-vous bien dans ces cas, de remplacer au plus tôt le protargol par le sulfate de zinc.

> Sulfate de zinc................. 0,25
> Eau distillée................... 10 gr.

Collyre à instiller 3 ou 4 fois par jour. Les instillations étant assez douloureuses, vous aurez grand avantage à les faire précéder d'une application de cocaïne ou mieux du collyre à la coca-rénaline, dont je vous ai donné la formule (1).

ZIMMERMANN a même vanté dans ces cas un collyre au sulfate de zinc dans lequel entrerait une certaine quantité d'extrait de capsules surrénales.

Mais, comme toute médication appliquée dans une maladie chronique, le sulfate de zinc a bientôt épuisé son effet ; il faut alors avoir recours à d'autres agents. L'acétate de plomb, l'alun, l'ichthyol, sont alors nos armes de rechange les plus utiles.

---

(1) Voir Leçon VIII, page 118.

Dᴿ A. DARIER	*Conjonctivites lacrymales ;* *astigmatisme, — mauvaise hygiène.*

Je vous recommande la formule suivante, qui m'a donné en maintes circonstances d'excellents résultats.

Extrait de Saturne... .... 30 gr.
Glycérine pure................ 30 —

Compter 30 gouttes de ce liquide dans un quart de verre d'eau bouillie pour lotions et compresses.

Ne pas oublier qu'il ne faut jamais employer l'acétate de plomb quand il y a des ulcérations cornéennes parce qu'il se fait alors des infiltrations de la cornée par les sels de plomb, laissant à leur suite des leucomes nacrés très épais.

Il serait trop long d'entrer dans plus de détails sur les innombrables formes de blépharo-conjonctivites chroniques relevant souvent d'un rétrécissement des voies lacrymales, de vices de réfraction et surtout de l'astigmatisme, d'une vie trop renfermée, surtout dans une atmosphère contenant des poussières ou des gaz irritants, etc., l'état constitutionnel aggravé par un régime inopportun, les excès de toutes sortes, toutes choses que vous devez connaître et qui nous entraîneraient hors de notre cadre.

DOUXIÈME LEÇON

SOMMAIRE

Traitement de la conjonctivite granuleuse. — Son origine microbienne évidente, mais non encore bien déterminée. — Traitement par les caustiques chimiques : protargol, nitrate d'argent, sulfate de cuivre. — Lavages-frictions au sublimé ou au cyanure d'hydrargyre. — Importance du traitement mécanique ou chirurgical reconnue déjà dans l'antiquité. — Traitement chirurgical basé sur les progrès de la chirurgie moderne et la nature infectieuse des granulations : scarifications, curettage, brossage. — Soins consécutifs à l'opération. — Rechutes toujours à craindre si on a laissé derrière soi la moindre granulation.

Il n'est pas d'affection plus diverse et plus multiple dans ses formes et dans son développement que la conjonctivite granuleuse. Comment donc penser qu'un seul et même traitement soit applicable avec succès à tous les cas ? Ici, plus que partout ailleurs, il faut individualiser et traiter le malade, en même temps qu'on doit chercher par tous les moyens indiqués par l'état particulier du sujet à détruire localement, d'une façon aussi complète que possible l'élément infectieux.

Or, c'est ce dernier point qui est la dominante, le pivot autour duquel doivent évoluer tous nos efforts thérapeutiques, car la conjonctivite granuleuse est une affection microbienne locale, comme le sont le lupus, l'épithélioma superficiel et les tuberculoses cutanées.

Cliniquement, sa nature infectieuse est démontrée tant par sa contagiosité, son épidémicité, que par son développement, sa marche et sa propension aux rechutes.

Dᴿ A. DARIER *Nature infectieuse évidente de la conjonctivite granuleuse.*

Anatomiquement, toutes les descriptions histologiques faites jusqu'à ce jour et sur lesquelles on avait cru pouvoir établir les bases d'un diagnostic différentiel entre les vraies et les fausses granulations, n'ont plus aujourd'hui que la valeur qu'ont conservée, pour les tuberculoses, le tubercule histologique et sa cellule géante.

Le microbe pathogène pourra seul nous fournir les éléments d'un diagnostic scientifique ; malheureusement, ni sa morphologie, ni sa biologie ne sont encore établies.

Les *granulations conjonctivales* doivent être différenciées des élevures folliculaires, si fréquentes dans les écoles et sur les jeunes sujets. La conjonctivite folliculaire paraît être un terrain favorable à l'évolution d'une infection granuleuse surajoutée.

C'est ce qui fait dire aux unitaristes que la conjonctivite folliculaire n'est qu'une première phase ou qu'une forme atténuée de l'infection granuleuse. Tant que l'agent pathogène du trachome n'aura pas été trouvé, il sera prudent de s'en tenir à ce principe qui révèle un bon jugement et un grand sens clinique, et que nous avons entendu formuler, par le prof. KUHNT, de Königsberg :

Au point de vue thérapeutique, dans les cas douteux, il faut traiter les conjonctivites folliculaires comme si elles étaient de nature trachomateuse ; mais, au point de vue pronostic et statistique, il faut en faire une maladie spéciale, à part.

Infini serait le nombre des formes du trachome, si l'on voulait décrire comme types toutes les manifestations si diverses de l'infection granuleuse. Qu'il nous suffise, au point de vue thérapeutique, de diviser les cas principaux en deux grandes catégories : les conjonctivites granuleu-

THÉRAPIE OCULAIRE *Conjonctivite granuleuse aiguë ; formes chroniques, — trachome.*

ses aiguës, inflammatoires et celles à forme chronique, atone, ou à poussées subaiguës.

La première peut n'être que le stade prodromique de la seconde, et celle-ci peut arriver à des paroxysmes inflammatoires qui la ramènent à la forme aiguë.

Inutile de faire un tableau de cette affection trop connue. Son diagnostic n'est difficile qu'avec la conjonctivite folliculaire, et cela seulement à la période où la conjonctivite granuleuse guérit très bien par les caustiques ; et si, ce que l'on avait pris pour une conjonctivite folliculaire, résiste pendant plusieurs mois à un traitement sérieusement appliqué, on est à peu près certain que l'on a affaire à une affection trachomateuse, et il faut alors la traiter comme telle.

Il serait aussi insensé de vouloir traiter chirurgicalement toutes les conjonctivites granuleuses qu'il serait rétrograde de vouloir rejeter toute intervention armée dans les cas de trachome chronique ayant résisté à tous les traitements médicaux classiques.

Quand, en 1890, j'ai publié mon premier travail sur le traitement chirurgical des granulations, j'ai bien spécifié que ce mode de traitement s'adressait surtout aux formes chroniques, ayant déjà résisté à de nombreuses applications de caustiques les plus divers.

Nous laisserons de côté la conjonctivite folliculaire simple qui ne montre de follicules que dans le cul-de-sac inférieur. Cette forme guérit bien par les collyres à l'acétate de plomb (voyez la formule page 176) et par une bonne hygiène.

Quand vous voyez au contraire des granulations bien caractérisées dans le cul-de-sac supérieur, vous êtes à peu près certain d'avoir affaire à une conjonctivite granuleuse, spécifique, contagieuse.

Si vous avez devant vous une de ces *formes à sécrétion abondante*, avant toute tentative chirurgicale, vous ferez bien de chercher d'abord à tarir toute sécrétion et à vous débarrasser des phénomènes inflammatoires, de façon à opérer sur un champ bien préparé, vous permettant d'obtenir un résultat maxima avec un minimum de traumatisme opératoire.

Pour tarir la suppuration, nous avons vu que les *sels d'argent* sont ceux dans lesquels nous pouvons avoir le plus de confiance. Nous avons étudié les avantages et les inconvénients respectifs de ces différents sels. Le Protargol, à cause de son pouvoir pénétrant et du peu de douleur qu'il provoque, est le premier à recommander. Vous ferez tous les jours ou tous les 2 jours des insufflations comme elles sont indiquées plus haut (p. 152). Au bout d'une dizaine de jours, si vous voyez que l'action du Protargol devient moins efficace, par accoutumance, vous pourrez passer aux cautérisations au nitrate d'argent, qui est plus caustique, plus mordant et plus capable d'entamer l'enveloppe fibreuse des granulations. Un autre sel d'argent est aussi très recommandable dans le trachome, c'est *l'ichtargan* (combinaison heureuse, réunissant les qualités calmantes et résolutives de l'ichthyol avec les propriétés caustiques, astringentes et antiseptiques de l'argent (Voir page 168).

Je ne saurais passer sous silence le *sulfate de cuivre*, qui a rendu de si immenses services en trachomothérapie qu'on en était arrivé à le considérer comme le spécifique contre les granulations. Vous pouvez l'employer sous forme de crayon, de cristal, ou même encore en solution dans la glycérine à 1/10.

THÉRAPIE OCULAIRE
*Frottage des granulations
au sublimé ou au cyanure d'hydrargyre.*

Le traitement de plus en plus chirurgical du trachome, auquel nous avons été un des premiers à frayer le chemin, a fait perdre beaucoup de terrain au sulfate de cuivre. C'est le *sublimé* ou le *cyanure d'hydrargyre* qui tendent à le supplanter ; et le traitement par le frottage des granulations avec un tampon d'ouate trempé dans la solution de sublimé 1/1000 ou 1/500, qui n'était d'abord que le complément de l'intervention chirurgicale, est aujourd'hui recommandé par beaucoup d'auteurs comme le traitement de choix du trachome.

Mais, nous le répétons, les indications cliniques nous montrent que tous les cas ne sont pas justiciables de la même thérapeutique.

Nous venons de voir les cas de conjonctivites granuleuses aiguës traités avec succès par les sels d'argent ; par ces cautérisations, la sécrétion purulente disparaît souvent au point que les malades se croyant guéris ne reviennent que plusieurs mois plus tard, avec la forme chronique à poussées panneuses. C'est alors qu'il vous faudra préparer votre malade à l'idée d'une cure radicale de leur affection ; et pendant que vous les préparez ainsi moralement, vous appliquerez tous vos soins à mettre le terrain opératoire dans les meilleures conditions possibles.

Vous tirerez ici un très grand parti des lavages au Cn. Hg. que vous pratiquerez ainsi : 1° vous instillerez pendant quelques minutes de la cocaïne et de la surrénaline (voir page 118) pour rendre le champ opératoire aussi insensible et aussi exsangue que possible, pour voir mieux où devront porter vos efforts, sans être aveuglés par le sang. Vous frotterez alors énergiquement toute la surface granuleuse, avec le tampon d'ouate imbibé de solution de Cn. Hg. 1/500. Quand le suintement sanguin devient trop abondant, vous cessez votre frottage et laissez votre

malade laver longuement ses yeux avec une solution de
NaCl. physiologique et aseptique qui facilite l'écoulement
du sang.

Ces interventions sont assez et même très douloureuses, elles doivent être répétées tous les jours ou tous les
deux jours.

Dans l'intervalle, vous retirerez des bénéfices réels de
l'emploi du collyre suivant, que vous ferez instiller toutes
les heures ou toutes les demi-heures, dans l'œil malade.

Cn. Hg..............................	0,01
Chlorhydrate de cocaïne........	0,10
Dionine...........................	0,10
Eau distillée.....................	10 gr.

Nous avons vu, dans une de nos précédentes leçons
(page 104), tout le parti que l'on peut tirer de l'action lymphagogue et analgésiante de la Dionine ; combinée ici à
la solution de cyanure à 1/1000, son effet sur les granulations et sur le pannus est remarquable. Les premières
gouttes de ce collyre provoquent d'abord un sentiment
de cuisson assez vif, en même temps que se produit une
vive rougeur et un léger gonflement de la conjonctive.

Ce traitement peut amener, dans des conditions favorables, une guérison complète et définitive de certaines
formes de trachome. Mais n'oubliez jamais ce fait, que
*tant que vous laisserez, dans un recoin quelcon-
que de la conjonctive, le moindre foyer granuleux, vous avez bien des chances de voir, après
un certain laps de temps, le mal renaître de
ses cendres.*

Certes, on peut hésiter, en présence de deux ou trois

| THÉRAPIE OCULAIRE | *Traitement chirurgical du trachome dans l'antiquité.* |

granulations isolées, à proposer au malade une intervention chirurgicale ; mais notre arsenal est assez riche aujourd'hui pour nous donner le choix entre bien des manières d'intervenir, depuis l'injection sous-muqueuse de Cu Hg, jusqu'au galvanocautère, à l'électrolyse, aux scarifications suivies de curettage ou même de brossage, etc.

Déjà, dans l'antiquité, l'importance du *traitement mécanique ou chirurgical du trachome* était reconnue. HIPPOCRATE et ses successeurs frottaient et même excisaient les granulations, puis cautérisaient, soit au fer rouge, soit avec des caustiques divers.

Dans notre ère, il faut arriver jusqu'en 1821 pour trouver une conception acceptable sur la maladie. J.-B. MÜLLER pose en principe que tant qu'il reste la moindre granulation conjonctivale, une rechute est à redouter et la contagion possible. VAN LIL, en 1849, fait aussi remarquer que des granulations cachées dans le cul-de-sac supérieur peuvent non seulement échapper à l'action des médicaments, mais aussi à l'observateur, et donner l'explication de récidives dont alors on ne saisissait pas la cause.

Le fait, une fois bien établi, que la granulation constituait l'élément vraiment spécifique, il était tout naturel de songer à amener une guérison rapide et radicale en enlevant tout le tissu malade. PILTZ, de Prague, en 1851, mit le premier cette idée en pratique. Il incisait les granulations avec une aiguille à cataracte, pour en expulser le contenu. S'il avait affaire à une infiltration gélatineuse diffuse, il pratiquait des scarifications dans tout le tissu infiltré, et en exprimait le contenu par compression. Le traitement était terminé par une cure de sulfate de cuivre.

Les résultats obtenus par PILTZ furent étonnants, mais

il trouva peu d'imitateurs, parce qu'à l'époque où parut sa publication, le monde médical était tout entier dominé par les idées d'ALB. DE GRAEFE, et le sulfate de cuivre régnait en maître. En 1857, BORELLI recommande une sorte de brosse, ANAGNOSTAKIS et FADDA une râpe métallique. Tout récemment SCHRŒDER et d'autres ont de nouveau recours au brossage.

Le galvanocautère et le thermocautère ont trouvé aussi de nombreux partisans, l'électrolyse a été vantée par LINDSAY JOHNSON, et dans ces derniers temps encore par H. COPPEZ ; mais les procédés opératoires auxquels on a le plus souvent recours sont : la résection d'un lambeau plus ou moins grand de la conjonctive malade (GALEZOWSKI, HEISRATH, SCHNELLER, EVERSBUSCH, SCHWAB) ou l'expression (KNAPP, KUHNT) ou le grattage des follicules. L'excision conjonctivale doit être suivie d'un traitement médical jusqu'à ce qu'il ne reste plus de granulations, faute de quoi les rechutes sont fréquentes.

Le but d'une thérapeutique rationnelle du trachome doit être la destruction aussi prompte et complète que possible des infiltrations granuleuses, en épargnant autant que possible les tissus sains. PILTZ l'avait déjà bien compris, de même que les partisans de la galvanocaustique et de l'expression du contenu des granulations. — WOLFE, de Glascow, pratiquait l'expression après avoir scarifié toute la surface granuleuse. — BARDENHEUER se servit le premier d'une curette tranchante.

Après avoir essayé tous ces moyens, M. SATTLER, auquel nous devons l'étude historique ci-dessus, en vint à la pratique suivante qu'il recommande comme la plus commode et la plus efficace :

Scarifications de l'enveloppe des granulations au moyen d'une aiguille à cataracte, puis expulsion de leur contenu au moyen d'une curette fine et tranchante. —

THÉRAPIE OCULAIRE — *Historique des méthodes chirurgicales modernes*

La chose est facile sur la conjonctive tarsienne; il est au contraire très difficile d'atteindre le fond du cul-de-sac supérieur, et une pince spéciale est nécessaire pour retourner bien complètement la paupière.

Dans les cas légers et récents, survenant chez des patients peu sensibles, l'anesthésie locale par la cocaïne est parfaitement suffisante. Autrement le chloroforme est préférable; car il faut procéder à cette opération, très à son aise, de façon à ne laisser nulle part, dans les recoins les plus cachés, aucune granulation intacte, « car je considère, dit-il, comme un des plus importants avantages du procédé, de détruire en une seule séance tout ce qui doit être détruit d'après les indications ci-dessus ».

La paupière est retournée deux fois sur elle-même, au moyen d'une pince à double fixation, de façon à étaler le fond du cul-de-sac, pour que l'on puisse gratter et curetter facilement toutes les granulations.

Après cela, un lavage copieux au sublimé à 1/1000 est nécessaire. Compresses froides.

Après 3 ou 4 jours, la surface cruentée est recouverte d'épithélium; à la place des granulations on voit de petites cicatrices blanches. Et, tandis que les granulations proéminentes, d'avant l'opération, laissaient à peine entrevoir quelques traces de conjonctive saine, on voit après leur destruction que ces restes de conjonctive sont capables de se reconstituer.

Après l'opération, on fera bien de continuer pendant quelques semaines des attouchements au sublimé d'abord, puis au sulfate de cuivre, et pour finir avec le tanin.

Par ce traitement, on obtient, en général, une guérison en aussi peu de jours qu'il fallait autrefois de mois, par les autres médications.

De déformations cicatricielles, jamais ! les récidives sont rares, surtout si l'on surveille les malades, et si l'on a soin, dès que l'on voit que quelques granulations ont échappé à la curette, de les détruire sans plus tarder.

Cette méthode est applicable aux cas les plus légers, comme aux plus graves ; la seule contre-indication est une trop grande hypérémie.

Il y a donc, dans l'exposé qu'a fait Sattler, un mode d'opération qui offrait déjà, au point où en était la question, des avantages considérables.

* *

Voici maintenant le procédé chirurgical que nous avons pratiqué nous-même :

Avant de se décider à l'opération, il faut avoir bien soigneusement examiné *tous les coins et recoins de la surface conjonctivale* pour *bien se rendre compte de la distribution des granulations*, de façon à savoir, autant que possible, où doit porter l'effort du chirurgien, car, une fois l'opération commencée, l'hémorrhagie, souvent assez abondante, peut faire passer inaperçues quelques granulations. Or, il faut à tout prix éviter de laisser derrière soi un ennemi aussi redoutable que l'agent infectieux du trachome.

Pendant l'anesthésie chloroformique, à laquelle on combine l'action de la cocaïne, je *sectionne d'un coup de ciseaux l'angle externe des paupières* toutes les fois que leur renversement bien complet ne se fait pas facilement. Ce débridement est nécessaire dans 30 0/0 des cas environ ; mais il est très rare qu'il soit urgent d'appliquer des fils de suture pour maintenir la fente ouverte. C'est là une indication spéciale aux

THÉRAPIE OCULAIRE — *Utilité de l'agrandissement de la fente palpébrale.*

cas où l'atrésie de la fente palpébrale est très marquée et s'accompagne d'entropion.

Dans les cas où l'on aura vu que la caroncule est infiltrée ou qu'il se trouve des granulations sur la conjonctive bulbaire et sur le limbe scléro-cornéen, toutes les fois aussi qu'il y aura un pannus, on appliquera l'écarteur des paupières, celui dont on se sert pour la cataracte ou pour toute autre opération sur la cornée. En l'écartant au maximum, on *mettra à découvert toute la conjonctive bulbaire*, et en tirant l'œil avec une pince on pourra la tendre à volonté, de façon à ce qu'on puisse facilement inciser, gratter et brosser tous les endroits où l'on aperçoit la moindre granulation.

Si la caroncule est trop infiltrée, il sera plus simple de l'exciser d'un coup de ciseaux ; s'il existe un *pannus cornéen* bien accentué, il ne faut pas craindre de le gratter très précautionneusement avec la curette en allant du centre vers la périphérie, en évitant d'entamer le tissu sain ; un très léger coup de brosse, suivi d'un lavage minutieux au sublimé, termine ce temps délicat de l'opération, qui n'est nécessaire que dans 15 0/0 des cas environ.

Alors, ou si l'acte ci-dessus n'a pas été nécessaire, on procède au brossage des paupières. — Il est bon, toujours, de commencer par l'inférieure pour ne pas être gêné par l'hémorrhagie qui viendrait de la paupière supérieure si l'on s'était attaqué à celle-ci en premier lieu. — Avec la pince de SATTLER le retournement de la paupière inférieure était très difficile ; avec la pince que j'emploie et qui agit par enroulement on obtient au contraire un renversement parfait de la paupière en même temps qu'un soutien pour la conjonctive qui est en général flasque et plissée.

La pince est en somme une pince à forcipressure.

Il est nécessaire de saisir la paupière 2 millimètres plus loin que le bord marginal pour éviter de déchirer les tissus ; la pince placée ainsi parallèlement au bord palpébral, on lui imprime un mouvement de rotation autour de son axe, de façon à tendre bien complètement la conjonctive sans pourtant la déchirer. Quand les granulations sont succulentes, elles crèvent d'elles-mêmes sous cette traction.

Les scarifications sont alors pratiquées avec précaution, de façon à bien inciser toutes les granulations. Si elles sont rares et discrètes, un simple bistouri ou une aiguille à discision suffiront. Si au contraire toute la conjonctive et le cartilage tarse sont infiltrés, on emploiera de préférence le *bistouri à 3 lames* qui a l'avantage de permettre de faire les scarifications bien parallèles et plus rapidement, ce qui n'est pas à dédaigner, dans une opération déjà un peu longue. La profondeur des incisions doit être proportionnée à la profondeur de l'infiltration granuleuse, le but à atteindre étant de mettre à jour le contenu des granulations, en ménageant autant que possible la conjonctive.

Les scarifications font sourdre, sur la surface conjonctivale cruentée, le contenu gélatineux des granulations. Il faut soigneusement éviter de le laisser sur la plaie.

Le tampon d'ouate qui étanche le sang n'enlève pas bien cette matière infectieuse, qui ne ferait qu'infecter inutilement la brosse. Il est bien préférable de l'enlever soigneusement au moyen de la *curette* ou plutôt de la *cuillère tranchante* qui est plus grande, plus commode, et plus facile à vider et à laver.

Le curettage est très rapidement fait et ne constitue pas le point capital de l'opération, comme dans le procédé de Sattler.

Le point capital le plus important après le renversement bien complet de la paupière est le *brossage* qui se

THÉRAPIE OCULAIRE

Scarifications, curettage, puis brossage et lavage des granulations.

pratique avec une simple brosse à dents, petite et à crins durs et courts. Cette brosse doit être soigneusement désinfectée avant l'opération, par une immersion prolongée dans l'alcool formolé puis dans une solution chaude de sublimé ou de cyanure de mercure à 1 0/0.

Le brossage doit se faire avec la brosse qu'on trempe aussi souvent que possible dans la solution de cyanure à 1/500. Il faut le faire assez vigoureusement pour bien déterger tout le tissu infiltré sans entraîner et déchirer les languettes de conjonctive qui ont été ménagées entre les scarifications.

Quand on est bien convaincu que toutes les parties malades ont été scarifiées, grattées et brossées, on retire la pince. Mais, avant de la placer sur la paupière supérieure, il ne faut pas oublier que la pince elle-même, si étroite qu'elle soit, a pu couvrir et cacher quelques points malades, qu'il est facile de détruire puisqu'ils sont tout près du bord de la paupière.

Dans le trachome, c'est toujours dans le cul-de-sac supérieur que siège le quartier général de la maladie ; aussi est-ce de ce côté que doit porter le maximum des efforts.

Le renversement complet de cette paupière est bien plus difficile. Il faut donc une certaine habitude pour arriver à développer bien complètement toute la surface conjonctivale. La chose une fois faite, le processus opératoire est le même que pour la paupière inférieure.

Il est pourtant un point à noter, c'est qu'il faut, une fois la paupière bien retournée, commencer les scarifications et le brossage par les parties les plus éloignées du bord palpébral : parce que, la conjonctive une fois scarifiée, se rétracte, et quelques parties reculées peuvent ainsi rester cachées. A la paupière supérieure, les scarifications doivent être en général plus larges et plus profondes, puisque le mal est lui-même plus profondément enraciné et que le cartilage tarse est aussi, souvent, infiltré dans toute son épaisseur.

Une fois les paupières bien scarifiées, grattées, brossées, on procède à un lavage très minutieux de toute la surface cruentée avec un tampon d'ouate trempé dans la solution de Cn. Hg. 1/500.

Comme pansement, on applique de simples compresses d'ouate imbibée de cyanure de mercure à 1/2000 , maintenues au moyen d'une bande.

Recommandation est faite aux parents d'enlever le bandeau à la maison, et de lotionner les yeux fréquemment avec la solution 1/2000 en ouvrant les paupières, si possible, pour laisser le sang s'écouler. Dans l'intervalle, applications de compresses glacées.

Le lendemain, après instillation de coca-rénaline, on essaie de retourner les paupières.

Les inférieures se renversent assez facilement, elles sont débarrassées de leur sécrétion avec un tampon d'ouate trempé dans la solution de cyanure d'hydrargyre 1/500.

La paupière supérieure, si elle peut être retournée, doit être lavée doucement pour éviter de la faire saigner et de détruire le tissu conjonctival qui a pu se reformer.

Si on ne peut la retourner, on fera bien de passer délicatement une sonde entre le globe et la paupière, pour prévenir des adhérences.

Recommandation est faite au malade de tenir les yeux ouverts, tant qu'il le pourra, et de les faire mouvoir de son mieux et dans tous les sens, en soulevant de temps à autre la paupière avec les doigts. Toujours mêmes lotions et compresses.

Le malade peut assez facilement entr'ouvrir les yeux ; les jours suivants, mêmes lotions sur les paupières retournées. Au bout de quelques jours, la guérison est complète.

<table>
<tr><td>THÉRAPIE OCULAIRE</td><td>Soins consécutifs, pansements
et lavages.</td></tr>
</table>

Il n'est possible de comparer les résultats obtenus avec aucun de ceux que nous donnent tous les traitements classiques ?

Huit jours ou quinze jours après l'opération, le malade peut se considérer comme guéri, à la condition de rester soumis à une surveillance et à une antisepsie parfaites.

Les lotions au sublimé ou plutôt au cyanure d'hydrargyre doivent être néanmoins pratiquées pendant un mois, puis elles sont remplacées par de légers attouchements de glycérolé de plomb une fois par semaine, par excès de précaution et pour tenir le malade en surveillance, plus que pour tout autre motif.

Conclusions. — Si nous considérons les types principaux de la grande famille des conjonctivites granuleuses, nous voyons que le trachome à forme subaiguë est celui qui bénéficie le plus rapidement de l'intervention chirurgicale, depuis la forme à granulations discrètes et peu nombreuses, que l'on peut évider une à une en quelques séances, jusqu'à la forme à infiltration granuleuse abondante, succulente, à grosses granulations remplies d'un contenu gélatineux. Toutes ces formes relèvent par excellence du traitement chirurgical, alors que le traitement par les cautérisations classiques est absolument insuffisant pour amener une guérison définitive.

Tout autres sont les indications thérapeutiques dans la forme aiguë purulente du trachome, alors que les conjonctives sont rouges, turgescentes, tomenteuses, papilleuses.

En présence de cas de ce genre, l'indication première doit être de tarir le plus tôt possible la sécrétion conjonctivale et d'amener une prompte déplétion sanguine. Les applications de sangsues à la tempe, les scarifications de la conjonctive, peuvent provoquer une diminution rapide de la congestion veineuse si défavorable à la nutrition de la cornée. Le suc de capsules surrénales, par ses propriétés vaso-constrictives intenses, peut amener une décongestion extraordinaire de la cornée et des conjonctives qui deviennent blêmes, cadavériques, et laissent transparaître les vraies granulations jusqu'alors cachées sous une conjonctive trop vascularisée. Nous avons déjà parlé de cette vaso-constriction locale en la combinant avec la déplétion sanguine par les sangsues.

Il est des cas de conjonctivites granuleuses aiguës d'une gravité exceptionnelle et l'on peut avoir la main forcée par les circonstances, soit par une ulcération étendue de la cornée, soit par une intolérance du sujet à toutes les médications. On peut se trouver alors dans la nécessité d'agir chirurgicalement.

J'ai vu des cas de ce genre opérés avec un plein succès par M. Abadie. Des malades dans un état désespéré, ayant été soumis sans amélioration à tous les traitements, voyaient leur martyre cesser après l'opération.

C'est sans doute ce qui a fait dire à notre maître que même les cas de conjonctivite suraiguë étaient justiciables du traitement chirurgical.

C'est un fait incontestable, mais, pour ma part, tant que je n'ai pas la main forcée par les circonstances, je préfère, avant d'intervenir chirurgicalement, ramener l'affection suraiguë à un état de calme relatif.

Alors les soins consécutifs, si longs et si douloureux pour les malades opérés en pleine période suraiguë, sont presque nuls, avec des plaies se réunissant, pour ainsi dire, par première intention.

TREIZIÈME LEÇON

SOMMAIRE

Maladies de la cornée. — Kératites pour la plupart infectieuses, d'origine endogène ou ectogène. — La cause première des ulcères infectieux est le plus souvent un traumatisme ou une érosion de la cornée. — Traitement des infections cornéennes : prophylaxie, antisepsie, asepsie. — Infections légères traitées par les collyres au cyanure d'hydrargyre et à la Dionine. — Injections sous-conjonctivales de chlorure de sodium ou de Cn. Hg. — Galvano-cautère. — Topiques locaux : Bleu de méthyle, Iodoforme, Xéroforme, etc....

Nous ne nous sommes encore pour ainsi dire occupés jusqu'ici que de généralités et nous n'avons étudié que les maladies oculaires externes. Il nous reste à envisager aujourd'hui les affections du globe oculaire lui-même.

Nous commencerons par les maladies de la cornée et de la sclérotique, puis nous arriverons aux membranes profondes et aux milieux intra-oculaires.

La notion si importante des infections, ectogènes ou endogènes, prime aujourd'hui toute la pathologie ophtalmologique, aussi est-il logique d'étudier un peu particulièrement l'infection oculaire la plus simple, l'infection ectogène ou traumatique, qui nous expliquera bien des états pathologiques jusqu'ici restés très obscurs dans leur pathogénie.

Nous avons déjà étudié les infections oculaires superficielles ou conjonctivales. Elles n'ont pas de retentissement direct sur l'intérieur du globe oculaire, tant qu'il n'y a pas eu perforation des membranes externes.

En revanche, quelques-unes d'entre elles peuvent entraîner une infection générale, telle la conjonctivite diphtéritique, sur laquelle il n'est pas besoin d'insister, telle aussi l'infection gonococcique, qui peut amener à sa suite des arthrites blennorrhagiques comme le ferait une vulgaire gonorrhée. Cette complication est néanmoins beaucoup plus rare par infection oculaire.

Je n'en ai pour ma part rencontré que 2 ou 3 cas dans vingt années de pratique.

Dans un mémoire publié sur ce sujet (1), je faisais remarquer que cette généralisation de l'infection gonococcique était, le plus souvent, due aux scarifications conjonctivales pratiquées conjointement aux cautérisations au nitrate d'argent. Or, depuis que j'ai cessé de pratiquer ces scarifications, je n'ai plus jamais observé aucun cas d'*arthrite ophtalmo-blennorhéique.*

J'avais conclu à l'origine gonococcique de ces arthrites généralisées chez des nouveau-nés, par similitude d'évolution des phénomènes morbides, avec ceux produits par les arthrites blennorrhagiques. Pour en avoir la preuve absolue, il eut fallu rechercher dans les épanchements articulaires, la présence de gonocoques ; nous avons reculé devant ces recherches par trop expérimentales.

Or, quelque temps plus tard, le Professeur DEUTSCHMANN, de Hambourg, eut l'occasion de faire ces recherches, et il constata microscopiquement la présence de gonocoques dans le liquide, extrait par aspiration, des articulations malades de un ou deux enfants. — Nous avons donc aujourd'hui la preuve qu'une conjonctivite purulente peut entraîner à sa suite une infection générale

---

(1) Deux cas d'arthrites ophtalmo-blennorrhéiques chez les nouveau-nés. *Annales d'Oculistique*, 1888.

THÉRAPIE OCULAIRE

Degré de virulence de l'agent infectieux ; état du terrain.

de tout l'organisme. — Ne savons-nous pas aussi qu'une blessure de la conjonctivite peut être la cause initiale d'un tétanos mortel ? (1)

Nous commencerons donc d'abord par étudier les *infections traumatiques* superficielles.

Le type le plus simple de ce genre est l'érosion cornéenne ou toute autre plaie superficielle de la coque oculaire, ayant donné accès à la pénétration de germes infectieux. Dans ces conditions, il nous faut prendre en considération les indications cliniques de toutes sortes qui peuvent se présenter à nous.

La première chose à connaître serait la nature de l'infection elle-même, la biologie et la virulence de l'agent infectieux ; mais c'est là un desideratum des plus difficiles à atteindre.

Devrions-nous attendre, avant d'intervenir, que nous ayons le résultat d'un examen bactériologique ? Non, certes. D'abord, l'état de nos connaissances ne nous permet pas encore d'affirmer, d'une manière absolue, le degré de virulence d'un microorganisme.

Voyez pour la diphtérie : telle conjonctivite pseudo-membraneuse cliniquement bénigne fournira des cultures de bacilles très virulents. Telle autre au contraire, avec des bacilles peu virulents, aura un cours foudroyant, soit parce qu'on aura trop tardé à faire l'injection d'antitoxine, soit parce que l'infection était compliquée de streptococcie.

Il y a là, en cause, non seulement la question de germes, mais la question de terrain et celle de l'oppor-

---

(1) Voir *la Clinique Ophtalmologique*, n° 12, 1897.

Dᴿ A. DARIER

*Ulcères infectieux de la cornée,
causés par un traumatisme initial.*

lunité de l'intervention thérapeutique. Certainement, nous arriverons un jour à connaître mieux et les modalités infectieuses et les moyens de les combattre, de les enrayer ou de les atténuer.

Mais aujourd'hui, déjà, avec nos modestes connaissances actuelles, nous pouvons beaucoup, si nous savons bien vouloir. Il ne faut pas l'oublier, la volonté, je ne saurais trop vous le répéter, a une influence énorme en thérapeutique et le pessimiste ne devrait jamais se faire méde-cin-praticien : il pourra faire un bon physiologiste, mais il sera toujours un mauvais thérapeute.

Combien de maladies de la cornée, et des plus variées, ont pour origine une infection superficielle, par simple érosion épithéliale, soit traumatique, soit par lésion neu-rotrophique primitive !

Que de fois, à la suite d'une blessure presqu'impercep-tible par corps étranger, ne voyons-nous pas se produire tout autour comme une auréole grisâtre qui peut parfois envahir une bonne partie de la cornée et en entraîner la perte complète par suppuration.

Nous avons alors affaire à *l'ulcère serpigineux*, que l'on rencontre souvent chez les moissonneurs, souvent aussi chez les ouvriers. Il n'est pas toujours facile de remonter exactement au traumatisme initial : mais par expérience nous savons que le plus souvent ce que l'on appelait des abcès de la cornée ne sont que des infections locales dont l'initium infectieux a passé inaperçu. Si l'on cherchait bien, on serait surpris de voir combien de ké-ratites qu'on croyait dues à un état général défectueux relèvent en somme d'une inoculation locale restée latente pendant un certain laps de temps.

Peut-être avez-vous entendu parler d'*abcès secs de*

THÉRAPIE OCULAIRE

Il en est de même de bien des kératites diverses.

la cornée (FUCHS ARLT), infiltrations cornéennes plus ou moins centrales, plus ou moins circonscrites pouvant durer des mois sans aboutir à la suppuration et se terminant par des leucomes.

FUCHS (1) reconnaît aujourd'hui que ce sont là des infections locales, traumatiques, d'une virulence peu marquée.

Je suis depuis longtemps de cet avis et l'expérimentation thérapeutique m'en avait donné presque la preuve par l'action remarquable des injections sous-conjonctivales et tout récemment encore par celle de la Dionine.

Et les *kératites arborescentes (kératitis dendritica)* et les *kératites stellaires (kératitis stellata)* ne montrent-elles pas par leur forme et leur développement qu'elles sont de nature parasitaire ?

Et les *kératites dites arthritiques* n'ont-elles pas pour cause une infection locale, si, en revanche, elles sont entretenues par un état général dyscrasique ?

N'avez-vous pas vu souvent une kératite phlycténulaire survenir à la suite d'un traumatisme cornéen ou conjonctival très léger ?

Mais nous étudierons la thérapeutique de ces infections avec les autres *kératites*. Aujourd'hui, nous voulons jeter un coup d'œil général sur les traumatismes du globe oculaire, de la cornée d'abord, ensuite, de la sclérotique, puis du corps ciliaire et des membranes profondes.

..

En présence d'une plaie oculaire infectée, la première indication, capitale entre toutes, sera de détruire sur place, autant que faire se pourra, l'agent infectieux dans son foyer.

---

(1) *Klinische Monatsblätter für Augenheilkunde*, juillet 1901.

<table>
<tr><td>DR A. DARIER</td><td>La destruction du foyer d'infection est la première indication thérapeutique.</td></tr>
</table>

Aucun moyen n'atteindra mieux ce but que le galvano-cautère convenablement manié. (Le thermo-cautère, instrument grossier et terrorisant, utile dans les grandes interventions destructives, phlegmons oculaires, etc., devrait être exclu de l'instrumentarium applicable à *l'œil vivant* et surtout à la cornée.)

Dans quelques cas désespérés de suppuration ou d'infection traumatique du corps vitré, Van Millingen (1), par des galvano-cautérisations profondes, réussit à amener une prompte et complète guérison.

C'est là un fait anciennement connu, et avant les injections sous-conjonctivales, les cautérisations au galvano-cautère représentaient le seul moyen efficace que nous eussions d'enrayer les suppurations survenant à la suite de l'opération de la cataracte.

M. Abadie a même publié de nombreux articles sur ce sujet, pendant que j'étais son chef de clinique. Dans ces derniers temps, plusieurs auteurs vantent cette intervention thérapeutique comme une nouveauté (2).

Mais dans les cas où il s'agit d'une infection cornéenne centrale, la cautérisation trop profonde ou trop large pourra entraîner à sa suite un leucome qui compromettrait grandement la vision de cet œil.

---

(1) VAN MILLINGEN. — Ueber endoculare Galvanokausis (*Centralblatt f. Augenheilkunde*, juin 1899.)

(2) E. BAÜMLER. — Zur Behandlung infectiœser Augenverletzungen (*Klinische Monatsblätter f. Augenheilk.*, janv. 1900.) (3 cas de plaies pénétrantes infectieuses de la cornée.)

E. BAÜMLER. — Zur galvanokaustischen Behandlung infectiœser Staarwunden (2 cas d'infection après opération de cataracte guéris par le galvano).

PETERS a également publié deux cas favorables. HANSIG et EVERS-BUCSH ont également guéri par le galvano-cautère des infections du corps vitré.

THÉRAPIE OCULAIRE

Importance du galvano-cautère dans les infections graves.

C'est alors que les injections sous-conjonctivales pourront, bien souvent, à elles seules, enrayer le processus morbide. Elles ont l'avantage non seulement d'avoir une action antiseptique puissante, mais encore elles stimulent l'activité nutritive des éléments cornéens, provoquant souvent une reconstitution des tissus, sans presque laisser à leur suite de cicatrice ou de leucome.

Ce fait, qu'un des premiers, j'avais mis en lumière, a été confirmé par de nombreux auteurs et par Mellinger et Marty en particulier.

C'est là, certes, un précieux appoint en faveur des injections sous-conjonctivales, car, partis de l'idée de l'antisepsie simple, nous arrivons à prouver que ces injections, à côté de leur action antiseptique, ont une action eutrophique des plus marquées dont nous aurons à nous occuper encore, à propos des troubles du corps vitré, des infiltrations profondes de la cornée, des hémorrhagies, des exsudats rétiniens, etc...

Nous avons déjà étudié longuement les indications générales des injections sous-conjonctivales dans notre IIIᵉ leçon.

Nous entrons aujourd'hui dans le détail de leurs applications thérapeutiques. Mais n'allez pas croire, surtout, que nous ne nous occuperons que de cette médication seule. Loin de là, car nous devons la considérer comme *un moyen exceptionnel, comme une intervention énergique, comme ressource dernière*, alors que tous les traitements classiques se seront montrés insuffisants.

En cherchant à en poser les indications détaillées, nous trouverons l'occasion de passer en revue les principaux modes de traitements applicables à chaque affection, en nous plaçant toujours à un point de vue un peu partial, je vous en avertis, mais mieux vaut, je crois, donner un avis personnel basé sur une longue expérience, que de faire de doctes considérations ou de savantes critiques sur les idées d'autrui.

Nous avons déjà vu que, d'une manière générale, on peut formuler ainsi les principales indications de la thérapeutique locale par les injections sous-conjonctivales :

Toutes les fois qu'il s'agira de combattre une infection aiguë ou chronique, primaire ou secondaire, venue soit de l'extérieur par une érosion cornéenne ou un traumatisme grave, soit de l'intérieur par infection répercutée ou métastatique (syphilis, rhumatisme, tuberculose, etc.), les injections sous-conjonctivales de Cyanure d'hydrargyre nous fourniront le moyen le plus rapide et le plus énergique pour enrayer le processus morbide local. Et cela souvent après que le traitement général est resté sans effet, ou alors que l'on prévoit que son action serait trop lente à se produire. En tous cas, cette thérapeutique locale n'empêche en rien le traitement général, qu'elle ne peut que seconder dans tous les sens.

Nous pouvons ranger au nombre des infections traumatiques, les ulcères infectieux de la cornée, car ils ont presque toujours pour point de départ une érosion plus ou moins traumatique de l'épithélium cornéen suivie d'une infection plus ou moins profonde, plus ou moins grave et virulente.

Certaines phlyctènes suppurées, certains abcès de la cornée traités à la façon des ulcères infectieux, bénéficie-

THÉRAPIE OCULAIRE *Indications respectives du chlorure de sodium et du Cyanure d'Hg.*

ront aussi, grandement, de la thérapeutique par les injections sous-conjonctivales.

Donc en face d'une infection traumatique ou d'un ulcère infectieux de la cornée, le clinicien ayant déjà acquis une certaine expérience antérieure du dosage et de l'efficacité des injections sous-conjonctivales, devra bien peser les indications pour et contre ce mode de traitement, et se rendre compte s'il y a lieu d'avoir recours à des injections fortement antiseptiques, ou s'il est préférable de faire des injections eutrophiques au chlorure de sodium, ou encore si l'on doit combiner l'action des unes ou des autres avec celle des cautérisations ignées, nécessaires toutes les fois que le processus infectieux est très violent.

D'après notre expérience personnelle, voici la ligne de conduite à tenir en présence des cas qui nous occupent. Nous envisagerons 3 catégories de cas :

1° L'infection n'est pas encore évidente, mais elle est à redouter ;

2° L'infection existe déjà, mais elle ne s'accompagne pas de phénomènes inflammatoires très violents.

3° L'infection est grave et menace de compromettre la vision ou d'entraîner la perte complète de l'œil.

1° Il s'agit d'un cas très bénin : un ouvrier a reçu sur la cornée un corps étranger, un éclat de métal, de pierre ou de bois, qui a produit une plaie superficielle non encore manifestement infectée.

Après anesthésie par la cocaïne et extraction du corps étranger, s'il y est encore, il faut faire d'abord une détermination exacte de l'étendue de la perte de substance ou de

Dans les infections légères, des lotions et des soins antiseptiques suffisent.

la desquamation épithéliale au moyen de la fluorescine (1). On fait ensuite un lavage aussi soigneux que possible de tout le sac conjonctival en général et de la plaie cornéenne en particulier, sans négliger d'inspecter minutieusement les voies lacrymales et de les irriguer s'il y a la moindre trace de suppuration ou même de stase lacrymale.

Le liquide auquel je donne la préférence pour ces lavages oculaires est le cyanure de mercure à 1/2000, pour les mêmes raisons qui nous ont fait préférer ce sel au sublimé, plus caustique et plus douloureux, le pouvoir antiseptique de ces deux sels étant à peu près égal d'ailleurs.

Quand les paupières et les cils sont agglutinés par des sécrétions suspectes on se trouvera bien du brossage des bords palpébraux au moyen d'un pinceau trempé dans une solution de :

Protargol .... 5 gr.
Eau distillée .... 10 gr.

(*Voir X^e leçon*, p. 152).

S'il n'y a pas de suppuration et si le malade ne souffre pas, après insufflation de xéroforme (2), j'applique un simple pansement aseptique et occlusif pour protéger la

---

(1) La fluorescine est une matière colorante d'une très grande diffusibilité et d'une puissance de pénétration intense ; elle teint en vert clair toutes les parties du bulbe oculaire qui ont perdu leur revêtement épithélial.

La solution à employer est la suivante :

Fluorescine .... 0 gr. 20
Bicarbonate de soude .... 0 gr. 20
Eau distillée .... 10 gr.

(2) Le xéroforme, bien préférable à l'iodoforme dans ces cas, est un composé d'iode et de bismuth, base à laquelle il doit son action desséchante, cicatrisante puissante ; en outre, le xéroforme n'a presque pas d'odeur et n'est pas irritant.

THÉRAPIE OCULAIRE

Instillations de dionine et de cyanure d'hydrargyre.

plaie cornéenne contre toute infection ultérieure, et pour procurer en même temps au malade plus de repos et de sécurité.

D'autres fois, suivant les circonstances, par exemple, quand il y a contre-indication au bandeau pour une raison quelconque, je prescris simplement des lotions antiseptiques, ou mieux encore le collyre à la dionine et au cyanure d'Hg., dont il va être question dans un instant. Par ces moyens, la guérison est en général très rapide, et j'ai conscience d'avoir, par ces soins antiseptiques, prévenu bien des infections qui eussent pu prendre des proportions plus graves.

2° Le cas est plus sérieux : la plaie cornéenne est plus étendue ou déjà infiltrée ; ou bien, c'est le même malade que nous avons pansé comme ci-dessus, il y a un ou plusieurs jours et qui nous revient avec l'œil douloureux et sécrétant ;

Des phénomènes d'infiltration cornéenne font ressortir une infection déjà évidente. Dans ces cas, les partisans des injections sous-conjonctivales d'eau salée pourront encore, en cet état de choses, obtenir des résultats parfaitement bons ; nous avons pu le confirmer nous-mêmes en mainte occasion ; mais, dans d'autres, en revanche, nous avons dû constater qu'après une amélioration passagère, il fallait en désespoir de cause avoir recours aux injections de cyanure d'hydrargyre.

Pour ma part, je n'hésite jamais, en présence d'une blessure cornéenne infiltrée ou simplement suspecte, d'injecter sous la conjonctive, au niveau du cul-de-sac supérieur (1), un quart, une demi ou une pleine seringue, sui-

---

(1) Voir Leçon III, page 45 : Technique des injections sous-conjonctivales.

vant la gravité des cas, de la solution de Cn. Hg. à 1/5000 (dans un véhicule à base de chlorure de sodium, depuis que j'ai pû constater l'action eutrophique de ce sel).

Voici donc la formule que je préconise dans ces cas :

Cyanure d'hydrargyre..........	0,01
Chlorure de sodium...........	1,00
Eau distillée.............	50,00

J'applique ensuite un bandeau occlusif après insufflation de xéroforme, et le malade se représentant le surlendemain est à peu près complètement guéri. Le chémosis artificiel produit par le liquide injecté est le plus souvent résorbé après le premier jour ; s'il ne l'est pas complètement, on remet le pansement jusqu'au lendemain. Rarement, dans ce stade prodromique de l'infection, il est nécessaire de pratiquer une seconde ou une troisième injection.

La douleur produite par l'injection est variable suivant la sensibilité des sujets. Tel individu se plaindra de douleurs très violentes, alors qu'un autre n'accusera qu'une sensation de gène et une cuisson très supportables.

L'intensité de la douleur ne varie pas seulement suivant la sensibilité individuelle, mais aussi et surtout suivant que la piqûre a intéressé, ou non, un filet nerveux sensible. Tel malade, qui a supporté presque sans souffrances une ou plusieurs fortes injections, éprouvera une violente douleur à propos d'une injection même plus faible. C'est là un fait qu'il faut bien connaître. Il arrive aussi parfois qu'un gonflement très marqué des paupières se produit, la compression d'un gros tronc lymphatique peut expliquer ce fait ; le ptosis qui se manifeste quelquefois, peut être attribué à une action directe sur les filets terminaux du nerf du releveur de la paupière.

La cocaïne ajoutée à la solution à injecter rend pendant une demi-heure environ la douleur presque imperceptible, mais cette dernière reparaît plus cuisante ensuite.

THÉRAPIE OCULAIRE

*L'acoïne rend ces injections presque
complètement indolores.*

Or, on peut aujourd'hui, comme nous l'avons vu plus haut, rendre complètement indolores les injections sous-conjonctivales, de même que les injections sous-cutanées, grâce à l'acoïne que nous avons eu le bonheur d'introduire le premier en thérapeutique oculaire humaine ; « humaine » est le mot parce que, ayant lu un travail de Trolldenier, de l'Ecole vétérinaire de Dresde concluant que l'*acoïne* avait sur les animaux une action anesthésiante de beaucoup plus longue durée que la cocaïne, nous avions demandé au fabricant de ce produit de nous en envoyer quelques grammes pour en faire l'essai sur l'homme. La réponse fut que cet envoi était inutile : que l'acoïne, très active sur la conjonctive des chiens, des lapins surtout, était absolument sans effet sur la conjonctive humaine. Mais je recherchais depuis trop d'années l'agent idéal qui, permettant de faire à peu près sans douleur les injections sous-conjonctivales, amènerait une prompte généralisation de cette précieuse méthode thérapeutique, je ne pouvais croire que l'acoïne appliquée convenablement ne fût pas aussi active sur l'homme que chez les animaux. Donc, sur mes instances réitérées, la maison von Heyden, de Radebeul, voulut bien m'adresser enfin un échantillon d'acoïne ; et ce fut alors une grande joie pour moi de voir se réaliser complètement une de mes plus chères espérances : celle de rendre à peu près indolores les injections sous-conjonctivales. Mais ce n'est pas le lieu d'entrer ici dans plus de détails sur l'acoïne qui a déjà fait le sujet d'une de nos précédentes leçons.

Donc, toutes les fois qu'on aura affaire à une infection traumatique légère ou à un ulcère encore peu avancé de la cornée, on pourra hésiter entre l'injection sous-conjonctivale de chlorure de sodium ou celle d'une solution faible de cyanure d'hydrargyre.

Quand on aura à soigner un malade ou un blessé venu de loin ou qui, pour une raison quelconque, ne pourra se représenter à la visite que très difficilement, il ne faudra pas hésiter à lui faire une injection généreuse de Cn. Hg. avec pansement occlusif qu'il pourra conserver 2 ou 3 jours après. Si à ce moment la guérison n'est pas complète le malade devra revenir.

Si, au contraire, on a affaire à un malade hospitalisé ou pouvant se présenter régulièrement à la consultation, le médecin aura le choix entre les diverses méthodes dont nous venons de parler ; il pourra même, par de simples compresses, lotions et instillations antiseptiques arriver quelquefois à un bon résultat sans autre intervention. Il en sera de même pour les personnes pusillanimes redoutant tout ce qui peut ressembler à une opération, Du reste, l'instillation fréquemment répétée d'un collyre au sublimé peut à la rigueur et dans certaines circonstances particulières remplacer les injections sous-conjonctivales, en seconder l'effet ou en diminuer le nombre et la fréquence.

Dernièrement, dans un cas de panophtalmie où l'énucléation avait été catégoriquement refusée par le malade et son entourage, et où le chémosis intense contre-indiquait absolument les injections sous-conjonctivales, je me suis très bien trouvé d'instillations répétées nuit et jour aussi fréquemment que possible de la solution suivante ;

Cyanure d'hydrargyre............	0,01
Chlorhydrate de cocaïne..........	0,10
Dionine......................	0,10
Eau stérilisée..................	10 gr.

Dès les premières instillations du collyre, les douleurs

si violentes de la panophtalmie disparurent complètement, le sommeil revint. Il se produisit une diminution rapide de l'écoulement purulent, venant des profondeurs du corps vitré, qui se faisait jour à travers un large ulcère de la cornée; et l'œil s'atrophia petit à petit, sans que le malade se soit plaint de la moindre souffrance, depuis le commencement du traitement, alors qu'il souffrait atrocement avant son application.

Certains auteurs voudraient faire des instillations de sublimé une méthode exclusive de traitement des complications infectieuses des plaies du globe oculaire. Il y a certainement quelque chose de bon dans ce mode d'application des antiseptiques : d'abord, la simplicité même et l'innocuité du procédé le mettent à la portée de tous ; mais comme tous les moyens thérapeutiques dont l'application est confiée au malade ou à son entourage, il peut perdre toutes ses plus précieuses qualités par la moindre négligence de la part de celui qui est chargé de l'appliquer.

Mais, je le répète, il est des cas, et j'en ai rencontré beaucoup, où les simples instillations donnent de très beaux succès ; malheureusement, l'état de nos connaissances bactériologiques ne nous permet pas encore d'apprécier exactement la virulence de telle ou telle infection ; seule, la clinique et l'observation peuvent nous guider dans l'application de l'une ou de l'autre méthode thérapeutique.

Le cas que je viens de rapporter n'est pas un fait isolé ; je l'ai maintes fois constaté : quand, pour une raison ou pour une autre, le traitement a subi des arrêts, il est souvent impossible de ressaisir un moment favorable à son application. Un jour, c'est le galvano-cautère qui n'a pas marché, un autre jour, c'est le malade qui a refusé de se laisser faire une injection ; une autre fois, c'est un retard qui a entraîné la perte d'une cornée.

En peu de mots, on pourrait dire des injections sous-conjonctivales dans les plaies infectieuses qu'il vaut mieux trop en faire et s'en ressentir que de ne point en faire et s'en repentir.

En effet, tout le mal qu'elles peuvent faire c'est de causer une douleur assez vive quand elles sont faites les unes sur les autres, dans un laps de temps très court ; et d'entraîner quelquefois des adhérences sans importance de la conjonctive à l'épisclère. Tandis que leur abstention peut entraîner la perte de la cornée ou de l'œil lui-même. Là, comme toujours, c'est le bon sens clinique qui, avec sa conscience, doit dicter la conduite du thérapeute, lequel ne doit jamais être un sectaire avec idées préconçues et marottes routinières. Il n'y a pas un seul et unique traitement pour chaque maladie ; les réactions individuelles du malade sont aussi diverses et aussi multiples que les différentes modalités d'un même élément infectieux, plus ou moins virulent, plus ou moins toxique.

Il faut savoir, dans le traitement des ulcères infectieux, tirer le meilleur parti possible de toutes les armes que met à notre disposition notre arsenal thérapeutique déjà si pauvre : les lotions, les collyres et les poudres antiseptiques, comme le protargol en poudre, l'iodoforme, le xéroforme, etc. ; les caustiques désinfectants, comme la teinture d'iode, l'acide phénique, etc., ont leurs indications comme le galvano-cautère, les injections sous-conjonctivales et la transfixion de Saemisch.

QUATORZIEME LEÇON

SOMMAIRE

Traitement des ulcères infectieux à hypopion dans leurs formes les plus
graves. — Quelques exemples pratiques. — Le galvano-cautère et les injections sous-conjonctivales sont la base du traitement, mais bien d'autres agents thérapeutiques doivent être, en outre, mis à contribution.
Plaies infectieuses de la cornée : — leur gravité, quand elles sont compliquées de cataracte traumatique ; — traitement antiseptique, protection de la plaie par autoplastie conjonctivale ; — complications
infectieuses ; — ophthalmie sympathique ; — causes de la gravité
particulière des plaies de la région ciliaire.

Nous venons d'étudier les formes, relativement bénignes, d'ulcérations cornéennes de différente nature. Si
nous envisageons maintenant la troisième catégorie,
celle des *infections cornéennes graves*, où non
seulement la vision menace d'être sérieusement compromise par destruction ou opacification du tissu cornéen,
mais encore où la perte de l'œil lui-même peut être la
conséquence d'une suppuration profonde, il n'est plus
permis au clinicien de renoncer, de parti pris, à aucun des
moyens thérapeutiques que met à notre disposition notre
arsenal déjà trop pauvre ; aussi ne puis-je que répéter
ce que j'ai dit tant de fois à ce sujet :

Ce à quoi devraient actuellement tendre tous nos efforts,
c'est d'abord à trouver des éléments précis de diagnostic
différentiel entre les diverses kératites infectieuses, pour
nous donner une base solide de jugement vis-à-vis des
différents agents thérapeutiques que nous employons.

14

Dʳ A. DARIER   *Notions générales sur le traitement des ulcères infectieux de la cornée.*

En attendant, pour agir suivant la logique des notions pathogéniques actuelles, voici quel devrait être le traitement de tout ulcère infectieux grave de la cornée :

1° Aseptisation de tout le pourtour orbitaire, savonnage des sourcils, des cils, de la peau, puis lavage au Cu. Hg. 1/2000 des culs-de-sacs conjonctivaux et des voies lacrymales et de la cornée elle-même.

2° Imprégnation de la surface de l'ulcère au moyen de la fluorescine, du bleu ou du violet de méthyle pour bien pénétrer dans les parties les plus profondes de l'ulcère et délimiter ainsi avec assez d'exactitude toute l'étendue de l'infiltration infectieuse qui doit être éliminée.

3° Détruire aussi complètement que possible, soit par le curettage, soit plutôt par le galvano-cautère, tout le tissu morbide qui doit être anéanti, jusqu'à la limite du tissu sain. La curette peut à la rigueur remplacer le galvano-cautère, mais elle a l'inconvénient de pouvoir inoculer les germes infectieux dans le tissu sain, quand on produit accidentellement une éraflure de l'épithélium. Le galvano-cautère n'expose pas à ce danger ; mais il doit, je le reconnais, être très fin, pas trop incandescent et manié avec une délicatesse, un doigté thérapeutique, que donne seule une longue expérience clinique.

4° S'il y a du pus dans la chambre antérieure, en assez grande quantité, et que le tonus oculaire soit augmenté, il faut évacuer ce pus soit par galvano-poncture, si la cornée est ulcérée ou infiltrée dans toute son épaisseur, soit par une ponction périphérique à la lance, ce qui est préférable dans la majorité des cas.

5° Enfin, l'infection envahit presque toujours des régions que ne peuvent atteindre les moyens thérapeutiques que je viens d'énumérer.

Je n'en veux pour preuve que l'iritis et les synéchies

qui compliquent presque toujours les ulcères graves de la cornée.

Eh bien! c'est là où jamais que sont indiquées *les injections sous-conjonctivales*. C'est là, en effet, qu'elles donnent des résultats merveilleux, ainsi que Secondi, le premier, l'a si bien fait remarquer et tant d'autres après lui.

Donc, en résumé, tant que l'examen bactériologique ne nous aura pas donné un diagnostic précis sur la nature bénigne ou maligne d'un ulcère infectieux de la cornée, nous devons nous comporter envers lui comme s'il contenait le germe le plus pernicieux (il va sans dire qu'il ne s'agit ici que des formes cliniques sérieuses et non pas de ces kératites herpétiques, lymphatiques, arthritiques, etc., qui sont sans gravité, quoique souvent tenaces).

Je dis donc : aseptisation des annexes et surtout des voies lacrymales, des cils et de la conjonctive, destruction du tissu morbide par le galvano-cautère, aseptisation des milieux oculaires par une injection sous-conjonctivale, imprégnation de la surface de l'ulcère par le bleu de méthyle, l'iodoforme ou mieux le xéroforme.

Au bout de quelques jours, la guérison est en bonne voie. Au clinicien de voir s'il doit laisser aller, ou intervenir à nouveau. Il doit aussi savoir si l'état général comporte des indications spéciales : déplétions sanguines, antipyrétiques, analgésiques, toniques, etc., ce sont là des banalités qui n'ont pas besoin d'être recommandées à un médecin.

Nous ne serons bien fixés sur la valeur respective des différentes interventions, injections sous-conjonctivales, galvano-cautérisations, paracentèses, lavages, etc..., contre les ulcères cornéens, que quand, en regard de chaque observation clinique, nous aurons l'examen bactériologique précis de ce même cas.

S'il est urgent quelquefois de cautériser à fond et à blanc tel ulcère à forme serpigineuse rapide (ulcus rodens) pour conserver les parties encore transparentes de la cornée, il est d'autres fois indiqué de pratiquer des cautérisations plus légères, pointillées, pour ne pas entraîner de leucomes très opaques.

Tel le cas suivant que je viens d'observer tout récemment et qui nous présente un exemple fort intéressant de régénération partielle d'une cornée presque complètement détruite.

Un vieillard se présente à moi, malade depuis dix jours, porteur d'un ulcère cornéen qui a détruit la cornée dans son entier sans laisser trace de tissu transparent. Un bourrelet hypérémique surplombe, au niveau du limbe, la surface ulcérée et aplatie. La chambre antérieure n'existe plus ; au centre de l'ulcère on voit une excroissance fongueuse, un magma blanc jaunâtre paraissant être l'hypopion qui s'est échappé à travers une perforation spontanée de la cornée. Je ne cache pas au malade la gravité de son état et, à tout hasard, après aseptisation aussi soignée que possible des paupières, des voies lacrymales, etc., je touche l'ulcère au galvanocautère à peine rouge, en pointillé serré, de façon à respecter le plus possible ce qui reste du tissu cornéen. Je pratique ensuite une injection sous-conjonctivale d'une pleine seringue de solution de Cn. Hg. à 1/1500, aussi loin que possible de la cornée ; puis je fais appliquer deux sangsues à la tempe. Le pansement est laissé en place, pendant deux jours, après lesquels je suis immensément surpris de voir qu'une zone de tissu transparent s'est formée tout autour de la cornée ; l'ulcère a pris une teinte plus transparente, moins jaune.

THÉRAPIE OCULAIRE *Observations cliniques, formes infectieuses graves, leur traitement.*

Nouvelle intervention comme ci-dessus avec, en plus, insufflation de protargol en poudre sur toute la surface ulcérée.

Bref, après 3 ou 4 interventions, il se forme, au bout d'un mois, un leucome occupant le centre de la cornée, tandis qu'en haut une zone transparente laisse la possibilité de pratiquer, un mois plus tard, une iridectomie qui permet au malade de compter les doigts.

Permettez-moi de vous retracer brièvement un autre cas fort instructif et qui nous montre, par un exemple frappant, l'importance des injections sous-conjonctivales, quand il s'agit d'une infection vraiment sérieuse.

Un ouvrier se présente à ma clinique avec un *ulcère infectieux de la cornée* gros comme une tête d'épingle ; le corps étranger, un éclat de marteau, n'est pas resté dans la plaie. La chambre antérieure n'a pas été ouverte, mais la plaie, ronde, à bords très nets, s'enfonce comme un clou blanc presque jusqu'à la membrane de Descemet. Il n'y a pas d'hypopion, pas de chémosis, peu de photophobie, peu de douleur. Je touche au galvano-cautère toute la partie blanche, infiltrée de la plaie ; mais je ne juge pas la situation assez grave pour faire une injection sous-conjonctivale, et je prescris simplement, toutes les demi-heures, des instillations du collyre ci-dessous au Cn. Hg. 1/1000 et à la Dionine.

Le lendemain il y a une aggravation très grande ; le malade se présente avec un ulcère serpigineux *plus grand qu'une lentille,* d'un blanc grisâtre, avec hypopion, chémosis et douleurs assez marquées. Je cautérise de nouveau au galvano-cautère toute la surface ulcérée et j'injecte sous la conjonctive, profondément, en arrière du globe, une pleine seringue de Cn. Hg. 1/1500 acoïnée (voir page 77). Deux sangsues sont appliquées à la tempe pour diminuer le chémosis provoqué par l'injection.

Deux jours plus tard, tout est changé : *le malade n'a plus souffert*, dès le lendemain de l'injection sous-conjonctivale. L'ulcère a complètement changé d'apparence, il n'a plus cet aspect blanc gris, pseudo-membraneux ; les bords sont en voie de cicatrisation, il n'y a plus d'hypopion, les paupières sont encore un peu tuméfiées. On reprend les instillations de collyre au Cn. Hg. à 1 %/oo. Tout va bien pendant 5 jours ; mais deux jours de fête ayant empêché le malade de se présenter à la clinique, nous le voyons de nouveau avec une infiltration grisâtre de mauvaise nature accompagnée de douleurs violentes et de rougeur de l'œil.

Nouvelle galvano-cautérisation et injection sous-conjonctivale qui enrayent de nouveau le processus infectieux ; mais cette fois l'iris s'est accolé à la face postérieure de la cornée.

Bref, le même traitement dut être renouvelé à 4 ou 5 reprises et le malade guérit avec un leucome grand comme une petite lentille. Six semaines après, une iridectomie optique rendit une bonne vision.

Il n'est pas possible de trouver un exemple plus probant pour démontrer la supériorité des injections sous-conjonctivales de Cn. Hg. sur les simples instillations.

D'un autre côté, l'injection sous-conjonctivale n'est pas toujours suffisante à elle seule pour enrayer un processus suppuratif grave.

Ainsi, dans un cas *d'ulcère à hypopion déja très étendu*, compliqué de suppuration des voies lacrymales, une injection sous-conjonctivale de Cn. Hg. à 1/5.000 faite par un confrère ne produisit d'autre résultat qu'une disparition momentanée des souffrances du malade. Quand je le vis, l'ulcère occupait les 2/3 de la cornée, l'hypopion atteignait le bord pupillaire, un chémosis péri-cornéen très marqué contre-indiquait toute nouvelle injection sous-conjonctivale.

Je pratiquai d'abord un lavage soigné des voies lacrymales, pleines de pus, puis je touchai au galvano-cautère à peine rougi toute la surface ulcérée, préalablement teinte en vert par la fluorescine. Le tissu cornéen, sur un diamètre de 6 mm., était détruit jusqu'à la membrane de Descemet et, malgré la légèreté avec laquelle les galvano-cautérisations avaient été pratiquées, l'humeur aqueuse suinta petit à petit ; des sugillations hémorrhagiques se montrèrent sur l'iris, accompagnées de douleurs ciliaires assez vives. La chambre antérieure s'étant effacée sans que le pus se fût écoulé, je n'osai cependant pas en pratiquer la paracentèse. Je me contentai, pour ce jour-là, de toucher la surface ulcérée à la teinture d'iode et d'insuffler du xéroforme par-dessus, prescrivant au malade des instillations aussi fréquentes que possible (nuit et jour) avec la solution :

Cyanure d'hydragyre.............	0,01
Dionine......................	0,10
Chlorhydrate de cocaïne........	0,10
Eau distillée....	10 gr.

Le lendemain, un mieux notable s'était produit : l'ulcère n'avait pas progressé, il n'avait plus cet aspect blanc grisâtre à bords épais et infiltrés, il était recouvert d'une légère pellicule d'un brun jaunâtre (résidus d'iode et de xéroforme), qui se laissa facilement détacher, mettant à jour le tissu cornéen, ulcéré, mais presque transparent. Au centre un point jaunâtre légèrement saillant nous montre que l'hypopion, concrété en cet endroit, ne demande qu'à sortir. Je le saisis avec une pince à iris et en extrais une bonne partie. Nouvelles galvano-cautérisations en pointillé, sur les bords de l'ulcère suivies d'attouchement à la teinture d'iode et au xéroforme.

Le troisième jour, encore un peu d'amélioration ; le malade ne souffre plus et dort bien (Dionine ?). Un gros bourbillon de pus est encore extrait de la chambre antérieure avec la pince ; même pansement, mêmes instillations fréquentes au Cn. Hg. 1/1000, avec Dionine. Les voies lacrymales sont toujours soigneusement désinfectées. Le chémosis bulbaire a presque disparu.

Deux ou trois jours plus tard, tout chémosis ayant disparu et l'infection paraissant bien enrayée, des injections sous-conjonctivales de chlorure de sodium amenèrent une sorte de régénération des bords de l'ulcère cornéen et le leucome consécutif fut beaucoup plus petit que n'avait été la surface primitivement ulcérée.

La première injection de Cn. Hg. avait eu certainement une action favorable, mais insuffisante, et si les cautérisations électriques et les topiques antiseptiques les plus variés n'avaient été mis en usage, il est fort à craindre que la vision de cet œil n'eût été gravement compromise.

Vous le voyez, nous n'avons pas trop de toutes les armes les plus variées de notre arsenal thérapeutique pour venir à bout de certaines formes graves d'ulcères infectieux de la cornée.

Ce n'est pas par le galvano-cautère seul, ou les injections sous-conjonctivales, ou la paracentèse de la chambre antérieure, ou les cautérisations avec tel ou tel topique plus ou moins spécifique que vous arriverez à guérir les formes si variées d'infections cornéennes. Telle série pourra être favorable à telle ou telle méthode thérapeutique, telle autre lui résistera. Tant que nous ne connaîtrons pas la nature du microbe pathogène et le degré de virulence de chaque infection, il nous faudra nous laisser

guider par la saine observation clinique en mettant dans
notre jeu tous les appoints que peuvent nous fournir l'expérience des uns et des autres. Et, malgré tous ces efforts
nous ne serons pas encore absolument sûrs de guérir
tous ces cas qui se présenteront à nous ; car il est des
états pathologiques si graves que malheureusement ils
résistent encore à tous nos moyens thérapeutiques. Il est
en effet des formes d'ulcères cornéens qui, malgré toute intervention, détruisent en peu de jours et fatalement toute
la cornée si une thérapeutique intelligente et acharnée ne
leur est opposée dès le début.

D'autres formes très graves d'ulcères infectieux de la
cornée nous sont fournies par les complications cornéennes consécutives à l'ophtalmie purulente, à la conjonctivite diphtéritique et même à certaines kératites scrofuleuses profondes chez des sujets très débiles. Ces complications comportent des indications spéciales ; mais le
traitement que nous venons d'indiquer pour les ulcères
en général peut s'appliquer à ces dernières également.

* *

Ce que nous venons de dire des ulcères infectieux de
la cornée s'applique aussi bien aux plaies infectées à la
suite d'un traumatisme accidentel ou opératoire, mais
des circonstances diverses peuvent compliquer plus gravement encore la situation.

Ainsi, les suppurations consécutives à l'opération de la
cataracte empruntent à la présence des masses cristalliniennes émulsionnées dans l'humeur aqueuse une gravité toute spéciale ; il en est de même, du reste, des infections qui se produisent à la suite de traumatismes cris-
talliniens. La gravité devient encore plus grande si la

cristalloïde postérieure a été déchirée, perforée, ce qui permet une propagation rapide de la suppuration dans le corps vitré et les membranes profondes de l'œil.

Dans une Revue générale publiée dans la *Gazette des Hôpitaux* (1), nous avons fait autrefois une étude détaillée des traumatismes oculaires, nous la résumerons seulement en quelques lignes.

Nous disions alors que : *la gravité d'une plaie du globe oculaire, quelle que soit sa situation, est absolument subordonnée au degré d'asepsie dans lequel s'est trouvée la plaie jusqu'à sa complète cicatrisation.*

Il est donc de la plus haute importance, aussitôt qu'on le pourra, d'aseptiser le plus complètement possible, comme nous l'avons dit plus haut, la plaie et ses alentours. Les lavages indiqués seront suivis d'une cautérisation au galvano-cautère, intéressant toutes les parties infiltrées grisâtres ou jaunâtres ; il ne faudra pas craindre, quand ce sera nécessaire, d'enfoncer la pointe du galvano-cautère jusque dans la profondeur du cristallin cataracté ou du corps vitré lui-même s'il y a déjà menace de suppuration profonde.

Si la cautérisation a été soigneusement faite, l'aseptisation de la plaie et du foyer infectieux est ainsi à peu près complète ; mais, pour rendre plus efficace encore l'œuvre de désinfection, il ne faut pas hésiter à pratiquer de suite après une injection sous-conjonctivale de cyanure d'hy-

---

(1) A. DARIER. — Des traumatismes oculaires graves et de leur traitement ; avec considérations sur la pathogénie, la prophylaxie et le traitement de l'ophtalmie sympathique (*Gazette des Hôpitaux,* 10 octobre 1891).

THÉRAPIE OCULAIRE — *La cataracte traumatique complique gravement ces plaies.*

drargyre, d'autant plus forte et d'autant plus abondante que le processus infectieux sera plus avancé. Une pleine seringue ou une demi-seringue, suivant les cas, d'une solution à 1/1500 sera injectée profondément en arrière du globe oculaire pour éviter un trop fort chémosis.

Cette aseptisation bien faite, nous recommandions alors, déjà, dans tous les cas où la chose était possible, de recouvrir la plaie d'un lambeau conjonctival, pour la protéger contre toute nouvelle réinfection ; cette protection de la plaie avait déjà été recommandée par MM. Abadie et E. Meyer et plus tard elle a été chaleureusement prônée par Kuhnt (1), qui fit de la protection conjonctivale une méthode de traitement de toutes les pertes de substances de la cornée, ulcères, traumatismes, etc.

Pour les plaies consécutives aux opérations de cataracte, le recouvrement exact est difficile, aussi je demande la permission d'indiquer en passant le procédé que j'emploie et qui me donne les meilleurs résultats.

Il se recommande dans une foule de circonstances. 1° D'abord, comme nous venons de le dire, pour recouvrir et protéger une plaie qu'on vient de désinfecter ; 2° dans les cas où, après l'opération de la cataracte, la plaie reste entrebâillée ; alors il remplace très avantageusement la suture cornéenne, son exécution étant beaucoup plus facile et beaucoup moins dangereuse ; 3° enfin il est une série de cas où ce procédé de recouvrement conjonctival m'a rendu les plus grands services, c'est dans les hernies secondaires de l'iris après l'extraction simple de la cataracte. Dans ces cas, l'excision du lambeau irien hernié qui se fait le plus souvent quelques jours après l'opération

---

(1) Kuhnt.—*De l'utilisation de la conjonctive dans la pratique et de la chirurgie oculaire*, 1 vol. 8°, édité par Bergmann à Wiesbaden, 1898.

<table>
<tr><td>Dr A. DARIER</td><td>Protection des plaies par autoplastie de lambeaux de conjonctive.</td></tr>
</table>

de la cataracte, laisse à sa suite une plaie entrebâillée et dans un état de réceptivité infectieuse tout particulier (irritation traumatique et tiraillements iriens ou capsulaires). Depuis longtemps, je ne fais plus ces excisions secondaires sans protéger la plaie par le procédé ci-dessous.

Il ne faut pas craindre de recouvrir un bon tiers ou même la moitié supérieure de la cornée; car, la rétraction s'opérant bientôt, il ne reste plus qu'un très petit empiètement conjonctival sur le limbe cornéen.

Cette autoplastie prévient la formation de cicatrices cystoïdes et filtrantes, dont l'infection ultérieure est toujours si redoutable.

Voici comment je pratique cette opération, qui doit être faite avec beaucoup de soins pour donner des résultats :

Une injection de cocaïne 2 % avec acoïne 1 % est faite sous la conjonctive au-dessus du bord de la plaie à recouvrir. Cette injection doit être assez abondante pour détacher la muqueuse du tissu épiscléral et préparer pour ainsi dire le lambeau dans toute l'étendue qu'il doit avoir. La dissection se fait alors très facilement avec les ciseaux à strabismes ; il ne faut pas craindre de décoller la conjonctive aussi loin que possible jusque vers le fond des culs-de-sac, depuis le droit interne jusqu'au droit externe en passant par-dessus l'insertion du droit supérieur.

Avant de rabattre le lambeau conjonctival par-dessus la plaie, il faut avoir bien soin *d'aviver minutieusement* cette dernière soit avec un instrument tranchant, ce qui est toujours préférable (couteau, ciseaux, curette, etc.), soit au moyen d'attouchements au nitrate d'argent, à la teinture d'iode ou au galvano-cautère.)

Ceci fait, il ne reste plus qu'à abaisser par-dessus le lambeau conjonctival en s'assurant qu'il peut, sans tractions, recouvrir un tiers ou mieux la moitié de la cornée. Le lambeau sera maintenu solidement en place par une

THÉRAPIE OCULAIRE
Collyres et injections sous-conjonctivales antiseptiques.

suture à la soie faite de chaque côté du diamètre horizontal de la cornée.

Au bout de 4 à 5 cinq jours, les fils seront enlevés, s'ils ne sont pas tombés spontanément. La conjonctive ne restera adhérente qu'aux parties avivées, et la rétraction conjonctivale s'opérant, on n'aura pas à craindre un trop gros bourrelet cicatriciel.

Ce procédé est celui qui m'a le mieux réussi dans tous les traumatismes oculaires portant sur la périphérie de la cornée ; il est bien supérieur à la suture en bourse et aux recouvrements en lambeaux détachés ou en bandelettes.

Mais avec une plaie ainsi protégée, on n'est pas en droit de croire que tout est fini et qu'il ne reste plus qu'à se croiser les bras ; loin de là, la surveillance doit être constante jusqu'à ce que tout soit rentré dans l'ordre et que la guérison soit complète.

Le jour même ou le lendemain, une réaction assez violente peut se produire. Il faut alors retirer le pansement, appliquer 2, 3 ou 4 sangsues à la tempe et faire des instillations continuelles du collyre suivant :

Cyanure d'hydrargyre	0.01
Chl. de cocaïne	0.10
Dionine	0.10
Eau stérilisée	10 gr.

Instiller 2 ou 3 gouttes de collyre toutes les 1/2 heures dans l'œil malade. (Suivant l'indication fournie par l'état de la pupille, on ajoutera 0,05 d'atropine ou d'ésérine).

La réaction inflammatoire passée, il s'agira de savoir s'il y a lieu de pratiquer de nouvelles injections sous-conjonctivales ; mais, dans le doute, ce ne sera pas l'abstention qui sera sage ; bien des cas ont mal tourné à cause d'une trop longue expectation; mieux vaut une ou deux injections de trop qu'une de pas assez. Ici, comme toujours, le sens clinique est notre seul maître. Ce n'est souvent que par une lutte acharnée de tous les jours que la guérison est obtenue.

Nous n'avons pas la prétention d'affirmer que l'on obtiendra toujours des résultats absolument favorables. Nous savons combien une erreur ou une faute sont faciles à commettre dans cette lutte si difficile de la thérapeutique contre les éléments infectieux ; on croit avoir enrayé les progrès du mal et, quelques jours après, l'infection renaît, pour ainsi dire, de ses cendres. Il ne faut donc jamais désarmer et tenir les malades très longtemps en observation pour intervenir chaque fois que les indications cliniques sont précises. C'est ce que nous avons été obligés de faire dans la plupart des cas que nous avons observés. A deux ou 3 exceptions près, il a fallu presque toujours renouveler à plusieurs reprises la cautérisation et les injections sous-conjonctivales, quelquefois même intra-oculaires.

Plus la chirurgie fait de progrès, plus elle devient conservatrice, l'oculistique ne fait pas exception à cette règle.

Quant aux indications de l'énucléation, elles sont pour nous déjà trop fréquentes et assez précises.

Il y a lieu d'énucléer toutes les fois que la blessure est trop grave pour qu'il soit permis d'espérer conserver un organe utile soit pour la vision, soit seulement pour la forme, et aussi toutes les fois que l'œil renferme un corps étranger que l'on n'a pu extraire.

Les plaies de la région ciliaire ont de tout temps été considérées comme des plaies de la plus grande gravité.

L'expérience n'a-t-elle pas montré, en effet, qu'une plaie

pénétrante de cette partie de l'œil (abstraction faite des complications immédiates) entraînait souvent à sa suite, soit une *irido-choroïdite suppurative aiguë* se terminant soit par un phlegmon de l'œil, soit par une *atrophie progressive du globe* oculaire et très souvent aussi se compliquait d'une irido-choroïdite secondaire de l'autre œil (*ophthalmie sympathique*). Une cécité complète pouvait donc souvent être la conséquence d'une simple plaie de la région ciliaire.

La cause première de cette gravité d'un traumatisme relativement minime est restée très obscure jusqu'aux découvertes récentes de la microbiologie.

Jusqu'alors quoi de plus naturel que de chercher l'explication de la gravité des blessures du corps ciliaire dans l'importance anatomique ou physiologique de l'organe lésé ? Or, il est établi depuis longtemps que l'iris et les procès ciliaires jouent un rôle capital dans la nutrition de l'œil. Il découle naturellement de ce fait qu'une altération profonde de cette partie de l'œil peut avoir des conséquences graves pour son avenir.

Mais où l'on ne voyait autrefois qu'une action purement mécanique, nous voyons aujourd'hui un processus infectieux, parasitaire, détruisant progressivement et de plus en plus profondément les tissus oculaires, pour se propager même, par l'intermédiaire des nerfs optiques et du chiasma, jusqu'à l'œil du côté opposé.

Ne savons-nous pas déjà que de simples plaies de la cornée peuvent amener, elles aussi, une panophthalmie, une phthisie progressive du globe oculaire et même une ophthalmie sympathique ? Il peut en être de même pour des blessures purement scléroticales, alors même que ni le corps ciliaire ni l'iris n'ont été lésés. Donc, nous pouvons dire pour les plaies de la région ciliaire de même que pour les précédentes :

Dr A. DARIER — *L'infection reste l'élément redoutable de toutes les plaies du bulbe.*

La gravité d'une plaie pénétrante quelconque du globe oculaire, quelle que soit sa situation, est absolument subordonnée au degré d'asepsie dans lequel a été tenue la plaie jusqu'à sa complète cicatrisation.

Tout ce que nous pouvons concéder aux théories anatomiques, c'est que, suivant la région intéressée, la plaie peut offrir une réceptivité plus ou moins grande aux éléments infectieux. Une plaie de la coque oculaire envisagée en elle-même offre à peu près partout la même résistance aux germes infectieux, qu'elle porte sur la région ciliaire ou ailleurs. Mais la coque oculaire une fois traversée, l'élément microbien trouvera un milieu de culture et des voies de propagation absolument différents, suivant la région intéressée. De la cornée, l'infection doit traverser la chambre antérieure, envahir l'iris, puis les procès ciliaires pour se propager au segment postérieur de l'œil. Une plaie infectée de la région ciliaire, au contraire, permettra la propagation immédiate du processus inflammatoire à la fois à la chambre antérieure et à tout le tractus uvéal.

Une particularité des plaies de la région ciliaire est aussi la difficulté que l'on a, dans certains cas, de savoir si, oui ou non, l'infection a eu lieu ; car l'infection peut faire son chemin en arrière, d'une manière lente, insidieuse, et envahir petit à petit tout le cercle ciliaire sans amener de phénomènes réactionnels bien marqués, jusqu'à ce qu'on s'aperçoive que l'œil est en train de s'atrophier, ou jusqu'à ce qu'éclate soudain une ophthalmie sympathique.

Pour les plaies de la cornée, au contraire, tout se passe le plus souvent au grand jour et une intervention opportune peut conjurer le danger. Voilà toute la différence qu'anatomiquement nous sommes forcés d'admettre et par expérience et par raisonnement. La loi générale de l'infectivité n'en est aucunement ébranlée.

QUINZIÈME LEÇON

SOMMAIRE

Maladies de la cornée (Suite).— Kératites superficielles, kératites profondes. — Kératite phlycténulaire ou pustuleuse. — Traitement général : quinine, tanin, fer, iode, arsenic. — Traitement local ; pommade jaune toujours, atropine quelquefois. — Kératite fasciculaire.— Ulcère marginal, ulcère arthritique ; traitement général : salicylate, quinine, lithine.— Traitement local : dionine et pansement occlusif.— Kératite arborescente. — Herpès cornéen fébrile. — Zona. — Kératite bulleuse. — Kératite maculeuse. — Kératite parenchymateuse circonscrite par contusion. — Kératite en grillage. — Kératite striée. — Kératite parenchymateuse hérédo-spécifique. — Dents d'Hutchinson.

En divisant cliniquement les kératites en deux grandes classes, les *kératites superficielles* et les *kératites profondes*, nous établirons plus facilement les principales indications thérapeutiques des maladies de la cornée.

Pour les kératites superficielles, aboutissant presque toutes à l'ulcération plus ou moins étendue, plus ou moins profonde de la cornée, nous aurons à tenir compte de toutes les indications relatives à l'aseptisation du foyer morbide qui, forcément en contact avec l'air et les sécrétions oculaires, ne peut manquer de s'infecter, quelqu'antiseptiques que puissent être les larmes. Presque toujours aussi, il y a conjonctivite et quelquefois blépharite concomitantes.

Il sera donc, dans tous ces cas, recommandé de pratiquer une stérilisation aussi parfaite que faire se peut des culs-de-sac conjonctivaux et des bords palpébraux par des lavages fréquents et surtout par des savonnages des paupières au protargol qui donnent, comme nous l'avons vu déjà souvent, des résultats excellents. (Voir page 152.)

Nous avons déjà parlé, à diverses reprises (voir pages 50, 118, 124), de la *kératite lymphatique*, *kératite phlycténulaire* ou *pustuleuse*, etc… Cette affection, où l'état général joue le principal rôle, mais où l'infection secondaire peut être redoutable, est le plus souvent rapidement guérie par le traitement classique à la pommade jaune (voir page 50) et le traitement général tonique dont nous allons parler.

Cependant il est des cas graves avec *infiltration profonde* et *abcès cornéens* contre lesquels il n'est pas de meilleur moyen que l'injection sous-conjonctivale de sublimé. Secondi (1) et beaucoup d'autres après lui ont démontré l'action bienfaisante de cette intervention locale, qui a non seulement l'avantage d'enrayer le processus pathologique, mais qui provoque une résorption rapide des infiltrations pathologiques et augmente la transparence du tissu cornéen intéressé. Mellinger a noté le même fait à la suite des injections d'eau salée, auxquelles nous nous plaisons à reconnaître une action stimulante sur la circulation de la lymphe nutritive de l'œil, donnant à cette humeur une plus grande fluidité, un pouvoir dissolvant et résorbant plus marqué.

Nous avons déjà eu à nous occuper de cette action dite lymphagogue quand nous avons étudié ce nouvel et bien curieux topique oculaire, la Dionine. Voir leçon VI.

---

(1) Secondi. — Les injections sous-conjonctivales de sublimé dans les maladies de la cornée. (*Giornale della R. Academia di medicina di Torino*, 1889.)

<table>
<tr><td>THÉRAPIE OCULAIRE</td><td>Traitement général indiqué par la nature
de l'infection endogène.</td></tr>
</table>

Tout récemment LEBER (1), par des recherches anatomiques et expérimentales fort intéressantes, a laissé entrevoir que les phlyctènes kératiques ou conjonctivales pouvaient être causées par une infection endogène, dont on pouvait trouver la première localisation périphérique dans la paroi interne des petits vaisseaux. De nombreuses cellules géantes et un aspect nettement tuberculoïde de la phlyctène pourraient faire penser à une infection tuberculeuse, sans pourtant qu'on ait pu trouver de bacilles ni de dégénérescences caséeuses. Scrofule et tuberculose sont membres d'une même famille.

Il est donc naturel, comme la pratique nous l'a enseigné dès longtemps, d'insister particulièrement sur le traitement général quand nous avons à soigner des enfants atteints de kératites pustuleuses.

Une bonne hygiène, une bonne alimentation, les arsenicaux, le fer, le quinquina, seront à recommander en première ligne ; l'huile de foie de morue et les *préparations iodotanniques* rendront aussi les plus grands services. Dans certaines formes rebelles, on se trouvera très bien de doses presque homéopathiques de sublimé, comme dans la formule suivante :

        Iodure de potassium............   5 gr.
        Bichlorure d'hydrargyre......   0 gr. 05
        Cognac et sirop de fl. d'or...*aa* 30 gr.
        Eau......................... .. 120 gr.

Une à quatre cuillerées à café par jour suivant l'âge.

Nous avons émis en passant l'hypothèse que le lymphatisme pourrait bien être dû à une insuffisance du tonus

---

(1) Société d'ophtalmologie de Heidelberg, août 1901 (dans la *Clinique Ophtalmologique*, 10 sept. 1901).

des vaisseaux capillaires, sanguins et lymphatiques, et que une insuffisance de fonctionnement des capsules surrénales pourrait bien être pour quelque chose dans cette atonie vasculaire. L'opothérapie de ces glandes aura peutêtre un jour une certaine importance dans le traitement de la scrofule et du rachitisme. Nous avons vu toute la pratique que l'on peut tirer de l'application de la surrénaline dans les kératites vasculaires, les pannus, le catarrhe printanier, etc... (voir page 124). En tous cas, nous pourrions, en attendant, nous servir de vaso-constricteurs puissants tels que la *quinine*, l'*ergotine* et le *tanin*, qui font la base de presque toutes les préparations classiques : ratanhia, raifort, brou de noix, etc.

La *kératite fasciculaire* n'est en somme qu'une forme de la kératite strumeuse ou lymphatique et relève du même traitement. Dans ces cas, comme dans ceux qui s'accompagnent d'un ulcère central de la cornée, l'atropine est indiquée, tandis que nous rejetons complètement son emploi dans toutes les phlyctènes de la périphérie de la cornée et du limbe qui guérissent avec une grande facilité sans atropine. (Voir page 11.)

L'*ulcère marginal* dit aussi *ulcère arthritique de la cornée* parce qu'il survient en général chez des personnes âgées, plus ou moins rhumatisantes, s'accompagne souvent de phénomènes irritatifs violents, se cicatrise en général d'une façon complète sans laisser de leucomes, mais récidive assez facilement.

Il faut se garder d'employer contre ces ulcères des collyres irritants et des caustiques violents. L'état général doit être l'objet de soins particuliers : si l'on a affaire à un arthritique ou à un goutteux, on prescrira les *préparations* salicylées et, en particulier l'*aspirine* dont l'action antinévralgique est des plus utiles dans ces cas, à la

THÉRAPIE OCULAIRE

Médication interne par les alcalins, le salicylate, la lithine, etc...

dose moyenne de 2 ou 3 grammes par jour. Le *benzoate de soude* ou les *sels de lithine* seront utiles chez les goutteux, mais si leur action n'est pas suffisante, on se trouvera bien de l'emploi de la *Colchicine* (1), à la dose de un à trois milligrammes par jour.

Chez les artério-scléreux, l'*Iodure de sodium*, à la dose de 0,50 cent. par jour, joint au régime lacté, donnera de bons résultats.

Comme applications locales, M. ABADIE recommande de simples lotions alcalines avec de l'eau de Vichy ou une solution de bicarbonate de soude à 4 °/₀₀. L'asepsie des bords palpébraux sera facilement obtenue par le protargolage des cils.

Si les douleurs sont violentes, il y aura lieu de prescrire le collyre suivant :

Dionine........................	0,10
Chl. de cocaïne................	0,10
Bicarbonate de soude...........	0,20
Eau dist.......................	10 gr.

Une goutte dans l'œil malade 5 à 6 fois par jour.

J'ai vu des *ulcères marginaux* de la cornée, ayant résisté à bien des traitements et s'accompagnant de douleurs violentes, guérir en très peu de jours par ces simples instillations qui, presque toujours, amènent dès leur première application la cessation définitive des douleurs.

Mais tous les cas ne se ressemblent pas et ne sont pas influencés de la même façon par nos agents thérapeutiques, aussi devons-nous avoir de nombreuses réserves.

---

(1) DARIER : De la Colchicine dans les maladies oculaires rhumatismales ou goutteuses. (*Bulletin de la Société d'Ophtalmologie de Paris*, 1889.) (Voir aussi page 254.)

Dʳ A. DARIER

*Traitement local de la kératite
arborescente.*

Quand les douleurs ne cèdent pas à l'emploi de la dionine,
du salicylate de soude, de l'aspirine, seuls ou combinés
à la quinine, on se trouvera bien, selon les indications
de M. ABADIE, de l'emploi de la *teinture de Rhus
toxicodendron* à la dose de 5 gouttes, à boire dans un
peu d'eau sucrée 3 ou 4 fois par jour.

Le pansement occlusif rend parfois de signalés services dans ces cas.

Quant aux ulcères infectieux de la cornée, nous les
avons passés en revue en même temps que les érosions
traumatiques de la cornée. Nous voulons dire seulement
quelques mots en passant au sujet d'une forme particulière, la *kératite superficielle arborescente* qui,
sans être très grave, est souvent rebelle à tous les traitements, surtout quand elle survient chez des sujets âgés et
décrépits. Dans ces cas, toutes les médications générales
se sont montrées inefficaces et la multiplicité des topiques
locaux préconisés prouve qu'aucun n'a une action spécifique jusqu'à présent. Aussi, ne saurait-on s'armer de
trop de précautions pour arriver à une guérison aussi
prompte et aussi radicale que possible.

Voici la conduite que je tiens habituellement en pareille
circonstance. Après avoir délimité par la fluorescine l'é-
tendue et la topographie de la lésion ; je procède à une
aseptisation aussi complète que possible de la cornée,
de la conjonctive et des voies lacrymales ; puis ayant légèrement effleuré avec le galvanocautère faiblement rougi,
les points les plus malades de la cornée, je pratique une
injection sous-conjonctivale de Cn. Hg. à 1/5000 (1/2 seringue avec acoïne). (Voir page 77.)

Un pansement occlusif au xéroforme est alors laissé en
place pendant 2 ou 3 jours. Si, après cela, la fluorescine
colore encore une notable partie de l'ancienne ulcération,

je répète la même intervention que ci-dessus, et cela à 2 ou 3 reprises, s'il le faut, pour obtenir une guérison complète.

Nous ne pouvons nous étendre longuement sur les *kératites à forme vésiculeuse*, dont la cause première relève en général d'une action neurotrophique.

L'herpès cornéen fébrile bien étudié par Horner est le plus souvent un syndrome d'affections fébriles s'accompagnant d'herpès labial ou cutané. La thérapeutique de cette affection se bornera à des soins de propreté, à une antisepsie bien comprise et au traitement général indiqué par la maladie. La guérison s'obtient ainsi très rapidement avec ou sans application de pommade jaune.

Bien autrement graves sont les *vésicules d'herpès cornéen* dans le *zona ophtalmique*. Il s'agit, dans ces cas, d'une maladie du trijumeau que vous connaissez tous et qui, selon M. Abadie, aurait sa cause première dans une lésion du grand sympathique dont les filets trophiques accompagnent les gros troncs nerveux. La cornée, dans ces cas, est le plus souvent insensible, ce qui n'empêche pas les malades de souffrir quelquefois cruellement.

On pourra essayer de calmer les douleurs par des applications locales de Dionine en collyre à 1 % dans une solution de Cn. Hg. 1 °/₀₀ pour maintenir l'ulcération cornéenne dans un état d'asepsie aussi complète que possible.

Les pommades à l'iodoforme ou au xéroforme seront d'un bon effet, et le bandeau occlusif protègera la cornée contre les irritants extérieurs. La quinine et l'électricité (courant continu) feront la base du traitement général.

Les *kératites vésiculeuses* ou *bulleuses* se montrent souvent sur des cornées ayant déjà subi des troubles trophiques ; dans le glaucome absolu, par exemple, on voit parfois l'épithélium de la cornée soulevé sur une assez grande étendue par un liquide transparent ; mais ces cas ne présentent qu'un intérêt thérapeutique secondaire, l'œil étant déjà perdu. Néanmoins, l'énucléation étant une ressource par trop suprême, il sera bon de savoir guérir ou prévenir les vésicules cornéennes.

Il est aussi des cas où des vésicules petites, transparentes, se produisent sur des cornées saines sans qu'on puisse bien en trouver la cause.

Ces kératites vésiculeuses se présentent presque toujours avec des rechutes fréquentes, laissant, après la chute de la pellicule qui recouvre les bulles, un ulcère qui n'est sans doute que cette forme appelée communément *ulcère récidivant.*

L'élément nerveux dans ces cas est une des causes principales de l'affection. Le réflexe peut être provoqué par un irritant périphérique ou par des vices de réfraction et en particulier l'astigmatisme. Le traitement général tiendra compte des indications causales. Localement, on aura recours aux analgésiques oculaires et au bandeau occlusif.

La kératite maculeuse ou *kératite ponctuée superficielle* est caractérisée par la présence de nombreuses petites taches grises siégeant dans les couches antérieures du tissu cornéen, sorte d'éruption de foyers d'infiltrations parenchymateuses, d'origine évidemment infectieuse. Le traitement de cette affection sera le même que celui que nous allons indiquer dans les formes de kératites parenchymateuses circonscrites.

Quant à ce que l'on a appelé la *kératite ponctuée,* caractérisée par un pointillé plus ou moins marqué sur la membrane de Descemet, c'est loin d'être une entité morbide, c'est un signe physique qui dénote la présence d'une *iritis* soi-disant *séreuse*, et qui peut relever des causes les plus hétérogènes, (syphilis, rhumatisme, tuberculose et même simplement de l'ophtalmie sympathique). Dans ces cas, la thérapeutique dépendra du diagnostic et nous en reparlerons à propos du traitement des maladies de l'iris.

*
**

Nous arrivons maintenant à la classe si importante des *kératites profondes, kératites parenchymateuses, kératites interstitielles.*

Il faudrait bien se garder de vouloir faire une seule et même espèce de tous les cas d'infiltration cornéenne plus ou moins profonde, plus ou moins diffuse, plus ou moins étendue, etc... Il y a des infiltrations cornéennes (*mesokératites*) d'origines bien différentes.

Il est des *kératites parenchymateuses* bénignes à forme circonscrite, à évolution rapide, il en est de très graves pouvant durer des années et entraîner parfois la cécité, à la suite de complications variées.

La *kératite quadrillée* ou *kératite en grillage* (1), mise en lumière dans ces dernières années, est due très probablement à une infiltration de leucocytes dans les espaces cornéens dont on voit à l'œil nu les plus grandes stries simulant des canaux se coupant et s'entrecroisant sous différents angles. Cette dernière forme d'infiltration cornéenne s'améliore quelquefois très rapidement sous l'influence des injections sous-conjonctivales de chlorure de sodium et même sous la seule influence des instillations de Dionine (2).

---

(1) HAAB (Deutschmann's Beiträge, 1899).

(2) DARIER et DAULNOY. — Observations sur les effets thérapeutiques de la Dionine (*La Clinique Ophtalmologique*, n° 6, 1900).

Cette kératite striée n'a été encore relatée que se présentant sous des formes légères. Or, j'ai, pour ma part, observé chez des rhumatisants deux cas qui ont revêtu une forme d'une intensité remarquable. La cornée avait d'abord pris un aspect grisâtre qu'un examen attentif, même à l'œil nu, faisait apparaître comme une infiltration intense de tous les espaces lymphatiques cornéens s'entrecroisant presque à angle droit donnant un aspect de hachures quadrillées. En un mois, la cornée était devenue ainsi complètement blanche ; ce n'est que secondairement que se fit une hyperémie périkératique avec vascularisation cornéenne fine et profonde. La résorption se fit seulement au bout de plusieurs mois.

Devons-nous considérer ces cas comme une forme spéciale de kératite parenchymateuse à laquelle on pourrait donner le nom de *kératite parenchymateuse rhumatismale?* Je ne serais pas éloigné de cette conception clinique, d'autant plus que les cas auxquels je fais illusion n'ont bénéficié que du traitement anti-rhumatismal : salicylate, applications chaudes, massages oculaires, etc... Les injections sous-conjonctivales, mal supportées au début, ont amené, à la période de résolution, un éclaircissement rapide de la cornée.

Dans une autre forme peu commune, la *kératite striée*, que l'on observe quelquefois à la suite de l'opération de la cataracte et qui est due le plus souvent à un plissement de la membrane de Descemet, le résultat thérapeutique est lent à se produire quel que soit le traitement employé.

A la suite de la pénétration d'un corps étranger dans la cornée, on observe souvent tout autour une zone d'infiltration parenchymateuse qui disparaît le plus souvent

<table>
<tr><td>

THÉRAPIE OCULAIRE

</td><td>

*Kératite parenchymateuse traumatique
ou par contusion.*

</td></tr>
</table>

spontanément après l'extraction du corps étranger. Néanmoins, ces infiltrations pouvant entraîner après elles de petites taies de la cornée, on fera bien de faire soit des instillations répétées d'un collyre à la Dionine (voir ci-dessus, page 103), soit de pratiquer quelques injections sous-conjonctivales de chlorure de sodium à 2 % ou 4 %.

On pourra agir de la même façon dans certains troubles cornéens consécutifs à des contusions violentes de la cornée (*mesokératites traumatiques*), qui simulent quelquefois une kératite parenchymateuse et cela à s'y méprendre, surtout quand cet accident survient chez un individu plus ou moins prédisposé, comme ce fut le cas pour un jeune ouvrier mécanicien, à la suite d'un choc violent sur la cornée, par la projection d'un corps étranger volumineux, un éclat de métal.

Le lendemain même, le malade se présente à la consultation. La cornée n'était nullement ulcérée ; mais avait un aspect terne, dépoli, avec une infiltration grisâtre-nuageuse très légère, occupant son centre et voilant complètement l'orifice pupillaire. L'iris réagit normalement, et l'atropine produit une large mydriase.

Le jeune homme porte tous les stigmates de la scrofule, il a même le faciès Hutchinsonien, c'est pourquoi, malgré l'affirmation qu'aucune maladie oculaire ne s'est jamais présentée chez le malade, je fais mes réserves, en posant le diagnostic de contusion de la cornée. Souvent, en effet, nous voyons un traumatisme ou même la présence seule d'un corps étranger être la cause déterminante ou occasionnelle de l'éclosion d'une kératite parenchymateuse vraie quand on a affaire à des sujets prédisposés.

Après quelques jours d'instillations d'un collyre à la

Dᴿ A. DARIER

*Action résolutive de la Dionine et des injections
sous-conjonctivales.*

Dionine (1), un éclaircissement très notable se produisit ;
je croyais le malade définitivement guéri, lorsque tout
à coup l'infiltration cornéenne prit de nouveau des
proportions si considérables que la cornée fut envahie
presque tout entière ; une photophobie très marquée accompagnée de douleurs me fit craindre une poussée aiguë
de vraie kératite parenchymateuse. Je soumis alors le
malade aux injections sous-conjonctivales de cyanure à
1/5000, et je fis faire des frictions hydrargyriques tout autour de l'orbite. La guérison fut si rapide que je ne puis
croire qu'il s'agissait réellement d'une vraie kératite parenchymateuse. En effet, un mois après son accident,
le blessé pouvait reprendre son travail avec sa cornée
presque complètement transparente.

Ce cas, considéré comme une kératite parenchymateuse hérédo-spécifique, pourrait nous montrer combien
puissante est l'action des injections sous-conjonctivales
quand elles sont appliquées en temps opportun, soit tout
à fait au début, soit à la période terminale de l'affection.

Qui nous dit, en effet, que sans cette intervention énergique la maladie n'eût pas évolué comme une véritable
kératite parenchymateuse ? — Je vous présente l'observation telle qu'elle est ; vous en tirerez profit quand vous
vous trouverez dans des conditions analogues. Nous aurons
du reste à revenir sur ce sujet dans quelques instants.

---

(1) Dionine............................. 0,10
Chlorure de cocaïne.,.................... 0,10
Sulf. n. d'atropine....................... 0,02
Solution de Cn. Hg. 1/2000 .... 10 gr.

Instiller toutes les 2 heures une goutte ou deux de ce collyre
dans l'œil malade.

| **THÉRAPIE OCULAIRE** | *Kératite parenchymateuse hérédo-spécifique, stigmates d'Hutchinson.* |

La *kératite parenchymateuse ou interstitielle*, elle non plus, ne revêt pas une forme toujours identique à elle-même.

Nous étudierons plus spécialement, parce qu'elle est la mieux connue, la *kératite parenchymateuse* qu'a si bien décrite HUTCHINSON et qui, dans la majorité des cas, se rencontre chez les enfants de parents ayant eu la syphilis, comme une des multiples manifestations de ce funeste héritage.

On observe dans l'hérédo-syphilis, la natalité avant terme et une grande mortalité des nouveau-nés, qui sont chétifs, malingres, très prédisposés à la méningite. L'ossature cranienne présente chez ces enfants un aspect particulier, les bosses frontales sont saillantes et asymétriques ; la coaptation des machoires se fait mal ; l'oreille interne souffre dans son développement, et il en résulte souvent une surdité plus ou moins marquée.

Les os des jambes et en particulier les tibias présentent des nodosités, suites d'épaississement du périoste. L'articulation du genou est souvent malade.

La dentition se fait mal et lentement ; les premières dents, dents de lait, sont plus petites et espacées, le plus souvent en nombre insuffisant, mais, c'est surtout sur la seconde dentition que se font voir les *stigmates presque caractéristiques de l'hérédo-syphilis*.

Les *dents d'Hutchinson* (1) sont caractérisées par une sorte d'arrêt de développement de l'émail, arrêt portant sur le sommet de la dent, dont les tubercules, presque dépourvus de cette enveloppe protectrice, poussent en pointes irrégulières et plus ou moins hypertrophiques,

---

(1) JONATHAN HUTCHINSON. Syphilitic disease of the eye and ear. Londres, 1864.

pointes constituées par la dentine seule, substance osseuse
de la dent, d'une grande fragilité quand elle n'est pas
recouverte de sa cuirasse d'émail protecteur qui, elle, est
pour ainsi dire inaltérable. De là, la forme toute particulière des dents d'Hutchinson qui, écartées les unes des
autres, sont petites au point que leur nanisme constitue
souvent à lui seul une présomption d'hérédo-syphilis.

Les *incisives*, au lieu d'avoir la forme rectangulaire,
sont plus larges à leur base, tandis que leur bord tranchant
devient plus étroit et présente une entaille en coup d'ongle,
cette entaille est due à la chute ou à l'usure de la partie
de dentine dépourvue d'émail que l'on peut observer quand
on voit le patient peu de temps après l'éclosion de la dent.

Les *canines* se terminant par une seule pointe au
lieu des 3 petites dentelures que l'on observe sur les
incisives saines, montrent à leur éclosion une petite
pointe souvent très aiguë, au-dessous de laquelle se re-
ferme un collet d'émail ; cette pointe de dentine se brise
ou s'use promptement laissant après elle une encoche
plus petite que celle que l'on observe sur les incisives.

Les PREMIÈRES GROSSES MOLAIRES, quoique le fait n'ait
été, que je sache, signalé encore par personne, présentent
le même arrêt de développement, ce qui s'explique facilement par ce fait que, *pour ces 3 groupes de dents,
incisives, canines et premières grosses molaires permanentes, l'émail se forme vers la 15e ou
16e semaine de la vie embryonnaire,* tandis que
c'est longtemps plus tard (3 mois après la naissance) que
se développent les autres follicules dentaires des dents
permanentes. Cette constatation nous porterait à penser
que c'est dans les premières semaines de la vie intra-uté-
rine que se fait sentir l'action inhibitrice de la tare syphilitique sur le développement des différents tissus du
fœtus.

THÉRAPIE OCULAIRE

Évolution des canines, des incisives et des premières grosses molaires.

Les premières grosses molaires, au nombre de quatre, (une en haut, une en bas, de chaque côté) sont pourvues, chacunes, de quatre tubercules. Comme pour les autres dents décrites ci-dessus, la formation normale de l'émail s'arrête ou ne se fait qu'imparfaitement au sommet de la dent. La substance osseuse ou dentine n'étant pas comprimée, enserrée dans sa cuirasse d'émail, prolifère et croît rapidement et irrégulièrement ; les quatre tubercules, au lieu d'être arrondis, lisses et blancs d'émail, sont très pointus, jaunâtres et souvent très anfractueux. Ces sortes d'épines osseuses sont d'une grande fragilité et, comme elles sont soumises à deux actions simultanées très délétères, elles sont bientôt atteintes par la carie qui les détruit en très peu de temps : 1° les grosses molaires, en effet, subissent la plus forte pression pendant la mastication ; 2° elles donnent asile entre leurs tubercules déchiquetés à des débris d'aliments qui, pendant la nuit subissent des altérations chimiques, ou des fermentations qui attaquent et rendent friable la dentine. Cette dernière se brise et s'effrite, et bientôt il ne reste plus que la couronne de la dent avec une grosse carie au centre.

Pour étudier ces altérations particulières des premières grosses molaires, il faut observer de nombreux enfants à différents âges, de façon à saisir le moment où la dent vient de naître et à suivre ensuite son évolution. Souvent, en effet, au bout de quelques mois, on ne voit plus que 4 dents cariées qui ne présentent plus rien de caractéristique. Et pourtant pour l'observateur méticuleux ces 4 dents cariées symétriques doivent avoir une signification ; pour ma part, après 20 années d'observation clinique attentive sur cet infime détail de pathologie, je suis arrivé à cette conviction : que les premières grosses molaires faisant leur évolution embryologique à la même époque que les canines et les incisives peuvent subir, sous l'influence de l'hérédité syphilitique, le même arrêt de développement si bien étudié et si bien décrit par Hutchinson.

Or, il arrive souvent qu'on trouve des hérédo-syphilitiques avérés qui ont des dents presque irréprochables. Cependant, si l'on y regarde bien, on note que les dents sont un peu écartées, plus petites que ne le comporterait l'ossature de la face. Quand le patient sourit, on ne lui voit pas la mâchoire, et pourtant la bouche est souvent agrandie par d'anciennes rhagades des commissures labiales. Mais ces cas, sans être rares, sont l'exception, et si l'on cherche bien, chez beaucoup de sujets hérédo-spécifiques avec toutes les dents de devant saines et presque belles, on trouvera que les premières grosses molaires présentent les signes que j'ai décrits plus haut, ou si l'âge est déjà un peu avancé, les 4 dents sont cariées ou plusieurs d'entre elles ont complètement disparu, alors que celles qui restent laissent voir encore une couronne d'émail sain avec un ou deux tubercules pointus et incomplètement recouverts d'émail.

Je n'ai jamais entendu parler des grosses molaires comme pouvant porter les stigmates d'Hutchinson, même pas par ce maître éminent, dont j'ai eu tant de plaisir à suivre les magistrales leçons au « *London Hospital* ». C'est en constatant leurs altérations typiques chez de nombreux sujets porteurs soit de vraies dents Hutchinsonniennes, soit de plusieurs autres des stigmates caractéristiques de l'hérédo-syphilis que j'en suis arrivé à la conviction que les premières grosses molaires peuvent fournir des indications précieuses dans le diagnostic de l'hérédo-syphilis.

SEIZIÈME LEÇON

SOMMAIRE

Kératite parenchymateuse (*suite*). — Le plus souvent hérédo-syphilitique. — Quelquefois de nature tuberculeuse ou scrofuleuse. — Importance du traitement général par les injections hypodermiques ou
intra-veineuses de sels mercuriels solubles. — Applications locales :
atropine, dionine, compresses chaudes, cataplasmes hydrargyriqués.
— Injections sous-conjonctivales de chlorure de sodium, d'eau de
mer, de cyanure d'hydrargyre, etc... — Massage à la lanoline hydrargyrique. — **Maladies de la sclérotique.** — Episclérite de nature rhumatismale ou goutteuse. — Salicylate de soude, aspirine, colchicine.
— Episclérite de nature tuberculeuse. — Massage à la lanoline iodoformée. — Cautérisations au galvano-cautère. — Injections sous-conjonctivales, etc...

Jusqu'à ces dernières années, il était assez généralement
admis que la kératite parenchymateuse représentait une
des principales manifestations de la triade d'Hutchinson
caractéristique de l'hérédité syphilitique.

Or, récemment, des travaux intéressants (1) ont été publiés, qui tendraient à prouver que bien des kératites parenchymateuses ont pour origine et pour cause la tuberculose, soit qu'on retrouve le bacille de Koch dans différents organes primitivement atteints, soit qu'on ne les
trouve que dans l'œil lui-même, et quelquefois dans l'infiltration cornéenne seule.

Certains auteurs ont été jusqu'à conclure que la tuberculose, de même que toutes les affections dyscrasiques à

---

(1) E. Von Hippel. — *Von Graefe's Archiv. XLII.*

16

longue portée, pouvait, aussi bien que la syphilis, engendrer non seulement les altérations cornéennes, mais tous les troubles trophiques qui caractérisent la triade d'Hutchinson et que par conséquent on ne doit pas considérer l'ensemble des signes ci-dessus comme une preuve d'hérédo-syphilis.

Nous ne sommes pas de cet avis, et nous pensons que l'observation clinique et l'expérimentation thérapeutique sont d'accord pour nous montrer que si la kératite parenchymateuse peut s'observer chez des individus simplement scrofuleux ou débilités, de même que comme une manifestation d'une tuberculose locale ou générale, ce sont là des faits exceptionnels ; et, très prochainement, nous pouvons l'espérer, la clinique, aidée de l'expérimentation et de l'anatomie pathologique, arrivera à nous donner des signes de diagnostic différentiel entre ces diverses formes de kératites parenchymateuses.

De là découleront des indications de thérapeutique générale et peut-être aussi de thérapeutique locale. En tous cas, nous pouvons déjà dire, dès aujourd'hui, que le plus souvent, quand on se trouve en présence d'une kératite parenchymateuse grave, avec perte plus ou moins complète de la transparence cornéenne, il ne faut pas hésiter à appliquer le traitement général qui, dans toutes les formes de cette redoutable affection (fût-elle d'essence tuberculeuse), nous a donné des résultats si constants que nous pouvons dire qu'elle guérit presque à coup sûr. Nous voulons parler des injections hypodermiques ou intraveineuses de sels mercuriels solubles telles que nous les avons pratiquées dès longtemps avec notre maître le Dr Abadie à qui revient le mérite incontestable d'avoir généralisé ce mode de traitement.

L'analogie de forme et d'évolution que présentent,

avec les lésions syphilitiques, certaines affections tuberculeuses, notamment celles qui ont pour siège les os, les articulations, les ganglions lymphatiques et la peau, a naturellement suggéré l'idée d'utiliser contre ces tuberculoses locales les moyens dont on se sert pour combattre les manifestations de la syphilis, c'est-à-dire l'iode et le mercure.

L'iode figure depuis longtemps dans la thérapeutique des adénites chroniques. Il a été fréquemment employé, dans ces derniers temps, pour la cure des tuberculoses chirurgicales, sous forme d'injections hypodermiques d'après la méthode de Durante.

Quant à l'usage du mercure dans la tuberculose, il suffit de mentionner ici les injections sous-cutanées de calomel contre la tuberculose verruqueuse de la peau et le lupus, ainsi que les injections de sublimé contre le mal de Pott. sans parler de quelques faits de traitement hydrargyrique de la tuberculose, qui ont été publiés à diverses époques.

Cela étant, il est intéressant de signaler que, tout dernièrement encore, un confrère italien, M. le docteur T. Silvestri (de Nonantola), a obtenu par la médication mercurielle des résultats encourageants dans diverses formes de tuberculose. Les observations de M. Silvestri comprennent un cas de tumeurs ganglionnaires volumineuses du cou, une scrofulose à manifestations multiples, un mal de Pott, trois cas de tumeur blanche du genou, une coxalgie, une ostéite tuberculeuse du sternum et un cas de lésions pulmonaires avec bacilles de la tuberculose dans les crachats, accompagnées d'ascite et d'hydropéricarde.

Chez ces malades, notre confrère a administré le sublimé soit en injections sous-cutanées, à la dose de 0 gr. 005 milligr., soit par la bouche, à des doses variant de 0 gr. 005 milligrammes à 0 gr. 02 centigr., suivant l'âge du patient. Parfois, il prescrivait aussi quelques frictions mercurielles.

Dans tous les cas traités de la sorte, M. Silvestri aurait obtenu une amélioration considérable, le plus souvent même une guérison pour le moins apparente.

Dans une de nos précédentes leçons, nous avons donné et les indications et la technique des injections mercuriel-les (voir page 25 et suivantes) ; nous dirons seulement ici que la kératite parenchymateuse, se rencontrant surtout chez les enfants, c'est aux injections hypodermiques qu'il faudra donner la préférence ; les injections intraveineu-ses, plus délicates à pratiquer, seront réservées aux ma-lades plus âgés et plus dociles.

Le traitement général par les mercuriaux a dès longtemps fait ses preuves. Localement, pendant toute la période aiguë, qui peut durer plusieurs mois, il faut éviter toutes les applications irritantes et se contenter d'instillations répétées d'atropine, et d'applications fréquentes de com-presses chaudes. Un très bon topique, dans ces circonstan-ces, est ce que nous appelons le *cataplasme mercu-riel* (le contenu d'une ampoule de 2 grammes de *la-noline hydrargyrique* est étendu par une douce friction sur tout le pourtour de l'une ou des deux orbites, et par dessus on applique un cataplasme de farine de lin, bien gros, bien épais et aussi chaud que le malade peut le supporter.)

Mais à cette période aiguë, douloureuse, de l'affection, c'est de la thérapeutique générale que relève presque exclu-sivement la kératite parenchymateuse vraie.

Plus tard, les injections sous-conjonctivales, appliquées au moment opportun, peuvent avoir une influence capitale sur l'évolution du processus morbide. Nombreux sont déjà les auteurs qui ont confirmé nos premières assertions sur ce point particulier de thérapeutique locale (1), et nous ne pouvons que répéter ce que nous avons maintes fois écrit :

Dans les kératites parenchymateuses béni-gnes, atones, ou qui ne sont souvent que le premier stade d'une forme grave, alors que l'infiltration est circonscrite et que la réaction est très modérée ou nulle, les injections sous-conjonctivales donnent des résultats excellents, quelquefois même merveilleux.

On voit parfois, après chaque injection, l'infiltration cornéenne repoussée de la périphérie vers le centre, chaque injection balaye, pour ainsi dire, tout le segment cornéen correspondant, et l'on peut ainsi faire le tour de la cornée, si bien qu'en quelques jours l'infiltration n'est plus visible que dans les parties les plus centrales de la cornée. Il semblerait alors que le liquide injecté sous la conjonctive ne parvienne plus jusqu'aux espaces lymphatiques les plus éloignés du limbe sclérocornéen.

A ce moment, les *massages à la lanoline hydrargyrique* dont nous avons parlé, il y a plusieurs années déjà (2), rendent les plus grands services. Après cocaïnisation, on introduit entre les paupières gros comme un grain de blé de lanoline hydrargyrique et l'on pratique immédiatement un massage rotatoire doux et prolongé que le malade peut répéter une ou deux fois par jour. On fait alterner ces frictions avec les compresses chaudes, les douches de vapeur et les cataplasmes hydrargyriques.

---

(1) DARIER. — Des injections sous-conjonctivales de sublimé en thérapeutique oculaire. (*Archives d'ophtalmologie*, n° 5, 1891.)

(2) DARIER.— Lanoline en massages oculaires. (Société Française d'ophtalmologie de Paris, 1888.)

Il serait trop long de faire l'énumération des résultats obtenus par tous les auteurs qui ont écrit sur ce sujet.

Marti (1) sous la direction du prof. Mellinger, à Bâle, a publié une thèse très documentée sur l'action thérapeutique des injections sous-conjonctivales d'eau salée dans les affections cornéennes. Il reconnaît aux injections de sublimé une action très favorable sur les processus infectieux ou destructifs de la cornée ; mais il reproche au sublimé de provoquer une inflammation adhésive qui amènerait une oblitération des espaces lymphatiques sous-conjonctivaux.

Nous avons déjà répondu à ce sujet que cette inflammation adhésive ne se produisait que quand on injectait une solution trop concentrée ou quand on pratiquait l'injection trop près du limbe scléro-cornéen ou dans la capsule de Tenon. Du reste, nous avons, depuis plusieurs années, abandonné complètement le sublimé, trop irritant, pour le remplacer par le Cn. Hg.

Marti conclut donc, comme son maître, que les injections sous-conjonctivales de chlorure de sodium, en stimulant énergiquement les échanges lymphatiques, ont une action des plus favorables sur la résorption et l'élimination des éléments nocifs infiltrés dans le tissu cornéen.

Les injections de chlorure de sodium ayant en outre la qualité très importante d'être très peu douloureuses, nous ne pouvons que recommander l'emploi de ces injections dans la plupart des infiltrations cornéennes plus ou moins parenchymateuses.

L'eau de mer stérilisée aurait également donné de très bons résultats à M. le Dʳ Dianoux, de Nantes. Le nitrate

---

(1) A. Marti. — Des injections sous-conjonctivales d'eau salée dans les maladies de la cornée. (Bâle, 1894.)

THÉRAPIE OCULAIRE

Injections sous-conjonctivales de Cyanure d'hydrargyre.

de soude aurait, d'après M. Démicheri, une action excitatrice très puissante sur la circulation sanguine et lymphatique.

D'autres agents, que les progrès incessants de la chimie biologique ne manqueront pas de nous apporter, enrichiront du reste bientôt l'arsenal bien précaire encore de la thérapeutique sous-conjonctivale.

Nous ne saurions trop le répéter, dans la période aiguë violente, vasculaire, de la kératite parenchymateuse, tout traitement irritant local est absolument contre-indiqué ; mais quand arrive la période de déclin, quand la conjonctive bulbaire a repris son aspect normal, qu'il n'y a plus de vascularisation apparente, les injections sous-conjonctivales ont la même action favorable que dans la période initiale ou dans les formes atones, circonscrites, citées plus haut, et il nous est arrivé souvent de voir en quelques jours, sous l'influence de cette intervention locale, des cornées restées opaques pendant plusieurs mois, s'éclaicir rapidement et d'une manière remarquable.

Ici, comme partout, c'est le sens clinique qui doit guider le praticien dans l'appréciation du moment opportun où son intervention thérapeutique donnera le maximum d'avantages avec le minimum d'inconvénients. C'est là ce qui explique pourquoi certains auteurs ont renoncé aux injections sous-conjonctivales contre la kératite parenchymateuse, tandis que tant d'autres s'en montrent de chauds partisans. Appliquée au hasard, cette thérapeutique ne peut donner que des résultats très aléatoires quand elle n'entraîne pas d'autres inconvénients.

Enfin, pour en revenir à la pratique, voici comment nous conseillons de procéder dans le traitement des kératites parenchymateuses.

Dʳ A. DARIER

*Résumé des indications thérapeutiques de la
kératite parenchymateuse.*

1° Le traitement général est la première indication ; il
sera basé sur l'étiologie de l'affection et sur l'état constitutionnel du malade, mais le plus souvent ce seront les injections hypodermiques ou intra-veineuses de Cu. Hg. qui
donneront les meilleurs résultats. Quand les injections,
ne pourront être appliquées chez les très jeunes sujets par
exemple, on aura recours aux frictions ou à l'administration du sublimé à l'intérieur (voir page 227.)

2° Les seules applications locales seront, au début, les
collyres à l'atropine et à la dionine, les compresses chaudes et les soins de propreté et d'antisepsie indiqués par
les affections intercurrentes des paupières et de la conjonctive.

3° Quand, après cette période d'expectation armée du
traitement général, on voit que les conditions se prêtent à
une intervention locale, c'est-à-dire quand il n'y a pas une
hyperémie conjonctivale marquée et quand on a affaire à un
sujet déjà d'un certain âge et docile on en viendra aux
injections sous-conjonctivales, en débutant par une demi-
seringue de solution à 2 % de chlorure de sodium à la
température de 32° environ.

Si cette première injection est complètement résorbée
le lendemain, on pourra alors en pratiquer une deuxième,
mais l'évolution de la kératite parenchymateuse étant très
lente, il vaut mieux ne pas trop se presser et ne pratiquer
les injections que tous les 2 ou 3 jours au maximum.

Les injections commencées avec une demi-seringue à
2 % seront progressivement augmentées et de volume et
de force pour en arriver à injecter une pleine seringue
d'une solution à 4 %.

Quand une dizaine d'injections auront été pratiquées on
laissera au patient un certain temps de repos pendant lequel le traitement général, de même que les applications

THÉRAPIE OCULAIRE. *Traitement hygiénique, bains salés, etc...*

chaudes et l'atropine, seront continués avec ou sans interruption.

Si l'on a affaire à un sujet manifestement hérédo-syphilitique et même dans bien d'autres cas où les autres traitements n'auraient pas réussi, il ne faudra pas hésiter à en venir aux injections sous-conjonctivales de sels mercuriels, et dans ces conditions la solution la plus active et la mieux supportée est la suivante :

Cyanure d'hydrargyre.......	0,01 centigr.
Chlorure de sodium.........	10 grammes.
Eau distillée............. :	50 . —

ce qui représente une solution de Cn. Hg. à 1/5000 avec 2 °/₀ de chlorure de sodium.

On injectera d'abord une demi-seringue tous les 2 ou 3 jours, en augmentant progressivement les doses jusqu'à une pleine seringue. L'injection est mieux supportée, plus vite résorbée et plus efficace quand le liquide est injecté chaud (32° environ) et qu'on applique ensuite un pansement chaud. Nous avons déjà dit que la douleur de l'injection n'existe presque plus, si l'on a soin d'ajouter dans la seringue quelques gouttes d'une solution d'acoïne à 1 °/₀ (1).

Mais il ne faut pas s'entêter à pratiquer de nombreuses injections quand elles ne sont pas suivies d'un bon résultat et surtout quand elles ne sont pas bien tolérées. Dès que l'on s'aperçoit qu'une irritation un peu marquée se produit après les injections, il faut les espacer de plus en plus, les suspendre même pour un certain temps, en insistant sur le traitement général et les soins hygiéniques.

Les bains salins avec du sel marin ou avec les eaux-

---

(1) Voir le mode d'emploi de l'acoïne, pages 76 et suivantes.

mères de Salies-de-Béarn rendent, dans bien des cas de ce
genre, de réels services.

La kératite parenchymateuse se complique presque
toujours d'iritis et souvent aussi de choroïdite. Le traitement de ces complications sera étudié dans les chapitres
spéciaux consacrés à la thérapeutique de ces affections.

L'épisclérite, la *sclérite*, sont des affections qui ont
encore relativement peu bénéficié de la thérapeutique
locale par les injections sous-conjonctivales. Il est vrai,
que les maladies de la sclérotique sont assez rares et mal
connues, ce qui rend plus délicates les indications thérapeutiques.

Van Moll, un des premiers, a publié 3 observations
d'épisclérites guéries par les injections sous-conjonctivales de salicylate de soude.

Pour notre part, nous n'avons jamais eu l'occasion d'appliquer les injections sous-conjonctivales à des affections
de ce genre, que nous avons toujours traitées par l'usage
interne du salicylate de soude ou de la colchicine (1) et localement par la surrénaline et les cautérisations ponctuées
au galvano-cautère ; mais les observations relatées à ce
sujet par plusieurs auteurs ne manquent pas d'un intérêt
digne d'arrêter l'attention du praticien à court de traitement.

Ne pouvant relater les résultats de notre propre expérience, nous croyons faire bien en citant ici *in extenso*

____

(1) Darier : De la colchicine dans les maladies oculaires de nature rhumatismale ou goutteuse. (*Société d'Ophtalmologie de Paris,*
1889).

THÉRAPIE OCULAIRE

l'observation fort instructive que nous devons à M. le professeur Terson, de Toulouse.

Mme B..., très rhumatisante, a été atteinte il y a quatre mois, d'une épisclérite type, très douloureuse, sans complication d'iritis, une légère sclérose de la cornée dans la partie correspondante à la zone sclérale infiltrée. Les applications chaudes locales, les calmants de toute sorte, le salicylate de soude, de l'iodure de potassium, n'ont eu aucune influence sur la marche de l'affection, bien que ce traitement ait été suivi d'une manière assidue, l'inflammation ne cessant sur un point que pour se porter sur un autre, toujours accompagnée de vives souffrances.

Il existait une plaque assez étendue de sclérite par suite de deux rechutes survenues en un temps assez court, lorsque j'ai pratiqué une première injection de deux gouttes de la solution de sublimé, au voisinage immédiat et un peu en arrière de la partie la plus enflammée. L'injection a été suivie d'une réaction assez vive qui a duré quelques heures : mais dès le lendemain les douleurs avaient disparu, ainsi que la vascularisation d'une partie de la plaque d'épisclérite que l'injection avait pu pénétrer. Après une semaine, une deuxième injection a été pratiquée dans le point le plus opposé du foyer inflammatoire et a donné une nouvelle amélioration. Une troisième injection, à une semaine d'intervalle, a supprimé définitivement toute vascularisation de la région atteinte et complété la guérison, qui se maintient depuis plus de trois mois, comme la malade vient de temps en temps nous le faire constater; l'œil ne présente plus qu'une légère trace de sclérose cornéenne périphérique qui ne gêne en rien la vision.

Discutons ensemble les indications thérapeutiques.

Dᴿ A. DARIER *Des maladies de la sclérotique*
de nature rhumatismale ou goutteuse.

Il est des formes de *sclérites*, de *sclérokératites*, de *kératites* et d'*ulcères marginaux de la cornée* relevant de la soi-disant diathèse *arthritique* ou *rhumatismale*.

Ces affections sont souvent promptement améliorées par les préparations salicylées si celles-ci sont employées à doses suffisantes.

Voici, dans ces différentes manifestations rhumatismales, notre manière de procéder : 1° quand il y a simple *épisclérite*, c'est-à-dire infiltration localisée dans l'épisclère et le tissu sous-conjonctival (*subjonctivitis* d'Inouye) sans complication cornéenne, le diagnostic différentiel de cette affection avec les conjonctivites est beaucoup facilité par l'instillation d'une ou deux gouttes d'*extrait de glande surrénale* (1) qui provoque une anémie très marquée de toute la surface conjonctivale, laissant voir seulement au niveau du foyer d'épisclérite une hyperémie profonde avec infiltration formant saillie.

Dans ces conditions, s'il n'existe que peu de douleurs ou simplement la sensation de corps étranger, on se trouvera bien de l'emploi répété 6 ou 8 fois par jour du collyre à la surrénaline (2). Chaque instillation produit une anémie marquée dont on profitera pour faire un *massage rotatoire* (3) *doux et prolongé* pour activer la résolution, la résorption de l'infiltration sous-conjonctivale. Ce massage peut être pratiqué avec différentes pommades, entre autres la *lanoline hydrargyrique* dont tous nous connaissons l'action résolutive puissante

---

(1) Darier : *La Clinique Ophtalmologique*, 1900. Voir VIIIᵉ leçon.

(2) Ces collyres d'extraits organiques doivent être conservés en ampoules aseptiques comme les prépare le Dᴿ Jacquet, de Lyon.

(3) Voir plus loin notre leçon sur le massage.

THÉRAPIE OCULAIRE	*Du salicylate de soude et de l'aspirine dans l'épisclérite.*

et qui nous a, dans bien des cas de sclérite et d'épisclérite, donné d'excellents résultats.

Si l'épisclérite dont nous venons de parler s'accompagne de vives douleurs, nous chercherons d'abord à les calmer par l'emploi d'un collyre à la dionine qui amène le plus souvent une sédation complète des douleurs, si les instillations sont répétées 6 à 8 fois par jour.

En même temps, et dès la première visite, le malade est soumis au *salicylate de soude* à la dose de 2 à 3 gr. par jour. Les premiers jours même, si la malade souffre beaucoup et que la dionine soit restée sans effet, on se trouvera bien, en outre du salicylate, de prescrire un des cachets suivants à prendre au moment des crises violentes.

Antipyrine......................	0 gr. 50
Phénacétine	0 gr. 30
Citrate de caféine.........	0 gr. 20

pour un cachet.

Souvent, le salicylate de soude est mal supporté ; il provoque des bourdonnements d'oreilles, des troubles cérébraux et stomacaux qui font que beaucoup de malades ne veulent pas en continuer l'emploi. Fréquemment même, les malades, qui sont d'anciens rhumatisants et qui redoutent les effets du salicylate, nous préviennent qu'ils n'en prendront pas, qu'ils ne peuvent pas le supporter ; ou font tout simplement une chose : ils changent de médecin.

Depuis un an environ, un produit nouveau, une nouvelle combinaison salicylée, l'Aspirine, a été vantée comme possédant toutes les qualités du salicylate de soude sans ses défauts.

Insoluble dans les milieux acides, l'aspirine traverse-

La colchicine est indiquée dans le rhumatisme goutteux.

rait l'estomac inaltérée, et ne serait absorbée que dans les liquides alcalins du canal intestinal.

Nous avons prescrit et nous prescrivons journellement encore l'aspirine dans presque tous les cas où les préparations salicylées sont indiquées et jusqu'ici nous n'avons eu qu'à nous louer de ce produit. Jamais nous n'avons observé, avec ce nouveau et intéressant produit, aucun des inconvénients reprochés au salicylate de soude. Il est vrai que nous n'avons jamais employé des doses bien élevées 3 ou 4 grammes par jour, c'est le maximum que nous ayons prescrit.

Mais si les préparations salicylées sont relativement souveraines dans tous les cas de rhumatisme plus ou moins aigu, il n'en est plus de même quand il s'agit de manifestations du *rhumatisme chronique ou goutteux*. Or, nombreuses sont les formes *d'épisclérite* ou de *sclérotite* qui découlent de cette tare organique souvent hérédidilaire.

Dans ces cas, après avoir employé pendant quinze ou vingt jours au plus les préparations salicylées, les alcalins et la lithine, on obtiendra souvent de brillants et prompts résultats en prescrivant la colchicine, ainsi que nous l'avons le premier recommandé :

Granules de colchicine de 0 gr. 001 milligr.

En prendre 1, puis 2, puis 3, 4, 5 ou 6 par jour à intervalles égaux.

Ne pas oublier de recommander au malade de cesser l'emploi des granules dès que se feront sentir les premières coliques ou crampes d'estomac, parfois très violentes, qui constituent l'indication précieuse que l'effet thérapeutique va être obtenu. Peut-être ne serait-ce pas trop dire que de prétendre que si l'on veut obtenir un effet curatif manifeste et rapide, il faut provoquer cette réaction, qui nous montre à la fois et la qualité du produit et la limite de son action physiologique qui ne doit pas être poussée jusqu'à l'action toxique.

Donc, quand on sera arrivé à la dose qui provoque ces coliques, on cessera pendant un jour l'emploi de la colchicine pour le reprendre le lendemain à la dose initiale de un milligramme, que l'on augmentera quotidiennement jusqu'à ce que se produisent de nouvelles coliques ; et ainsi de suite pendant un mois au plus.

Si aucun effet thérapeutique n'a été produit, c'est qu'on n'a pas eu affaire à une affection réellement goutteuse ou que le malade n'est pas sensible à cette thérapeutique, il faut alors rechercher d'autres moyens qui nous permettent d'arriver à la guérison.

C'est dans ces cas que souvent on se trouvera bien des cautérisations ponctuées au galvanocautère sur les nodosités sclérales. L'électrolyse a donné aussi de bons résultats, de même que les injections sous-conjonctivales. Mais le galvano-cautère, s'il est très fin et légèrement rougi agit beaucoup plus rapidement et son maniement est bien plus simple.

Ces cautérisations ont une action révulsive puissante, en même temps qu'elles provoquent un développement de tissu conjonctif qui amène une cicatrisation rapide.

L'action résolutive puissante des cautérisations ponctuées légères mais fréquemment répétées, est soutenue d'une façon remarquable par l'emploi continu de l'extrait de capsules surrénales (voir page 117.)

La *kératite sclérosante* n'est pas une entité morbide c'est plutôt un trouble de nutrition de la cornée dû à une entrave portée soit sur les vaisseaux, soit sur les nerfs du limbe scléro-cornéen.

Le plus souvent, c'est un nodule de sclérite qui comprime les organes essentiels à la nutrition d'un secteur de la cornée qui, à ce niveau, devient plus ou moins opaque, opalescente, miroitante.

Si l'altération scléroticale n'est pas promptement enrayée, le trouble cornéen peut devenir indélébile ; au contraire, si le traitement que nous avons indiqué plus haut est appliqué à temps, l'infiltration cornéenne pourra régresser sous l'influence des injections sous-conjonctivales de chlorure de sodium et des autres moyens que vous connaissez.

Les *nodosités épisclérales*, telles que le cas de *sclérite boutonneuse* que j'ai décrit dans les *Archives d'Ophtalmologie* de 1889 sont parfois de nature tuberculeuse. Dans ces cas, ce qui donnera les meilleurs résultats seront les cautérisations ignées, les massages locaux à la lanoline iodoformée et l'usage de l'iodoforme à l'intérieur.

DIX-SEPTIÈME LEÇON.

SOMMAIRE

Maladies de l'iris et du corps ciliaire. — Origine infectieuse endogène ou exogène de la plupart des iritis et iridocyclites. — Symptomatologie variable suivant l'intensité du processus morbide. — Indications thérapeutiques : 1° calmer la douleur ; 2° dilater la pupille ; 3° traitement de l'indication causale. — Adjuvants : déplétions sanguines : sangsues, ventouses, saignées conjonctivales, dérivatifs intestinaux ou cutanés. — De la dionine comme analgésique et comme lymphagogue activant la résorption des exsudats pupillaires. — De la paracentèse de la chambre antérieure. — Des iritis syphilitiques, rhumatismales, blennorrhagiques. — Importance du traitement général.

Nous abordons aujourd'hui l'intéressant chapitre des maladies du tractus uréal, en commençant par *l'iritis* et *l'iridocyclite* cliniquement et thérapeutiquement presque inséparables l'une de l'autre. En effet, il est bien rare qu'un processus inflammatoire ou infectieux atteigne l'iris sans se communiquer par continuité au corps ciliaire tout entier.

L'iridochoroïdite et la *choroïdite* s'attaquant à la partie la plus profonde des membranes vasculaires de l'œil, nous étudierons à part ces deux dernières affections.

L'iritis est le plus souvent due à une infection, soit qu'elle vienne du dehors par un traumatisme ou une érosion conjonctivale ou cornéenne, soit qu'elle se propage par contiguïté à la suite d'une infection par voisinage, kératite, ulcères infectieux, épisclérite, sclérotite, etc....

soit encore qu'elle soit due à la localisation d'une infection générale, telle que la *syphilis*, le *rhumatisme*, la *blennorrhagie*, la *tuberculose* et d'autres *maladies infectieuses aiguës.*

Devons-nous considérer *l'iritis et l'iridochoroïdite strumeuse ou scrofuleuse* comme de nature infectieuse ? ou devons-nous la regarder comme un trouble trophique dyscrasique ? Pour ma part, je pencherais plutôt pour une infection en quelque sorte d'essence héréditaire semblable à celle que nous avons étudiée dans la kératite parenchymateuse relevant de l'hérédo-syphilis.

La scrofule est une tare héréditaire non encore bien exactement déterminée, *qui tient à la fois de la tuberculose, de la syphilis, de l'alcoolisme, etc.*

Nous ne pouvons ici nous étendre plus longuement sur *l'étiologie de l'iritis ;* nous envisagerons cette question en nous occupant des différentes indications thérapeutiques générales et locales.

L'évolution pathologique de l'iritis et des iridocyclites est la même, au degré d'intensité près, pour les différentes formes cliniques : hypérémie, infiltration cellulaire, exsudations, synéchies iriennes, occlusion ou séclusion pupillaires pouvant entraîner les plus graves complications, telles que dégénérescence glaucomateuse ou atrophie du globe oculaire.

L'acuité des phénomènes inflammatoires peut dépendre de la virulence de l'infection, de la résistance de l'individu et d'une foule de circonstances ambiantes ; mais on a bien de la peine, encore aujourd'hui, à assigner aux différentes infections une forme clinique bien caractérisée ; aussi n'est-il possible en général de poser le *diagnostic* d'iritis rhumatismale ou syphilitique que par l'examen général du sujet et ses antécédents, bien plutôt que par la forme particulière, spécifique du processus morbide.

Nous ne voulons parler d'abord que de la phlegmasie irienne de *l'iritis classique* et non de celles à formes plus spéciales, s'accompagnant de *gommes*, de *condilomes*, de *tubercules* et qui portent avec elles en quelque sorte le stigmate plus ou moins pathognomonique de leur origine. Et encore, dans bien des cas de ce genre, le diagnostic est-il très discutable, car il est des formes bâtardes sur lesquelles les avis les plus compétents peuvent être très partagés.

Les *iritis plastiques*, les *iritis exsudatives*, les *iritis parenchymateuses*, les *iritis suppuratives*, pourraient bien n'être que des degrés différents d'un processus pathologique identique ; mais il faut espérer que nous arriverons un jour à un déterminisme plus exact dans nos diagnostics, et que le degré de virulence des différents agents infectieux en cause finira par être chose facile, grâce à des moyens d'investigation plus précis et plus rapides,

Mais ce qui doit nous intéresser le plus, au point de vue thérapeutique, c'est la *symptomatologie* même de l'iritis, car, dans cette affection plus que dans toute autre, il est de la plus haute importance d'agir avec promptitude et énergie, pour prévenir des complications qui peuvent avoir la plus grande gravité quand il s'agit d'un organe aussi délicat et aussi précieux que l'organe de la vision.

Vous connaissez trop bien les symptômes cardinaux de l'iritis aiguë simple, pour qu'il soit nécessaire d'insister sur leur description ; signes généraux : *rougeur, douleur, photophobie* ; signes particuliers : *myosis* avec aspect *trouble glauque de l'iris*, qui change peu à peu de couleur.

Si l'iritis est très aiguë, les différents symptômes éclatent avec une grande brusquerie, s'accompagnant de violentes douleurs et d'exsudats abondants, amenant des synéchies iriennes larges plus ou moins adhérentes et souvent très longues à faire disparaître.

Au contraire, on peut observer des *iritis insidieuses*, à évolution si lente, que les malades n'éprouvent d'abord presque aucune gêne, jusqu'au moment où se sont produites des synéchies plus ou moins nombreuses pouvant nécessiter quelquefois une intervention chirurgicale.

Entre ces deux formes extrêmes trouvent place une foule de degrés intermédiaires, y compris, si vous le voulez, *l'iritis séreuse*, qui relève plutôt d'une inflammation des procès ciliaires que de l'iris même.

Etudions donc un peu en détail la thérapeutique de cette importante classe de maladies oculaires, car la moindre faute peut avoir les conséquences les plus graves.

L'application de l'atropine, si banale pourtant, demande une certaine expérience.

Que de cas de glaucome, pris pour des iritis, ont entraîné la perte de l'œil par usage intempestif de l'atropine; que de synéchies ont été la conséquence d'une mydriase insuffisante !

Toutes les fois qu'une iritis éclate avec violence, accompagnée d'une vive réaction, avec photophobie, injection péri-kératique profonde, chémosis etc....., un *traitement antiphlogistique*, comme disaient nos pères, est la première indication à suivre. Il faut, en effet, pour

THÉRAPIE OCULAIRE

La première indication thérapeutique est de calmer la douleur.

nous, et pour le malade encore bien plus, il faut amener le plus promptement possible une diminution des phénomènes inflammatoires en même temps que l'on s'applique à dilater la pupille et à *calmer la douleur.*

Pour arriver à ce dernier but, nous avons toute la série des anesthésiques, des narcotiques, des analgésiques, etc. *L'antipyrine,* la *phénacétine,* la *quinine,* et les *préparations salicylées* sont les anesthésiques généraux les plus recommandables pour calmer les douleurs ciliaires et les céphalées violentes produites par l'iritis, mais ils n'y parviennent pas toujours.

Les *opiacés* font dormir, mais dépriment le système nerveux comme le *bromure de potassium,* le *Bromidia,* la *paraldéhide,* etc.

Les *injections de morphine* constituent notre suprême et héroïque ressource quand les douleurs sont intolérables.

Mais est-il donc toujours nécessaire, pour calmer les douleurs d'une iritis ou d'une iridocyclite, d'avoir recours à des calmants aussi énergiques, qui dépriment toutes les facultés de l'organisme, aussi bien les fonctions cérébrales que les fonctions digestives ?

Le cœur et la circulation en général sont souvent aussi affectés par l'abus des narcotiques ou des analgésiques généraux.

Lors de la découverte de la *cocaïne* on avait espéré un moment que l'anesthésie locale provoquée par ce précieux agent serait capable de soulager les douleurs oculaires de toute nature. Quand la congestion, l'hypérémie conjonctivale n'est pas trop violente, la cocaïne calme la douleur, diminue la photophobie et facilite l'examen de l'œil malade ; mais cette accalmie dure à peine quelques

Dᴿ A. DARIER *Analgésiques locaux et généraux ; action favorable de la dionine.*

minutes, et les douleurs ne réapparaissent ensuite que plus violentes.

Les succédanés de la cocaïne tels que la *tropacocaïne, l'eucaïne, l'holocaïne*, etc., n'ont pas donné de meilleurs résultats pour calmer d'une façon persistante les douleurs ciliaires.

Aujourd'hui, comme je vous l'ai déjà démontré dans une de nos précédentes leçons, nous sommes en possession d'un *analgésique oculaire à action profonde et de longue durée* (1), *qui nous permet de calmer le plus souvent et de faire disparaître, quelquefois pour toujours, les douleurs de l'iritis et de l'iridocyclite*, nous voulons parler de la Dionine (Chlorhydrate d'ethylmorphine) dont le hasard seul nous a fait découvrir les qualités analgésiantes rapides et profondes (voir page 82 et suivantes pour le mode d'action et d'application de la Dionine).

Il suffit dans un grand nombre de cas, pour calmer les douleurs ciliaires, d'instiller dans le sac conjonctival quelques gouttes d'une solution de Dionine à 5 %. Ces instillations provoquent un chémosis souvent très marqué et une ou deux heures plus tard, les douleurs sont très atténuées et disparaissent souvent *complètement et pour toujours*.

Dans quelques rares circonstances l'action analgésiante de la dionine est nulle : d'autres fois, les souffrances reparaissent au bout de 12 ou 24 heures, il faut alors répéter les instillations. Dans quelques cas, l'accoutumance au médicament se produit au bout de 2 ou 3 jours et les douleurs sont alors plus difficiles à calmer localement

---

(1) Dᴀʀɪᴇʀ. Des analgésiques oculaires et en particulier de la Dionine. (Mémoire lu à l'Académie de Médecine, 6 mars 1900).

parce que jusqu'à maintenant la *Dionine est le seul analgésique local* réellement efficace, mais il est bien probable que prochainement les chimistes nous apporteront de nouveaux et puissants analgésiques.

En même temps, et avant même de soulager la souffrance il faut :

Sauvegarder ou rétablir la liberté du sphincter pupillaire en provoquant une mydriase aussi marquée que possible.

Nous avons pour cela un agent classique qui conserve un prestige incontesté, c'est l'*atropine*, le mydriatique le plus employé et le plus fidèle ; mais si l'atropine ne suffit pas, nous pouvons aussi avoir recours à un agent plus puissant encore la *scopolamine* que vous formulerez comme nous l'avons vu dans notre leçon sur les collyres (voir leçon V).

Bromhydrate de scopolamine.	0 gr. 025
Chl. de cocaïne............	0 gr. 25
Eau dist.................	10 gr.

une goutte 3 ou 4 fois par jour dans l'œil malade.

Dans les cas où la dilatation de la pupille peut être obtenue par un autre moyen, Fucus recommande d'introduire dans le sac conjonctival, gros comme une tête d'épingle d'atropine en poudre. Nous n'avons pas encore mis ce moyen à l'épreuve, mais les résultats très intéressants que nous avons obtenus nous-même par les applications directes de poudre de Dionine dans le cul-de-sac conjonctival, nous portent à croire à l'efficacité de ce collyre sec dans certaines conditions particulières ; à la première occasion nous l'essaierons.

Depuis que nous avons appris par notre propre expérience que la Dionine augmentait l'action mydriatique de l'atropine, en même temps qu'elle amenait une diminution ou une cessation des douleurs ciliaires, une résorption plus rapide des exsudats pupillaires et une diminution de la tension intra-oculaire, nous prescrivons dans l'iritis s'accompagnant de douleurs, le collyre suivant de préférence à tout autre.

Dionine....................	0 gr. 10
Chl. de cocaïne...............	0 gr. 10
Sulf. n. d'atropine............	0 gr. 05
Eau dist...................	10 gr.

D. S. Instiller 6 à 8 fois par jour une goutte de ce collyre dans l'œil malade.

Ce collyre provoque peut-être une cuisson un peu plus vive que le collyre ordinaire à l'atropine, mais il présente sur ce dernier de si grands avantages qu'il n'est pas permis d'hésiter entre les deux.

La Dionine a en outre l'avantage de diminuer la tension intraoculaire. Comme nous venons de le dire, elle prévient ainsi les dangers de l'hypertension provoquée si souvent par l'atropine.

Quand il s'agit d'une iritis peu violente et ne s'accompagnant pas de douleurs, il est préférable de ne pas prescrire de Dionine tout d'abord, réservant ce très précieux mais délicat agent pour le cas où surviendraient des douleurs ; car si ces dernières, à la suite d'une aggravation fortuite survenaient, alors que l'œil est déjà accoutumé à la Dionine, il serait souvent impossible d'obtenir l'analgésie locale par cet agent dont l'action aurait été épuisée par une accoutumance prématurée.

Quand l'iritis ou l'iridochoroïdite sont accompagnées de phénomènes inflammatoires violents : hyperémie péri-

THÉRAPIE OCULAIRE
Des déplétions sanguines : saignées conjonctivales, ventouses, sangsues, etc...

kératique avec chémosis et gonflement des paupières, douleurs irradiées et photophobie intense, il ne faut pas hésiter à avoir recours à *la déplétion sanguine locale* quelque décriée qu'elle ait été dans ces dernières années par une certaine école surtout.

Tout clinicien impartial qui aura assisté à la métamorphose que subit une iritis suraiguë à la suite de l'application de 2 à 4 sangsues à la tempe, ou même d'une seule près de l'angle interne des paupières ne sera plus tenté de nier l'efficacité de cette vieille médication empirique, même si l'explication physiologique du phénomène lui paraît des plus invraisemblables.

Et cependant quoi de plus naturel que de penser que des organes aussi vasculaires que l'iris et le corps ciliaire, gorgés de sang comme une éponge, ne puissent pas, dans ces conditions, subir facilement l'influence d'un mydiatique ; tandis qu'après une déplétion sanguine locale, l'action de l'atropine se manifeste avec rapidité et intensité !

On a dernièrement vanté dans ce but les saignées conjonctivales, mais à mon avis les sangsues présentent cet avantage pratique sur tous les autres moyens : ventouses scarifiées de toute espèce, saignées, etc., que leur application est indolore et qu'elles sont facilement applicables par le malade ou son entourage, en toutes circonstances.

Ce qui est certain, c'est que bien souvent le malade, après une déplétion sanguine suffisante, ouvre plus facilement son œil, supporte mieux la lumière et voit sa pupille, qui ne se dilatait pas tout d'abord sous l'influence de l'atropine, subir après une ou deux nouvelles instillations une mydryase quelquefois maxima.

Les douleurs orbitaires et céphaliques diminuent notablement sous l'influence de la déplétion sanguine.

Mais il est encore des cas où malgré tous les moyens

que nous venons d'énumérer, on ne peut arriver à calmer les douleurs violentes que l'on observe surtout dans les cas où la tension intra-oculaire est très notablement augmentée. On est souvent, en pareille occurrence, obligé d'avoir recours à la ponction.

Cette *paracentèse de la chambre antérieure* ne laisse pas que d'être souvent très douloureuse malgré la cocaïne et la surrénaline. La narcose par le chloroforme ou l'éther seraient de trop longue durée tandis que le *chlorure d'éthyle* peut nous donner une anesthésie facile, rapide et ne laissant après elle presque aucun malaise.

Le plus souvent les moyens dont nous venons de parler, mydriatiques, dionine, sangsues, soutenus par le traitement général indiqué par le diagnostic étiologique amènent une prompte rétrocession du processus phlegmasique et on peut entrevoir sans plus d'efforts une guérison prochaine.

J'ai même vu souvent les malades me revenir avec des rechutes sérieuses, parce que l'état subjectif s'était amélioré à tel point, sous l'influence de la Dionine et des médications que nous venons de passer en revue, que se croyant complètement guéris, les dits malades cessaient complètement tout traitement et ne revenaient plus me voir. C'est pourquoi je préviens toujours les clients qu'ils ne doivent pas se fier aux apparentes guérisons dues seulement à la disparition des phénomènes douloureux et que le traitement général doit être continué jusqu'à disparition complète de toute altération irienne.

Il est des cas où d'autres moyens thérapeutiques d'une importance secondaire peuvent rendre de réels services ; ainsi il n'est pas rare de voir des cas d'iritis grave ayant résisté aux traitements dont nous venons de parler et qui

THÉRAPIE OCULAIRE

Des révulsifs intestinaux et, en particulier, du calomel.

sont très favorablement influencés par une *dérivation intestinale énergique.* Un purgatif que nous ne saurions trop recommander en pareille occurence est le suivant :

Calomel à la vapeur. . . . . 1 gr.
Scammonée . . . . 1 gr. (1)

Diviser en 2 cachets, en prendre 1 le soir, deux jours de suite, à moins que l'effet purgatif n'ait été très intense dès le premier jour ; auquel cas on surseoiera à l'administration du deuxième cachet.

Le calomel possède, en outre de son action purgative et cholagogue puissante, une action antiseptique et résolutive des plus marquées. Son emploi est encore d'un plus grand bénéfice quand l'iris relève de la syphilis.

Les *révulsifs cutanés :* vésicatoires, sétons, cautères, pointes de feu, bains de pieds sinapisés, sont encore aujourd'hui recommandés par de nombreux praticiens.

Nous avouons les avoir si rarement employés que nous nous récusons pour donner à leur sujet un avis documenté et compétent.

Leur nier toute efficacité parce que nos connaissances physiologiques ou pathognosiques ne nous permettent pas encore d'expliquer bien leur mode d'action serait aussi antiscientifique que l'abus qui est fait de ces moyens empiriques par bien des auteurs.

Ce qu'il ne nous faut pas oublier, c'est que, dans certaines formes d'iritis rebelles à tous les traitements, il est bon de *savoir échelonner nos moyens d'action de manière à n'être jamais pris au dépourvu*

---

(1) L'addition d'un purgatif drastique prévient les accidents d'hydrargyrisme que peut provoquer le calomel, quand l'effet purgatif est trop lent à se produire.

*Diagnostic étiologique des différentes
maladies de l'iris.*

*par les retours offensifs incessants et multifor-
mes d'un mal qui renaît pour ainsi dire de ses
cendres.*

Nous avons vu déjà combien rapide est l'accoutumance
de l'organisme aux médications les plus variées, il faut donc
*toujours avoir à sa disposition de nouveaux
moyens d'action.*

Il n'est peut-être pas d'affection oculaire qui ait une
évolution aussi irrégulière que l'iritis et l'iridocyclite,
surtout les formes qui relèvent de la diathèse rhumatismale. Combien de fois ne voyons-nous pas une iritis relativement légère paraissant jugulée au dixième jour, avoir
une rechute foudroyante sous une influence quelconque:
froid, lumière vive, travail ou toute autre cause qui trop
souvent nous échappe.

Le *diagnostic étiologique* des affections iriennes,
nous l'avons dit, est loin d'être toujours bien précis et
bien exact, aussi les indications que l'on devrait pouvoir
en tirer manquent-elles bien souvent de netteté.

Quand la *syphilis* est avouée et de date relativement
récente, il y a tout à parier que cette maladie infectieuse
est la cause réelle de l'iritis, alors même que la cause occasionnelle peut être un refroidissement, un traumatisme
ou toute autre action irritante locale.

La *syphilis* est bien certainement la cause la plus fré-
quente de l'iritis, mais l'*iritis syphilitique* sera bien
rarement diagnostiquée par le seul aspect des lésions oculaires, à moins, nous l'avons dit, qu'il ne s'agisse d'une *iritis gommeuse*, auquel cas la gomme ou plutôt le *con-
dylome* est facilement visible et ne pourra guère être
confondu qu'avec une production tuberculeuse.

Alors le diagnostic peut quelquefois présenter de réel-

THÉRAPIE OCULAIRE

*Traitement général
de l'iritis syphilitique.*

les difficultés. L'anamnèse nous donnera la clef du mystère ; mais il est bien des cas ou une syphilis peut être ignorée, surtout chez la femme.

Enfin, quand on aura posé le diagnostic d'iritis syphilitique, le traitement général s'imposera dès le premier jour, dès les premières tentatives thérapeutiques locales ; car nous ne saurions trop le répéter, quelqu'importance que puisse avoir la thérapeutique locale des affections oculaires, si bien localisées soient-elles, le traitement général doit toujours les précéder, les accompagner ou leur succéder.

Nous avons vu dans notre deuxième leçon que, pour nous, le meilleur traitement des manifestations oculaires de la syphilis était l'administration du mercure par *injections sous-cutanées* ou mieux encore *intra-veineuses de cyanure d'hydrargyre* à la dose de un centigramme.

Nous répétons ces injections intra-veineuses d'abord tous les jours puis tous les deux jours (voir page 26), suivant qu'elles sont plus ou moins bien supportées jusqu'à concurrence de vingt ou trente injections.

Par ce moyen j'ai vu des iritis très graves, survenant même chez des individus séniles, cachectiques, guérir en un laps de temps très court.

Les frictions mercurielles sur le pourtour de l'orbite suivies d'applications de cataplasmes (voir page 241) sont souvent un adjuvant précieux par leur action particulière sur le territoire lymphatique infecté.

L'Iodure de potassium a été beaucoup surfait dans le traitement de l'iritis et de toutes les maladies du tractus uvéal où son action est plutôt nuisible qu'utile, comme l'a souvent et fort judicieusement fait remarquer M. ABADIE.

Dᴿ A. DARIER — *Traitement de l'iritis rhumatismale et de l'iritis blennorrhagique.*

Il n'est indiqué que quand l'iritis est à peu près guérie ; il n'a guère d'action curative que dans l'iritis gommeuse ; en revanche, son emploi prolongé peut consolider la guérison et prévenir les rechutes, surtout si l'on a soin d'alterner son emploi avec des séries plus ou moins prolongées d'injections mercurielles.

Quand les injections de sels solubles ne pourront être pratiquées, on pourra avoir recours aux frictions mercurielles générales, aux pilules, aux solutions, etc., mais ces moyens sont irréguliers dans leur action, les malades suivant en général difficilement les recommandations qu'on leur donne à ce sujet. Nous verrons plus loin que les *injections sous-conjonctivales* de cyanure d'hydrargyre ont dans certaines formes subaiguës d'iritis une action thérapeutique remarquable.

Les frictions générales sont également très actives, nous en avons étudié ensemble les principales indications et contre-indications.

** **

Le *rhumatisme* est beaucoup plus difficile à affirmer catégoriquement, l'arthritisme étant une inconnue d'une telle élasticité qu'on peut l'accommoder à tout. Mais il est reconnu néanmoins qu'une bonne part des iritis est de nature rhumatismale.

La *blennorrhagie* si elle est synchrone avec l'iritis ou la précède de peu, est encore assez facile à incriminer, mais quand elle ne se manifeste plus que par une endométrite ou une goutte militaire on ne pense pas toujours à la mettre en cause ; et pourtant ! !.

Un certain lien de parenté unit l'iritis arthritique à l'iritis blennorrhagique, surtout dans la forme aiguë se faisant remarquer quelquefois par un exsudat fibrineux si abondant que, quand il commence à se rétracter, on le prendrait pour un cristallin luxé dans la chambre antérieure. Ce phénomène certes, ne peut pas être considéré comme étant exclusivement propre à la blennorrhagie, bien d'autres maladies infectieuses et en particulier le rhumatisme, provoquent d'abondants exsudats dans la chambre antérieure.

Le, *salicylate de soude*, à la dose de 2 à 4 gr. par jour, doit faire la base du traitement général de ces formes d'iritis ; même quand l'origine blennorrhagique est manifeste, le salicylate donne de très bons résultats, il va sans dire que l'écoulement uréthral doit être soigné simultanément et énergiquement.

Ces formes aiguës, à grand fracas, qui sont souvent le propre des iritis rhumatismales, guérissent en général assez facilement et assez rapidement. Plus que jamais le traitement local et antiphlogistique doit être adjoint au traitement général et, plus que jamais aussi, les soins doivent être longtemps continués et de grandes précautions seront prises pour éviter les rechutes si fréquentes et si faciles dans toutes les affections relevant de l'infection rhumatismale. C'est au point que l'on pourrait appeler *iritis à rechute* les iritis rhumatismales.

Il est des époques où le médecin voit revenir à lui, pour ainsi dire en même temps, tous les malades atteints d'iritis rhumatismales, c'est aux changements brusques de température, par les temps froids et humides.

Quand l'iritis rhumatismale passe à l'état chronique, le traitement en devient des plus difficiles et le praticien doit

Dr A. DARIER *Traitement des iritis tuberculeuses ; iodoforme intus et extra.*

appeler à son secours tous les moyens indiqués par les traités spéciaux du rhumatisme : soins hygiéniques, régime spécial, habitation chaude et à l'abri de l'humidité, soleil, grand air et exercices physiques, frictions sèches, bains de vapeur, massages, etc...

Nous aurons bien peu de chose à dire comme traitement général de *l'iritis tuberculeuse*. Une bonne hygiène et la vie au grand air seront recommandées. Comme médication interne, *l'iodoforme* a donné d'assez bons résultats ; l'application locale de cet agent, soit dans la chambre antérieure, soit sous la conjonctive, est à l'étude en ce moment.

Il y a plusieurs années déjà, M. Ababie avait recommandé, dans l'iritis tuberculeuse, le massage cornéen avec de la *lanoline iodoformée* à parties égales. Les résultats obtenus ne peuvent qu'encourager dans cette voie.

Nous verrons plus loin que les injections sous-conjonctivales ont quelquefois une action salutaire très rapide sur les tubercules miliaires de l'iris.

DIX-HUITIÈME LEÇON

SOMMAIRE

Maladies de l'iris et du corps ciliaire (*suite*).— Résumé des indications générales du traitement de l'iritis. — Les injections sous-conjonctivales sont rarement indiquées dans l'iritis aiguë. — Elles réussissent bien contre les iritis gommeuses et les iridochoroïdites chroniques, alors que tous les autres traitements ont échoué.— Combinées à la paracentèse de la chambre antérieure elles ont une action puissante. — **Iridochoroïdite traumatique et ophtalmie sympathique.** — Enucléation de l'œil blessé. — Frictions mercurielles et injections sous-conjonctivales fortes et fréquemment répétées. — Récidives de l'ophtalmie sympathique, leur gravité.

On conçoit de toutes les considérations qui précèdent, combien délicates sont les indications de thérapeutique générale dans l'iritis, aussi est-ce surtout aux applications locales que nous pouvons accorder la plus grande confiance.

Quand, par les moyens que nous avons énumérés dans notre précédente leçon nous sommes arrivés :

1° à calmer la douleur ;

2° à obtenir une liberté, une dilatation pupillaire absolue ou même relative ;

3° à éteindre, à diminuer la violence du processus phlegmasique ;

Il ne nous reste plus qu'à faire disparaître le mal lui-même et sa cause, si ce nous est possible, en suivant les indications précises de l'étiologie quand celle-ci peut être bien nettement déterminée.

Mais, outre que cette détermination est souvent, comme nous l'avons dit, fort délicate, les effets de la thérapeutique générale se font quelquefois attendre fort longtemps. Il est donc de notre devoir de recourir d'abord à tous les moyens locaux qui nous permettront d'arriver dans le moins de temps possible à une guérison plus prompte et plus sûre.

Les applications médicamenteuses locales, sous forme de collyres, répondant aux indications générales ont été jusqu'ici encore très peu employées. On a pourtant recommandé, suivant les cas, des pommades ou des collyres au sublimé, à l'iodure de potassium, au salicylate de soude, etc., suivies ou non d'applications de courants électrolytiques, mais ces interventions locales se sont montrées d'une pratique longue et peu rémunératrice.

Un moyen qui ne devrait pas être négligé est l'application de frictions hydrargyriques périorbitaires, surtout quand elles sont faites sous forme de cataplasmes hydrargyriques (tels que nous les avons recommandées dans le traitement de la kératite parenchymateuse (1). Ces applications ont l'avantage d'agir et par la chaleur et par l'action résolutive du mercure absorbé par la peau en quantité tant faible soit-elle. C'est, en somme, le premier pas vers la thérapeutique locale.

.˙.

Dans l'*iritis*, l'*iridocyclite* et l'*iridochoroïdite* aiguës, les indications des injections sous-conjonctivales sont des plus délicates à établir ; et nous n'hésitons pas à le dire, c'est dans la minorité des cas que ce mode

---

(1) Voir page 244.

d'intervention locale est appelé à rendre des services ; mais, pour rares que soient ses applications, elles n'en constituent pas moins un de nos plus puissants moyens d'action, dans les affections du tractus uvéal.

Nous ne saurions trop répéter que le mercure n'est pas seulement un antisyphilitique, mais un résolutif, un lymphagogue des plus puissants, pour ne pas parler de ses précieuses propriétés antiseptiques.

Donc toutes les fois que nous aurons besoin d'amener une prompte résorption d'exsudats pupillaires, nous pouvons faire d'abord l'application des frictions hydrargyriques péri-orbitaires, puis des injections sous-conjonctivales de chlorure de sodium d'abord, et de cyanure d'hydrargyre ensuite.

Les indications du moment favorable à l'entrée en scène des injections sous-conjonctivales, sont à peu près les mêmes que celles que nous avons établies pour la kératite parenchymateuse.

Il va sans dire qu'en cas de syphilis avérée, il n'y aura jamais à hésiter dans le choix de la solution à injecter ; c'est d'un sel de mercure qu'il faudra se servir toutes les fois que les circonstances fourniront des indications pour les injections sous-conjonctivales.

Le traitement général, il ne faut pas l'oublier, devra toujours précéder, accompagner et soutenir le traitement local et cela lors même que les lésions apparentes auraient disparu après 2 ou 3 injections sous-conjonctivales ; car, en matière de syphilithérapie, nous ne devons pas oublier qu'il est de notre devoir, non seulement de guérir les accidents en cours, mais encore de prévenir, autant qu'il est en notre pouvoir, les attaques ultérieures de cette redoutable infection.

<table>
<tr><td>Dr A. DARIER</td><td>Dans l'iritis syphilitique subaiguë, et dans les gommes de l'iris, elles sont indiquées.</td></tr>
</table>

Dans l'iritis syphilitique, quand le traitement général et les mydriatiques ont déjà donné le premier assaut au processus morbide, en en atténuant la violence et en préparant le terrain à une intervention locale plus énergique, les injections sous-conjonctivales de cyanure d'hydrargyre peuvent donner de très brillants résultats.

J'ai vu des cas où, après 15 jours de traitement général et d'instillations d'atropine, la pupille ayant conservé sa forme irrégulière due à des synéchies postérieures, j'ai vu, dis-je, la pupille se dilater complètement à la suite d'une seule injection soit de 2 ou 3 divisions d'une solution de Cu. Hg. à 1 °/$_{oo}$ soit d'une demi ou d'une pleine seringue de solution à 1/5000. Il faut quelquefois plusieurs injections pour arriver à ce résultat.

Bien des observations de ce genre ont déjà été relatées par différents auteurs. Il faut, pour que l'effet se produise, que l'œil soit dans un état de réceptivité favorable, que l'irritation ciliaire ne soit pas trop violente, au cas contraire il y aurait contre-indication aux injections sous-conjonctivales.

Les cas les plus favorables à ces interventions locales sont certainement les *iritis* dites *gommeuses*, alors que l'on voit se produire en un point quelconque une bosselure ovale, jaunâtre, déformant l'orifice pupillaire sans amener une hypérémie trop marquée ; j'ai vu dans des cas de ce genre fondre, pour ainsi dire à vue d'œil, des gommes assez volumineuses en cinq ou six jours, après 2 ou 3 injections sous-conjonctivales. Il faut alors bien avertir les malades qu'ils aient à s'astreindre à un traitement général prolongé de peur de rechutes plus graves, comme nous l'avons dit plus haut.

Mais ce n'est pas seulement chez les syphilitiques que

 Elles réussissent aussi dans certaines formes d'iritis chronique.

l'action résolutive des injections se fait sentir. J'ai encore présent à la mémoire un cas bien intéressant où de petits granulomes de l'iris disparurent si promptement sous l'influence de trois ou quatre injections, que j'en conclus que ce que j'avais pris d'abord pour des tubercules était tout simplement une forme anormale du syphilomes de l'iris. Or un an plus tard le malade mourut tuberculeux. Je sais bien qu'un syphilitique peut mourir tuberculeux ; mais on peut bien admettre aussi, en l'absence d'autres données plus précises, que la tuberculose chez cet individu avait commencé par une granulie légère de l'iris.

Mais, gommes ou tubercules, l'action des injections sous-conjonctivales n'en est pas moins des plus manifestes, et rien ne saurait mieux prouver le pouvoir remarquable de cette thérapeutique locale.

Mais toutes les formes d'iritis ou d'iridochoroïdites ne bénéficient pas dans la même mesure de l'application des injections sous-conjonctivales. A côté des cas qui sont améliorés d'une manière quelquefois surprenante, il en est d'autres qui ne sont modifiés en rien par cette thérapeutique. Je ne parle pas des cas où une intervention intempestive provoque l'apparition d'une poussée aiguë, ni des cas où une injection mal faite amène de telles douleurs que le patient se refuse à toute nouvelle tentative de ce genre.

Il règne encore à ce sujet une certaine obscurité et c'est quelquefois un peu le hasard qui nous donne des succès dans des cas où les injections étaient tentées en désespoir de cause, d'autres fois les résultats sont nuls alors que nous avions escompté très avantageusement l'effet de notre intervention locale.

Il ne faut donc pas, partout et toujours, vouloir de parti

pris faire des injections sous-conjonctivales, car d'abord la plupart des iritis aiguës guérissent parfaitement sans cela. Il faut réserver cette intervention énergique à certains cas particuliers que nous avons indiqués plus haut.

Et s'il était bon de tenter l'effet de ce nouveau procédé thérapeutique pour en bien connaître toute la portée, il est d'autant plus naturel aujourd'hui d'en éviter l'abus. Pour notre part, ainsi que nous l'avons dit depuis plusieurs années, l'application des injections sous-conjonctivales, au lieu d'être la règle dans l'iritis *aiguë simple* ne doit se faire bien plutôt qu'à titre exceptionnel et sous certaines indications. C'est du reste aujourd'hui l'avis de tous ceux qui ont une longue expérience à ce sujet.

Dans *l'iritis chronique, dans l'iritis dite séreuse, dans l'iridocyclite, dans l'iridochoroïdite à évolution lente*, les injections sous-conjonctivales ont des indications plus nombreuses et plus importantes, et grande est la quantité d'affections de ce genre qui ont bénéficié dans une plus ou moins large mesure de ces applications locales d'un antiseptique, d'un résolutif aussi énergique que le mercure.

Dans tel cas traité depuis longtemps par les moyens habituels, les injections ont donné une prompte et salutaire impulsion au processus morbide et la guérison s'est produite rapidement ; mais tous les cas ne sont pas aussi heureux, et bien souvent, après une amélioration produite par la thérapeutique locale, une rechute se manifeste à plus ou moins longue échéance, et alors il arrive que de nouvelles interventions faites dans les mêmes conditions ne produisent plus qu'un effet d'une durée plus courte encore.

THÉRAPIE OCULAIRE

*Combinées à la paracentèse elles donnent
des résultats remarquables.*

Néanmoins, d'une manière générale, le praticien trouvera dans les injections sous-conjonctivales un précieux adjuvant à la thérapeutique générale et même un remplaçant qui permettra à l'organisme trop médicamenté un repos salutaire. Ces alternances du traitement local avec le traitement général ne peuvent être que très favorables à la guérison.

Dans certaines formes *d'iridochoroïdites gravissimes*, avec poussées inflammatoires violentes et tension glaucomateuse, où une intervention énergique est urgente et ne peut être différée sous peine des plus graves conséquences, il ne peut être question de pratiquer l'iridectomie dans de telles conditions. Eh bien ! c'est souvent alors que les injections sous-conjonctivales rendront les plus grands services, à la condition expresse qu'on les combine avec la paracentèse de la chambre antérieure, dont nous avons parlé dans notre précédente leçon.

Cette ponction évacue le liquide altéré de la chambre antérieure, provoque une détente salutaire de toute la circulation oculaire. Une injection sous-conjonctivale, même abondante, sera alors rapidement résorbée et contribuera puissamment à la désinfection et à la rénovation des liquides intra-oculaires.

Des résultats vraiment remarquables peuvent être obtenus par la combinaison plus ou moins fréquemment répétée de l'évacuation de l'humeur aqueuse avec les injections sous-conjonctivales (1). Dans ces cas, on emploiera des liquides plus ou moins concentrés suivant que l'on prévoira qu'ils pourront être bien supportés ; en général,

---

(1) Voir : injections sous-conjonctivales et parencentèse de la chambre antérieure. (*La Clinique Ophthalmologique*, 1896, p. 102).

 Elles ont une action trophique marquée dans les iridochoroïdites scrofuleuses.

on se trouvera bien d'injecter une pleine seringue de la solution suivante :

$$
\begin{aligned}
\text{Cyanure d'Hg} &\dots\dots\dots\dots\quad 0,01 \\
\text{Chl. de sodium} &\dots\dots\dots\dots\quad 0,10 \\
\text{Eau dist} &\dots\dots\dots\dots\quad 50
\end{aligned}
$$

Il est, au contraire, des cas *d'iridochoroïdite* avec hypotonie, de ces cas se terminant souvent par *atrophie du globe oculaire*, où les injections sous-conjonctivales ont amené une telle transformation que la guérison plus ou moins complète a pu être obtenue alors que l'œil avait été considéré comme perdu.

Un cas que je n'oublierai jamais est celui d'une jeune femme, atteinte depuis plusieurs années d'une iridochoroïdite scrofuleuse contre laquelle tous les traitements avaient été appliqués en vain : frictions mercurielles, injections hypodermiques, toniques de toutes sortes. Malgré une iridectomie très bien faite, l'œil devenait de plus en plus trouble et hypotone. Deux injections sous-conjonctivales d'une 1/2 seringue de Cn. Hg. 1/3000 amenèrent une élévation notable du tonus oculaire et, au bout de quelques autres injections, l'œil était complètement métamorphosé ; le traitement général, le grand air, firent le reste, et depuis six ans, (2 ou 3 rechutes de plus en plus bénignes furent guéries de la même façon), la vision s'est maintenue relativement *bonne*.

Certes, il est des circonstances où l'insuccès est plus ou moins complet, mais dans la majorité des cas, si l'intervention est faite au moment opportun, on obtiendra presque toujours, si ce n'est une amélioration très grande, du moins on n'aura que bien rarement à regretter d'avoir eu recours aux injections sous-conjonctivales, surtout aujourd'hui qu'il nous est permis de les faire presque absolument sans douleurs, grâce à l'acoïne.

⁂

Nous en arrivons maintenant à la forme *d'iridochoroïdite* qui est au plus haut point justiciable de la thérapeutique locale et de l'antisepsie la plus rigoureuse, nous voulons parler de l'*ophtalmie sympathique*.

Nous ne voulons envisager ici exclusivement que *l'iridochoroïdite sympathique infectieuse*, que l'infection vienne par migration directe ou qu'elle soit seulement d'origine endogène par auto-intoxication favorisée par une irritation ciliaire vaso-motrice, comme l'ont admis certains auteurs dans ces derniers temps.

Nous laissons de côté la simple irritation sympathique produite par un moignon douloureux, simple réflexe irritatif qui disparaît immédiatement quand l'œil provocateur a été énucléé.

Pour nous, l'ophtalmie sympathique vraie évolue de la façon suivante : un œil a subi un traumatisme opératoire ou accidentel à la suite duquel s'est produit une infection plus ou moins intense, mais qui finit par guérir en apparence, car si l'œil suppure complètement, il ne se produit jamais d'ophtalmie sympathique.

L'infection reste donc dans l'œil blessé à l'état pour ainsi dire latent, elle envahit le corps ciliaire puis la choroïde et le nerf optique pour se frayer un chemin à travers le chiasma jusqu'à l'œil du côté opposé, où elle provoque une iridochoroïdite infectieuse typique débutant

parfois par le nerf optique, mais ne s'accusant bien
nettement que quand elle a atteint le corps ciliaire et
l'iris.

La difficulté de retrouver sur les préparations anatomiques le chemin suivi à travers le chiasma fait que l'on
se demande encore aujourd'hui de quelle manière s'opère
la transmission de l'ophtalmie sympathique d'un œil à
l'autre. Ce n'est pas ici qu'il convient de discuter cette
question.

Ce qui est certain, c'est que *l'iridochoroïdite sympathique vraie* est reconnue par tous comme un processus *d'origine infectieuse.*

Quel sera donc le traitement de l'ophtalmie sympathique ?

Nous avons affaire ici à de la pathologie pour ainsi
dire expérimentale sur l'homme ; la cause de l'affection
est connue, c'est-à-dire que nous savons qu'elle est due
à une infection microbienne qui a son foyer d'origine
dans l'œil primitivement blessé.

La première indication sera donc d'enlever cet œil,
source première de l'infection, sans trop se préoccuper du
reste de la vision qu'il peut posséder encore.

L'œil une fois enlevé en réséquant le nerf optique aussi
loin qu'on le peut, on injectera dans le fond de l'orbite
jusqu'au trou optique, et même dans le nerf ou sa gaine,
si l'on peut, une pleine seringue d'une solution de cyanure
d'hydrargyre à 1/500.

Puis, profitant encore de la narcose provoquée pour
l'énucléation, on pratiquera sous la conjonctive, profondément, en arrière du globe atteint par l'ophtalmie sympathique, une injection d'une pleine seringue d'une solution de Cn. Hg. 1/1000.

Le pansement est appliqué sur les deux yeux, et dès le

THÉRAPIE OCULAIRE . *Rôle prépondérant des injections sous-conjonctivales de Cn. Hg.*

lendemain, le malade est soumis à une cure mercurielle énergique par des frictions à 4 grammes par jour de lanoline hydrargyrique.

Dès que l'injection sous-conjonctivale est bien résorbée, que tout chémosis a disparu (au 4ᵉ jour en moyenne), il ne faut pas hésiter à en pratiquer une deuxième, dont l'effet sera soutenu par l'application de deux ou trois sangsues à la tempe. Cette déplétion sanguine diminuera l'hypérémie ciliaire et le chémosis produit par le liquide injecté.

Dans l'intervalle des injections, on ne négligera pas d'instiller, toutes les heures ou toutes les demi-heures, quelques gouttes du collyre suivant :

```
Sulf. d'atropine................ 0,05
Dionine........................ 0,10
Chl. de cocaïne................ 0,10
Solution de Cn. Hg. à 1/1000... 10 gr.
```

A mesure que l'amélioration se montre par une dilatation plus complète de la pupille, la diminution des exsudats sur la face postérieure de la cornée, la disparition de la photophobie et de l'hypérémie périkératique, on diminuera le nombre et la force des injections sous-conjonctivales ; mais il faut bien se garder de cesser trop promptement tout traitement, car les rechutes de l'iridochoroïdite sympathique, plus que toutes autres, sont pernicieuses au dernier chef, et on risque fort de ne plus pouvoir en être maître, si on leur a laissé prendre une marche insidieuse faute d'avoir poussé le traitement assez à fond pour éteindre toute trace d'infection.

Oh ! la tâche est difficile, il ne faut pas se le cacher; et il n'est pas de trop de toute la bonne volonté du malade et de toute la ténacité du médecin *qui veut guérir* pour venir à bout d'une iridochoroïdite sympathique avérée. Les rechutes se voient, en effet, même après des années de guérison apparente.

Tout dernièrement, le Dr ABADIE a relaté un cas bien curieux et bien intéressant. Il s'agissait d'une demoiselle à laquelle nous avions ensemble énucléé un œil il y a 12 ou 15 ans pour une ophtalmie sympathique. Après une cure intensive par frictions mercurielles (nous ne connaissions pas, alors, les injections sous-conjonctivales), l'ophtalmie sympathique finit par guérir ; mais la jeune fille faillit mourir d'une néphrite suraiguë causée par hydrargyrisme (1).

Bref, cette personne, aujourd'hui institutrice, après 12 à 15 ans de parfaite vision, fut reprise, il y a quelques mois d'iridochoroïdite grave de son œil unique. Plusieurs injections sous-conjonctivales combinées aux frictions amènent une amélioration passagère, mais bientôt elles ne sont plus supportées et l'œil va de mal en pis, menaçant de s'atrophier. Le Dr ABADIE eut alors l'idée d'injecter dans l'orbite de l'œil énucléé, au niveau du moignon du nerf optique et jusqu'au fond de l'entonnoir orbitaire une solution de cyanure d'hydrargyre à 1 0/0.

Il obtint par ce moyen en quelques jours une guérison presque complète.

A peu près au même moment, me revint une jeune paysanne que j'avais guérie 3 ans auparavant d'une ophtalmie sympathique par énucléation, injections sous-conjonctivales et frictions. Elle arrivait avec une nouvelle poussée d'iridochoroïte avec séclusion pupillaire complète et effacement de la chambre antérieure. Une iridectomie n'ayant pas amené la cessation des poussées inflamma-

---

(1) Voir leçon I : Généralités sur la médication mercurielle.

THÉRAPIE OCULAIRE — *Récidives lointaines de l'ophtalmie sympathique, leur gravité.*

toires, je fis à deux reprises une injection d'une pleine seringue d'une solution de Cn. Hg, à 1/500 dans le fond de l'orbite énucléée. Les douleurs très violentes furent calmées par l'application de 3 sangsues à la tempe et au bout de quelques jours, plusieurs injections ayant été également pratiquées la malade fut complètement guérie. Il y a deux ans de cela, et cette malade a repris ses travaux et n'a plus éprouvé le moindre trouble de la vision. La malade revue il y a trois semaines est toujours très bien, V == 1/2 et elle n'a plus souffert de son œil.

M. Ababie, pour expliquer ces faits, pense que le processus infectieux qui avait atteint primitivement l'œil énucléé avait déjà, au moment de l'énucléation, dépassé les limites du globe oculaire et envahi le nerf optique. Il peut rester cantonné en ce point plus ou moins longtemps, puis sous l'influence de causes encore inconnues, la virulence des germes infectieux venant à être exaltée, l'envahissement des parties voisines et de l'autre œil peut se produire à nouveau. Le seul moyen de l'arrêter, c'est d'injecter *in situ* dans le voisinage même du foyer infectieux quelques gouttes d'une solution forte de cyanure d'hydrargyre. Mais ne pourrait-on pas dire aussi que l'injection faite dans l'orbite énucléée peut agir par contiguïté de tissus en produisant une irrigation antiseptique de tous les espaces lymphatiques dans lesquels la poussée morbide est en train d'évoluer.

Ma longue expérience des injections sous-conjonctivales m'a souvent montré qu'une injection faite d'un côté, manifeste son action thérapeutique sur le second œil également.

Dans certaines circonstances, il est possible d'enrayer l'ophtalmie sympathique en conservant les deux yeux. Plusieurs cas de ce genre ont été publiés depuis l'introduction en thérapeutique oculaire des injections sous-conjonctivales de cyanure d'hydrargyre et je connais plusieurs cliniciens qui pourraient citer des observations de ce genre qui leur sont personnelles. Mais le risque à courir est si grand (car c'est souvent la perte des deux yeux qui est la conséquence d'une énucléation par trop tardive) que si l'on veut établir une règle un peu générale pour les jeunes praticiens il faut que cette règle garantisse le maximum de sécurité.

L'énucléation doit donc rester la règle dans la majorité des cas et la règle absolue toutes les fois que l'œil provocateur de l'ophtalmie sympathique ne pourra pas laisser espérer le rétablissement d'une vision utile.

Quand, au contraire, le mal n'est qu'à sa période tout à fait initiale que les deux yeux ont à peu près une bonne vision, il est naturel, avant de pratiquer l'énucléation d'adopter une thérapeutique conservatrice. Et voici comment nous la comprenons. Nous avons déjà, dans le chapitre des traumatismes oculaires (1), décrit la manière d'enrayer les infections traumatiques : 1° cautérisation au galvano-cautère de toute la partie infectée de la blessure, dût-on pénétrer avec l'anse rougie à blanc jusque dans le cristallin, ou même dans le corps vitré ; 2° recouvrement de la plaie, après un nettoyage et un avivement parfait, au moyen d'un lambeau de conjonctive fixé par plusieurs sutures ; 3° injection d'une pleine seringue de Cn. Hg. à 1/1000 profondément dans le tissu orbitaire.

Grâce à cette intervention énergique, j'ai la conviction

---

(1) Voir pages 219 et suivantes.

<table>
<tr><td>THÉRAPIE OCULAIRE</td><td>Quand l'œil blessé peut être conservé,
antisepsie énergique.</td></tr>
</table>

d'avoir conservé bien des yeux grièvement blessés parmi le personnel des nombreuses usines de Saint-Denis que j'ai l'occasion de soigner, et je ne crois pas exagérer en disant que j'ai, par ce moyen, évité bien des complications sympathiques.

Mais quand cette redoutable complication vient à se déclarer, alors que l'œil blessé ne porte que des lésions anatomiques encore peu graves, on est autorisé à tenter, pendant les premiers jours tout au moins, d'éteindre sur place les premières manifestations de l'infection sympathique ; pour cela il faut agir avec une énergie qui pourra paraître exagérée à celui qui n'a pas eu fréquemment à combattre ce terrible ennemi qu'est l'ophtalmie sympathique.

Le plus souvent, il sera nécessaire d'endormir le malade. La plaie, par où a pénétré l'infection, sera rouverte, puis cautérisée profondément au galvanocautère, ensuite lorsqu'elle aura été bien détergée et recouverte par une autoplastie conjonctivale, on pratiquera une injection sous-conjonctivale forte et profonde à 1/500 ou 1/1.000, une pleine seringue.

Du côté de l'œil sympathiquement infecté qui aura été profondément atropinisé, on pratiquera également une injection de Cn. Hg. à 1/1000 profondément en arrière du globe oculaire vers le fond de l'entonnoir orbitaire ; cela fait, on appliquera 3 sangsues à la tempe.

Dès le lendemain, le patient sera soumis à une cure intensive par les frictions mercurielles en même temps qu'on fera des instillations pour ainsi dire continues (toutes les heures ou toutes les 1/2 heures) au collyre au Cn. Hg. 1/000 avec dionine et atropine). Les injections sous-conjonctivales seront répétées tant qu'on ne sera pas absolument sûr que toute infection est éteinte, et cela dès que la résorption des injections précédentes sera complète.

Dr A. DARIER   *Introduction de bâtonnets d'iodoforme dans la chambre antérieure.*

Les premières injections qui n'ont pu être faites à si hautes doses que parce que le malade était chloroformé, mettent trois ou quatre jours à se résorber. Ce n'est qu'à ce moment que l'amélioration se manifeste. Cette amélioration est quelquefois si frappante que l'on se laisse aller à l'expectation, et c'est là souvent une grosse faute. Il faut terrasser à fond un mal aussi redoutable que l'ophtalmie sympathique. Il vaut mieux en ces cas pécher par excès que par manque de soins.

D'assez nombreux cas d'ophtalmie sympathique ont été guéris ainsi sans énucléation ; mais on ne saurait trop recommander la plus grande prudence, et, dans les cas vraiment graves, nous le répétons, il ne faut pas hésiter à énucléer.

Quand il est possible d'introduire dans la chambre antérieure un bâtonnet d'iodoforme, comme l'a recommandé le prof. HAAB, ce serait peut-être là un précieux adjuvant, mais dont je n'ai encore aucune expérience personnelle. Il va sans dire qu'il s'agit de cas où aucun corps étranger n'est resté dans l'œil.

C'est là une application fort intéressante de la thérapeutique locale qui mérite d'être sérieusement étudiée.

ROEMER, au dernier Congrès de Heidelberg, conclut de ses observations que l'iodoforme ne paraît agir que lorsqu'il s'agit d'infections par les microbes pyogènes ordinaires, staphylocoques, etc., ce qui serait conforme aux expériences de OSTWALD.

DIX-NEUVIÈME LEÇON.

SOMMAIRE

Traitement du glaucome : *L'iridectomie est le seul traitement vraiment recommandable*, ce n'est qu'à titre de très rare exception que les traitements médicamenteux doivent être appliqués.— Ce ne sont que des palliatifs qui souvent font perdre un temps précieux et compromettent le résultat définitif de l'iridectomie. — Les sclérotomies ne sont également que des palliatifs, ou, tout au plus des adjuvants, utiles seulement quand on craint des complications avec l'iridectomie.— Indications détaillées des modes de traitement des différentes formes de glaucome : glaucome aigu et suraigu, — glaucome chronique irritatif, — glaucome chronique simple ou atrophie glaucomateuse.

Continuant notre étude de la thérapeutique des maladies du tractus uvéal, nous devons nous occuper aujourd'hui du *glaucome*, une des maladies les plus redoutables, considérée comme incurable il y a seulement quelques années de cela.

Depuis les travaux si remarquables de DE GRAEFE *le traitement du glaucome est bien établi, l'iridectomie restera le traitement de choix dans la très grande majorité des cas,* pour ne pas dire dans tous les cas de glaucome aigu, car, il nous faut toujours réserver l'avenir. Qui sait s'il ne sera pas donné à l'un de vous de trouver la guérison du glaucome sans opération ?

Sera-t-il toujours nécessaire, en effet, d'opérer dans tous les cas ?

19

Ne peut-il pas arriver que de légères attaques de glaucome se produisent à deux ou trois reprises pour ne plus reparaître, soit sous l'influence d'un traitement médicamenteux quelconque, soit spontanément, la cause occasionnelle ayant disparu et l'état constitutionnel prédisposant s'étant amendé ?

Je me souviendrai toujours d'un cas de glaucome aigu avec cornée trouble, tension + 2, fond de l'œil inexplorable, et douleurs violentes. Je conseille l'iridectomie qui est acceptée pour le lendemain. Je prescris, en attendant, un collyre à l'ésérine ; 3 grammes de salicylate de soude par jour, et 0,50 de quinine le soir.

Le lendemain, le malade se sent tellement soulagé qu'il ne revient pas se faire opérer, et huit jours après, je le revois complètement guéri. Cette guérison s'est maintenue plusieurs années, et le malade n'a pas eu de nouvelles atteintes de glaucome. Il y a aujourd'hui 15 ans de cela.

Le malade était jeune encore ; 38 ans ce qui est un facteur important pour la guérison.

Dans bien d'autres cas, des attaques, légères il est vrai, disparaissent spontanément, c'est ce qui leur a fait donner le nom de *glaucome prodromique* ; cependant ces attaques s'arrêtent rarement en chemin, malgré les instillations d'ésérine ou de pilocarpine, et malgré tous les traitements généraux les mieux compris et, en fin de compte, le malade est obligé de se résigner à l'opération.

Le rhumatisme et la goutte ont une influence très marquée sur la pathogénie du glaucome chronique irritatif ainsi que beaucoup d'observateurs l'ont dès longtemps noté.

Czermak a établi une théorie du glaucome basée sur

une altération pathologique des vaisseaux, consécutive au rhumatisme, à la goutte, à l'athérome, à l'artério-sclérose, à la sénilité, etc. (1).

WAGENMANN (2), par un traitement antigoutteux approprié aurait obtenu de bons résultats dans certaines formes de glaucome avec et sans iridectomie.

WALTER (3) vante les qualités antigoutteuses de la pipérazine pour prévenir les attaques de glaucome ou pour soutenir le traitement opératoire. Il relate des cas guéris momentanément sans iridectomie.

Bien des cas de glaucome ont été rapportés comme guéris par les médications les plus variées. Le plus grand nombre l'a été par les myotiques employés avec persévérance et à doses faibles et fréquemment répétées. La *pilocarpine* est mieux supportée que l'ésérine qui provoque facilement des douleurs ciliaires ; quelquefois même ces douleurs sont accompagnées d'un état nauséeux marqué qui rend l'application du médicament moins régulière parce que les malades en redoutent l'emploi.

La pilocarpine doit être prescrite à doses faibles mais fréquemment répétées.

Nous avons vu dans notre VIII° leçon, consacrée à l'étude du plus puissant vaso-constricteur connu, tout le parti que l'on pouvait tirer de l'*extrait de capsules surrénales* dans le traitement du glaucome. Nous avons été le premier à noter l'action hypotonisante de la surrénaline dans le glaucome.

ZIMMERMANN a confirmé cliniquement par plusieurs

---

(1) *Prag. med. Woch.* 1897.
(2) *Archiv. für Oph.*, XLIII.
(3) *La Clinique Ophtalmologique*, 1898, n° 23.

observations intéressantes, la diminution très notable de tension intraoculaire sur l'œil glaucomateux et même sur l'œil normal.

Les intéressantes expériences faites par Wᴇssᴇʟʏ, au laboratoire de Lᴇʙᴇʀ, ont, nous l'avons vu, apporté une explication complète des faits cliniquement observés.

La *surrénaline* combinée aux myotiques, à l'ésérine et à la pilocarpine, pourra donc rendre de réels services dans le traitement médical du glaucome (voir leçon VIII pour les doses).

Dans une de nos prochaines leçons nous aurons à étudier l'action puissante du *massage* sur la pression intra-oculaire. C'est chose surprenante que de voir, après quelques minutes de massage, l'œil devenir mou, aussi bien chez l'homme sain que chez le glaucomateux.

Si l'on cherche à s'expliquer cet effet hypotonisant du massage on peut supposer que les pressions de plus en plus fortes appliquées perpendiculairement à la cornée refoulent en arrière, par la loi de l'incompressibilité des liquides, et l'iris et le cristallin, dilatant mécaniquement l'angle iridocornéen et exprimant pour ainsi dire l'humeur aqueuse, qui s'écoule alors par ses voies naturelles d'excrétion.

Vous voyez tout le parti que l'on peut tirer de cette action mécanique, à la portée de tous et dans toutes les circonstances.

J'ai en ce moment encore plusieurs glaucomateux iridectomisés ou non qui retirent de réels bénéfices du massage.

M. Dᴏᴏ c, de Dijon, à qui nous devons de belles études sur l'action du massage a publié plusieurs observa-

| THÉRAPIE OCULAIRE | *Quinine, salicylate de soude,*
bromure de potassium, digitale, etc... |

tions d'attaques de glaucome aigu enrayées rapidement par des séances fréquemment répétées de massage (1).

Certains médicaments cardiaques ont aussi une action favorable sur le glaucome par leur pouvoir vaso-constricteur. En premier lieu nous devons citer la *quinine*, puis la *digitale* et les autres cardiosthéniques le *convallaria maialis, le strophantus hispidus, le bromure de potassium,* etc...

Permettez-moi de vous citer ici un exe...   de glaucome guéri depuis plus de 3 ans sans ᴏᴘé...ation et qui présente un réel intérêt thérapeutique. ᴘeut-être cela servira-t-il à nous fournir des indications sur les cas pouvant guérir par simple traitement médical.

Il s'agissait d'un homme jeune, 32 ans, de forte corpulence, aimant le vin et la bonne chère. Le 13 mai 1898, il se présente à moi se plaignant d'une notable diminution de la vision de ses deux yeux.

Les globes oculaires sont gros, saillants, injectés et durs,

$$OD : T + 1,5 ... V = 1/3$$
$$OG : T + 19 ... V = 1/2$$

ni hypermétropie, ni astigmatisme. La gêne éprouvée par le malade est plus grande que ne le montre l'abaissement de la vision mesurée avec nos échelles, c'est là un phénomène qui s'observe assez souvent dans le glaucome, où nous voyons des opérés ayant une vision 1/2 à 2/3 nous dire qu'ils y voient très mal.

Le champ visuel un peu rétréci du côté nasal à gauche, présente, à droite, un scotome inféro-interne très marqué

____

(1) La *Clinique Ophtalmologique*, 1899.

surtout pour les couleurs, le vert dépassant à peine la ligne médiane, pas de scotome central.

Je fais entrevoir au malade la nécessité d'une opération prochaine et lui prescris, en attendant, un régime très sévère : suppression de l'usage du tabac et de l'alcool ; vie calme et régulière, instillations répétées d'un collyre à la pilocarpine et à l'ésérine, bromure de potassium 1 gramme, et quinine 0,30 par jour.

4 jours plus tard, le 24 avril, la vision s'est notablement améliorée O.D : V = 2/3 ; O.G. : V = 1 ; le champ visuel s'est agrandi, mais la tension intraoculaire est toujours notablement supérieure à la normale. Le malade se montre très satisfait et ne veut plus entendre parler d'opération. Je lui prescris alors le collyre de Jacquet à l'*extrait de capsules surrénales* à la pilocarpine et à l'ésérine.

Le régime sévère est toujours très régulièrement suivi et, aussi souvent que possible, on pratique le *massage cornéen* qui abaisse toujours très notablement la tension intraoculaire.

Bref, le 1er juillet, le malade peut être considéré comme guéri relativement et momentanément tout au moins.

$$O.D. \quad V = 1 \; ; \quad O.G. \quad V = 1.$$

Le champ visuel de l'œil droit présente toujours un scotome inféro-interne bien délimité, mais pour les couleurs seulement. La papille présente une excavation manifeste, surtout à droite. Les deux yeux conservent toujours une tension un peu supérieure à la normale.

Le malade revu assez fréquemment pendant le cours de ces 3 années n'a plus jamais présenté la moindre attaque de glaucome.

Les premières atteintes sont survenues chez un rhu-

THÉRAPIE OCULAIRE *Théories du glaucome ; artério-sclérose et soudure de Knies.*

matisant jeune encore et à la suite d'abus de toute sorte. Les conditions hygiéniques ayant profondément modifié l'état général et le traitement par les myotiques, la surrénaline et le massage, ayant amené une cessation complète des troubles glaucomateux, le malade peut être considéré comme guéri.

Voilà, certes, un cas de glaucome bien caractérisé apparemment guéri pendant 3 ans. Le sera-t-il pour toujours ? Qui peut nous dire s'il n'aura pas de nouvelles attaques, s'il retombe jamais dans ses excès. Si de nouvelles attaques surviennent, nous regretterons peut-être de n'avoir pas opéré plus tôt. Mais, enfin, nous ne pouvons pas forcer les malades à subir une opération, surtout que nous sommes loin de pouvoir, comme pour la cararacte, leur garantir que cette intervention leur rendra la vue presque à coup sûr.

*
* *

Sans vouloir faire une étude approfondie de la pathogénie de cette affection encore imparfaitement connue, nous pouvons dire que le glaucome est dû à une augmentation subite de la tension intra-oculaire, provoquée probablement par une action réflexe vaso-dilatatrice qui rompt l'équilibre des échanges nutritifs intra-oculaires.

On doit admettre aujourd'hui que la soudure de KNIES, ou oblitération des voies d'élimination de l'angle iridocornéen, est une lésion concomitante du glaucome plutôt que la cause même du glaucome.

En revanche, un effacement de l'angle irido-cornéen et la diminution des surfaces de résorption est un état prédisposant au glaucome ; on l'observe surtout chez les gens séniles, artério-scléreux, goutteux, etc.. Le corps vitré en état d'hypertonie repousse en avant le cristallin, l'applique contre l'iris et fermerait, d'après les uns, la soupape pupillaire à travers laquelle ne peut plus passer le trop plein de la chambre postérieure.

Il suffirait donc, d'après cette dernière conception théorique, pour guérir ce glaucome, d'ouvrir une pupille artificielle qui permette aux liquides postérieurs de passer dans la chambre antérieure pour, de là, s'échapper par les voies naturelles d'élimination (angle irido-cornéen et surface antérieure de l'iris).

Cette explication de l'action de l'iridectomie est séduisante par sa simplicité ; mais, comme elle ne satisfait pas toutes les critiques, on a cherché d'autres explications.

La théorie nerveuse par action du grand sympathique a conquis, dans ces derniers temps, de nombreux et importants suffrages.

D'après M. ABADIE, à qui nous devons *la théorie sympathique du glaucome*, cette affection serait due à une excitation des nerfs vaso-dilatateurs qui, en traversant le ganglion cervical supérieur, se rendent au tractus uvéal par différentes voies, en suivant les principaux nerfs se rendant à l'œil.

Pour le *glaucome aigu ou subaigu*, l'irritation du centre vaso-dilatateur par le ganglion cervical supérieur serait produit par un réflexe partant de l'iris et surtout de son sphincter.

D'après cette théorie, il suffirait donc, pour faire cesser l'attaque de glaucome, d'interrompre l'arc réflexe en pratiquant une iridectomie, ou même peut-être une simple section de l'iris intéressant le sphincter.

Le *glaucome chronique simple* serait imputable à une affection primitive et chronique du grand sympathique et le seul traitement qui lui serait applicable serait la *sympathectomie*.

L'hydropthalmie ou *bupthalmie*, qui n'est en somme que le glaucome chronique simple, infantile, serait justiciable du même traitement.

En somme, au point de vue pratique, voyons ensemble la conduite que nous aurons à tenir en face des différents cas de glaucome qui peuvent se présenter à nous.

1° Un malade vient avec une attaque légère de glaucome aigu : l'aspect de la cornée est légèrement flou, la tension est augmentée, la pupille un peu dilatée, et l'œil est plus ou moins rouge, le champ visuel est parfois rétréci du côté nasal, céphalalgie modérée.

Le malade n'a jamais eu d'attaque antérieure, il est manifestement rhumatisant, et attribue son mal à un refroidissement.

Dans ce cas, avant de pratiquer l'iridectomie, nous sommes autorisés à chercher à calmer la douleur par la dionine, puis à prescrire un collyre à l'ésérine ou à la pilocarpine (1), en même temps qu'on fera prendre 3 ou 4 grammes de salicylate de soude ou d'aspirine dans la journée, et 0,30 ou 0,50 centigrammes de quinine le soir.

On se trouvera bien de pratiquer soi-même les premières instillations de myotiques, dont on pourra soutenir ou accélérer l'effet par des *massages cornéens* qui favo-

---

(1) Collyre à la surrénaline de Jacquet :

Chl. de pilocarpine.......................... 0,05
Sal. d'ésérine.............................. 0,02
Solution d'extrait de capsules surrénales.... 10 gr.
(en ampoules aseptiques)

Glaucome aigu franc, iridectomie, sans phrases.

risent l'élimination de l'humeur aqueuse, et diminuent notablement la pression intra-oculaire.

Mais si, le lendemain même de ce traitement, une amélioration très notable ne s'est pas produite, il ne faut plus hésiter à recourir à l'iridectomie qui sera rendue plus facile par les médications ci-dessus.

Certes, dans de telles conditions, il ne faut pas perdre de vue le malade un seul instant, et il ne faut pas attendre même au lendemain, si le processus glaucomateux a la moindre tendance à augmenter plutôt qu'à diminuer sous l'influence du traitement appliqué. Au cas contraire, si une amélioration très manifeste se produit, que la vision revienne, que la tension diminue, etc., on pourra attendre et choisir le moment le plus favorable à l'intervention opératoire.

Si l'attaque passe complètement et *que le malade soit jeune*, avec un système vasculaire en bon état, et qu'il habite à proximité de l'oculiste, on pourra, en prescrivant un bon régime, une bonne hygiène et un traitement approprié à la cause supposée du mal, on pourra attendre pour opérer qu'il se produise une nouvelle attaque. Au contraire, *si nous avons affaire à un malade âgé, artério-scléreux, il faudra de préférence opérer, quand même l'attaque serait passée.* L'opération n'en sera que plus facile et présentera de très grandes chances de succès.

2° Nous sommes en face d'un de ces *glaucomes suraigus* avec douleurs violentes allant quelquefois jusqu'aux nausées et aux vomissements. L'œil est glauque, dur comme une bille de marbre, la pupille, mal arrondie, est dilatée et l'iris accolé à la face postérieure de la cornée, qui est elle-même insensible.

THÉRAPIE OCULAIRE Glaucome suraigu, ponction, chloroforme, iridectomie.

L'iridectomie doit être pratiquée le plus promptement possible ; mais encore faut-il pouvoir la faire dans des conditions qui assurent un bon résultat opératoire.

Beaucoup d'auteurs, dans ces circonstances, recommandent de pratiquer d'abord une *ponction équatoriale* pour amener une détente de l'hypertonie et de tous les phénomènes soi-disant inflammatoires.

L'iridectomie est pratiquée quelques heures plus tard, ou le lendemain seulement ; souvent alors la cornée s'est notablement éclaircie et la chambre antérieure s'est assez reformée pour que la kératotomie puisse se faire par les procédés habituels.

Cette sclérotomie équatoriale est une très bonne opération dans les conditions que nous venons de décrire ; mais elle n'est pas non plus sans dangers ; elle peut provoquer une hémorrhagie rétinienne ou choroïdienne qui pourra bien compromettre le résultat final de l'iridectomie. Donc si l'on peut s'en passer on fera bien.

On pourra chercher à ramener l'œil malade à un état plus favorable à l'intervention opératoire en s'efforçant d'abord de calmer les douleurs au moyen de la dionine que l'on pourra prescrire combinée aux myotiques sous la forme suivante :

Dionine......................	0,10
Chl. de pilocarpine............	0,05
Salicylate d'ésérine.............	0,02
Eau dist......................	10gr.

Instiller une goutte de ce collyre toutes les 1/2 heures jour et nuit jusqu'au lendemain.

Les premières instillations sont un peu cuisantes et provoquent souvent un fort chémosis avec larmoiement intense, après lequel on observe une diminution notable de l'hypertonie et la disparition des douleurs. On peut souvent alors opérer.

L'application de sangsues à la tempe et l'administration de cachets de phénacétine et antipyrine (voir page 253) seconderont l'effet du collyre à la dionine s'il ne suffit pas à faire cesser les douleurs.

Les massages, *très légers d'abord*, puis de plus en plus énergiques à mesure qu'ils sont mieux supportés amèneront quelquefois une diminution notable de la tension et aideront au rétablissement de la chambre antérieure.

Le salicylate et la quinine peuvent avoir aussi dans certains cas des indications précieuses, nous l'avons déjà dit.

Le lendemain ou le jour même une accalmie relative se sera produite, la pupille se sera un peu contractée, la chambre antérieure sera devenue plus profonde ; il n'en faut pas demander davantage et se hâter de pratiquer l'iridectomie.

Le chloroforme doit être recommandé dans la plupart des cas de ce genre de glaucome suraigu, car il est bien rare que l'on puisse obtenir par la cocaïne une insensibilité suffisante de l'œil en un tel état d'hyperesthésie.

Dans bien des cas pourtant, on est obligé soit par les circonstances, soit par la volonté des malades de pratiquer l'iridectomie sans narcose. Pour arriver à une anesthésie aussi profonde que possible, on se trouvera bien de l'emploi de la surrénaline (1) combinée à la cocaïne et à l'ésérine.

---

(1) Voir chapitre VIII. Extrait de capsules surrénales.

La *kératotomie* est relativement indolore par ce moyen ; elle *doit toujours être faite avec le couteau* et non avec la lance qui blesse trop facilement le cristallin immédiatement accolé à l'iris par la tension intra-oculaire. Si la pointe du couteau touche l'iris en passant, le malade accuse une vive douleur ou fait un brusque mouvement qui peut encore être aussi cause d'une cataracte traumatique.

La plus grande prudence est requise pour cette opération, et une fois la cornée incisée, il faut se garder de vouloir introduire de suite la pince à iris dans la chambre antérieure ; il vaut mieux instiller d'abord soit sur la plaie béante, soit dans la chambre antérieure même, une ou deux gouttes d'un collyre bien aseptique à la cocaïne (1). Ces quelques minutes de repos permettent ensuite au malade de subir plus patiemment la section de l'iris le temps le plus délicat et le plus douloureux de cette périlleuse opération qu'il est de la plus haute importance de faire proprement et correctement, car de ces deux points dépend le résultat final.

Une section imparfaite de l'iris peut être cause d'enclavements quelquefois préjudiciables à la guérison. Si, d'un autre côté, le cristallin a été touché avec la pince ou le couteau il peut en résulter une cataracte qui annihilera la vision pendant un laps de temps plus ou moins long. Une injection de morphine à la tempe un quart d'heure avant l'opération est toujours d'un très grand secours.

3° Nous avons affaire à un malade qui, à différents intervalles, a eu des poussées glaucomateuses plus ou moins aiguës et plus ou moins longues.

---

(1) Des collyres aseptiques en ampoules, leçon IV.

Nous constatons chez lui tous les signes classiques du *glaucome chronique irritatif.*

Le malade se plaint de voir des auréoles de couleur autour des lumières, sa vue est trouble, il éprouve quelquefois un mal de tête plus ou moins prononcé. Au campimètre nous trouvons un scotome marqué du côté nasal. La cornée peu ou point troublée laisse voir au fond de l'œil une excavation de la papille. L'œil est dur manifestement.

Dans ces cas il n'y a pas à hésiter, il faut opérer le plus promptement possible, et le résultat dans ces conditions est en général très bon.

La vision revient après l'opération à très peu près ce qu'elle était avant la dernière attaque.

4° Enfin nous avons affaire à un *glaucome chronique simple*, c'est-à-dire à une de ces formes de glaucome où manquent, pour ainsi dire, tous les symptômes cardinaux de cette affection : il n'y a jamais le moindre trouble cornéen, la pupille n'est pas dilatée, l'œil n'est pas dur, pas de douleurs ; cependant les malades sont souvent migraineux.

La vision va s'abaissant progressivement, le champ visuel se rétrécit de plus en plus, mais il n'y a pas toujours le scotome nasal presque pathognomonique du glaucome irritatif.

N'était la conservation de la perception des couleurs, on prendrait le champ visuel pour celui d'une atrophie des nerfs optiques. Le nerf optique est en effet atrophié et profondément excavé.

Du reste DE GRAEFE lui-même dans ses premières publications avait mis cette affection en dehors du cadre

THÉRAPIE OCULAIRE

Le glaucome chronique simple résiste souvent à l'iridectomie.

des glaucomes, la considérant comme une atrophie avec excavation de la papille. Plus tard, il revint sur cette idée et consacra l'existence du *glaucome chronique simple*.

La caractéristique du glaucome est l'augmentation de la pression intra-oculaire dont le stigmate anatomique est l'excavation du nerf optique.

Le fait qu'il n'est que rarement permis de constater l'augmentation de la tension dans le glaucome chronique simple n'est pas une preuve que l'hypertonie n'existe pas. Elle peut être intermittente, ne se présenter que pendant la nuit ou seulement pendant certains actes physiologiques, pendant les efforts d'accommodation, pendant l'activité physique ou psychique et cela même a de très rares intervalles. Mais tous ces moments ajoutés les uns aux autres pendant des années, suffisent pour amener à la longue l'excavation des nerfs optiques.

Je crois pour ma part à l'unité des glaucomes, car on peut rencontrer dans une même famille chez des membres différents toutes les formes de glaucomes avec une évolution individuelle pour chacun ; affaire de tempérament ou de circonstances.

Comme traitement donc, nous devons admettre que l'iridectomie est encore ce que nous pouvons offrir de mieux à nos malades. Malheureusement, le plus souvent ils ne viennent nous consulter qu'alors que le nerf optique est déjà profondément atrophié.

L'opération faite au début donne encore d'assez bons résultats, mais bien inférieurs à ceux obtenus dans les autres formes de glaucome ; et les insuccès, nous devons le reconnaître, sont nombreux. C'est ce qui fait que bien des praticiens refusent à l'iridectomie toute action sur l'atrophie glaucomateuse.

DR A. DARIER

La sympathectomie est indiquée dans les cas où tous les autres traitements ont échoué.

Certes, la question de l'intervention chirurgicale dans une affection à marche progressive et presque fatale est des plus délicates, aussi le praticien devra-t-il s'entourer de toutes les précautions possibles et faire bien ses réserves.

Il ne faut pas qu'il oublie que s'attarder trop longtemps à l'emploi des myotiques c'est s'exposer à opérer trop tard, et que les sclérotomies de toutes sortes préconisées dans ces dernières années n'ont qu'une action passagère et souvent illusoire.

Elles doivent tout au plus servir à tâter le terrain en vue d'une prochaine iridectomie, qui est la seule opération digne de notre confiance; et encore la trahit-elle souvent, hélas !

Quand à la *sympathectomie*, c'est une opération qui a besoin d'être encore bien étudiée avant d'être recommandée au praticien. Elle relève plutôt de la grande chirurgie. Elle a déjà, néanmoins, rendu des services dans des cas où tous les autres traitements étaient restés sans résultats.

VINGTIÈME LEÇON

SOMMAIRE

Traitement du glaucome (suite) : exemple de l'insuffisance du traitement médicamenteux. — L'iridectomie doit être pratiquée aussi près que possible du début. — C'est l'opération la plus délicate de la chirurgie oculaire. — Les fautes opératoires sont souvent mises sur le compte du *glaucome malin*. — *Glaucome hémorrhagique, glaucome par sympathie*. — Moyennes des résultats obtenus par l'iridectomie dans les différentes formes du glaucome.

Traitement des maladies de la choroïde et de la rétine : Importance d'une action thérapeutique rapide et intense dans les choroïdites maculaires. — Seules, les injections sous-conjonctivales répondent bien à ce desideratum par leur action pour ainsi dire élective sur la choroïde en communication directe avec les espaces sous-conjonctivaux.

Nous avons étudié, dans notre dernière leçon, les indications de l'iridectomie dans les formes si variées que peut revêtir le glaucome. Mais cette question est si importante et si intéressante que je tiens à vous citer encore une observation qui vous montrera bien que, malgré les bénéfices très grands que nous pouvons obtenir par les traitements médicaux, il faut presque toujours en fin de compte en venir à l'iridectomie, surtout quand il s'agit de personnes d'un certain âge, plus ou moins artérioscléreuses.

Action analgésiante et lymphagogue de la dionine permettant un effet rapide et puissant des myotiques. — Abaissement de la pression par le massage et la surrénaline. — Contre-épreuve par les mydriatiques. — Restitution complète de la vision et du champ visuel, pâleur de la papille, excavation à peine appré-

"

*ciable. — Nouvelle attaque. — Iridectomie. —
Guérison.*

M. H., 65 ans, bijoutier, a toujours eu la vue un peu
fatiguée de son œil droit, car c'est celui, dit-il, dont il se
sert pour travailler à la loupe. Dans ces derniers temps,
il remarquait souvent que de cet œil il voyait autour des
lumières, des auréoles, des cercles colorés.

Le 10 mars, à la suite d'une émotion violente, M. H.
éprouve une douleur très vive dans l'œil droit et le sourcil ;
la vision se trouble rapidement et les douleurs envahissent
tout le côté droit de la tête.

Le 17 mars, le malade se présente avec tous les symptômes d'une attaque de glaucome suraigu, grave. L'œil
est très rouge, larmoyant, la cornée permet cependant de
voir l'iris presque accolé à la cornée, tant la chambre antérieure est effacée ; la pupille ovale est peu dilatée, il est
vrai que de l'autre côté elle est en myosis très marqué ;
la tension est très élevée, $+2$ ou $+3$; pour toute vision,
le malade voit passer la main à 0,30 cent. ; il est dans un
état de prostration marquée, se plaignant d'une céphalalgie violente qui ne lui permet aucun repos, ni nuit, ni
jour.

Devant la violence de ces phénomènes, je n'ose pas pratiquer l'iridectomie séance tenante. Je cherche donc à
calmer d'abord la douleur par des instillations répétées
de dionine à 5 %. Il se produit un chémosis très marqué,
avec gonflement des paupières, larmoiement intense et
éternuements.

Au bout d'une heure, le malade se sent soulagé ; malgré le gonflement des paupières, il ouvre plus facilement
son œil à la lumière, la cornée est devenue plus brillante
et en même temps plus transparente, la vision s'est si

THÉRAPIE OCULAIRE

notablement améliorée que non seulement le malade compte les doigts à un mètre, mais peut lire à 0 m. 50 les premières rangées des optotypes de SNELLEN. La tension paraît nettement abaissée. T $= +$ 1,5.

Je donne rendez-vous au malade pour le lendemain avec l'intention de pratiquer l'iridectomie dans de meilleures conditions.

En attendant, je lui prescris :

> Dionine.................. 0,10
> Chlorhydrate de pilocarpine..... 0,05
> Eau distillée.. .... 10 gr.

D. S : instiller toutes les demi-heures une goutte de ce collyre dans l'œil malade.

Le lendemain, à ma grande surprise, je constate une transformation profonde de l'état du malade, il dit avoir très bien dormi et n'avoir plus senti aucune douleur, l'œil est toujours très rouge, la tension encore élevée, T $+$ 2, mais la vision est à peu près égale à ce qu'elle est de l'autre côté.

> O D $+$ 1,25 V $=$ 2/3
> O G $+$ 1,5 V $=$ 1

Champ visuel normal des deux côtés ; à l'ophtalmoscope, rien d'appréciable du côté de la papille vue difficilement à travers la pupille étroite, le bord pupillaire est légèrement adhérent à la cristalloïde.

Plusieurs séances de massage-pression pratiquées dans le courant de l'après-midi font disparaître tout excès de tension.

Ces massages et le même collyre sont continués tous

les jours ; après chaque massage, la pression, d'abord élevée, devient normale ou à peu près.

Le 20 mars, le malade se trouve toujours très bien, ne souffre plus, mais la vision a légèrement baissé : OD + 2 D : V = 1/2 et le *champ visuel est très nettement rétréci avec scotome inféro-interne.*

Le malade, qui se croyait délivré de la perspective d'une opération, est navré quand je lui apprends que, malgré tous nos efforts, nous serions obligés d'en venir à l'iridectomie ; néanmoins, devant ses instances, je lui promets d'essayer encore d'autres moyens et, tout en continuant les massages, je lui prescris le collyre suivant :

> Chlorhydrate de pilocarpine...... 0,05
> Sulfate d'ésérine................ 0,02
> Extr. de capsules surrénales, 1/4.. 10 gr.

Instiller une goutte de ce collyre toutes les heures dans l'œil malade.

Je fais également appliquer deux sangsues à la tempe et ordonne un purgatif au calomel. Après trois jours de ce traitement, le 23 mars, le champ visuel est redevenu normal, la vision également :

$$O D + 1,25 ; V = 2/3$$

La tension est encore un peu élevée, T = + 1 ; mais toujours elle revient à la normale par les massages, qui continuent à être pratiqués 3 ou 4 fois dans le courant de la consultation.

Le 17 avril (un mois après la première visite, le malade est guéri.

Deux mois plus tard, rechute assez violente moins bien impressionnée par le traitement ci-dessus.

| THÉRAPIE OCULAIRE | *Des injections sous-conjonctivales dans le glaucome secondaire.* |

Au 3e jour l'iridectomie est pratiquée sans chloroforme et sans trop de douleur.

Le malade est aujourd'hui complètement guéri ; mais il lui faut des verres astigmatiques pour obtenir une vision passable.

* *

Certains auteurs ont obtenu de bons résultats des injections sous-conjonctivales d'eau salée dans le glaucome. Pour notre part, nous n'avons jamais osé en pratiquer en présence d'une affection aussi grave que le glaucome aigu idiopathique par crainte d'une trop vive irritation sur un œil déjà hypertonisé.

Et cependant il y a là une étude des plus intéressantes à faire, car dans les *glaucomes secondaires* à une iritis ou une irido-cyclite grave, des résultats très brillants ont été obtenus par les injections sous-conjonctivales combinées aux paracentèses de la cornée (voir page 266).

La ponction, par l'évacuation du liquide infectieux contenu dans la chambre antérieure et par l'abaissement de la tension intra-oculaire, place l'œil, primitivement impropre à l'action des agents médicamenteux, dans des conditions des plus favorables à ce que l'on est en droit d'attendre des injections sous-conjonctivales.

Le liquide injecté agit alors à la fois comme antiseptique, comme stimulant, rénovateur de la nutrition des tissus et comme laveur des voies d'élimination obstruées par les exsudats inflammatoires.

Vous pouvez lire à ce sujet une fort intéressante observation publiée en 1896 (1).

---

(1) DARIER. — Des iridochoroïdites infectieuses (communication faite au Congrès de Heidelberg). (*La Cliniqu Ophtal.*, n° 8, 1896).

Dʳ A. DARIER *Glaucome par sympathie après iridectomie du premier œil.*

Il est bien probable que dans le glaucome sub-inflammatoire les injections sous-conjonctivales d'eau salée, combinées ou non à la ponction cornéenne ou à la sclérotomie, pourraient dans bien des cas donner un résultat favorable, surtout si l'on ajoute à cette thérapeutique et le massage et l'emploi des collyres dont nous avons déjà parlé.

Un phénomène remarquable, et qui s'observe assez souvent, est ce qu'on pourrait appeler le *glaucome par sympathie.*

Nous voulons parler de ces cas où, après une iridectomie faite d'un côté, l'autre œil est pris d'une attaque de glaucome aigu le lendemain ou deux ou trois jours après la première opération. Souvent cet œil avait été jusqu'alors absolument sain ; d'autres fois, il s'était déjà produit de ce côté plusieurs petites attaques de glaucome prodromique.

Pour prévenir cette grave complication, il est toujours indiqué, quand on opère le premier œil, de soumettre l'autre à l'action des myotiques surtout quand des signes prémonitoires (auréoles), se sont déjà montrés sur cet œil.

La plupart des auteurs reconnaissent cette influence provocatrice de l'iridectomie, amenant ce que nous venons d'appeler le *glaucome par sympathie* et tous recommandent de l'opérer le plus tôt possible. C'est ainsi que nous avons agi nous-même jusqu'à ces dernières années ; mais aujourd'hui nous pensons que, bien souvent, par la temporisation armée des moyens thérapeutiques que nous avons énumérés plus haut, on arrive à guérir cette attaque de glaucome et celles qui peuvent s'en suivre et obtenir ainsi un résultat définitif aussi bon que celui obtenu sur l'œil iridectomisé.

THÉRAPIE OCULAIRE *Dans certains cas de ce genre l'opération peut être évitée.*

Ne pourrait-on pas admettre dans ces cas que l'iridectomie sur un œil, après avoir provoqué une réaction initiale violente, aurait ensuite une action inhibitrice qui permettrait de parvenir à la guérison du second œil sans qu'il soit nécessaire d'avoir recours à l'iridectomie ?

C'est une question qui mérite d'être étudiée avec soin avec de nombreuses observations à l'appui.

Les traitements qui nous ont le mieux réussi sont les massages combinés à l'emploi alternatif des deux collyres suivants que l'on applique à tour de rôle pendant trois jours :

        1° Chl. de pilocarpine...................... 0,05
        Salicylate d'ésérine 0,02
        Solution d'extrait de capsules surrénales... 10 gr.
(Voir page 121).

Instiller une goutte de ce collyre 4 fois par jour ; pendant les trois jours suivants, instiller cinq ou six fois par jour une goutte du collyre ci-dessous.

        2° Chl. de pilocarpine..... 0,05
        Dionine..................... 0,10
        Eau distillée...................... 10 gr.

Il va sans dire que si de sérieuses attaques venaient à se produire, il faudrait avoir recours à l'iridectomie.

***

L'opération du glaucome est une des plus belles découvertes de la thérapeutique moderne ; mais elle ne manque pas de difficultés et ses conséquences brillantes laissent encore à désirer, dans bien des circonstances. Hélas ! il n'y a pas de médaille sans revers.

Le *glaucome malin*, comme son nom l'indique,

est la forme la plus grave par sa marche progressive constante vers la cécité, avec ou sans opération ; il semblerait
même dans ces cas que l'iridectomie donnât un coup de
fouet au processus morbide, provoquant ainsi une perte
plus rapide de la vision, soit avec, soit sans hémorrhagies ; aussi est-il recommandé, quand on redoute un glaucome malin, d'opérer l'œil le plus malade d'abord, car en
général les deux yeux sont pris.

C'est dans ces cas que la sclérotomie peut rendre de
réels services et donner même des indications précieuses ;
car si la sclérotomie (de préférence la sclérotomie antérieure de DE WECKER) ne donne aucune amélioration
même momentanée, il est à craindre que l'iridectomie
n'en donne pas davantage. La sclérotomie le plus souvent amène une amélioration ou un arrêt.

Mais il faut bien reconnaître aussi que l'on met quelquefois trop facilement une faute thérapeutique ou opératoire à l'actif de glaucome malin.

D'autres fois une iridectomie, pratiquée avec un résultat
opératoire parfait sur le premier œil presque complètement perdu, donne sur le second œil un résultat désas-
treux, par suite d'une *hémorrhagie expulsive*, comme
cela nous est arrivé encore il y a 6 mois.

Cette dernière complication, absolument indépendante
du chirurgien, n'est pas très rare, et doit compter parmi les
causes les plus importantes des pertes consécutives à l'iridectomie.

Bien plus nombreuses en revanche sont celles causées
par des complications ou des accidents opératoires ; car
l'iridectomie dans le glaucome aigu est certainement l'o-
pération la plus délicate en oculistique ; et bien des insuccès
sont imputables à des opérations faites dans de mauvaises
conditions.

THÉRAPIE OCULAIRE

L'iridectomie dans le glaucome est une opération des plus délicates.

Aussi ne saurait-on être de l'avis de DE GRAEFE qui, dans son enthousiasme pour sa belle opération, aurait voulu que la technique de l'iridectomie fût enseignée à tous les médecins pour qu'ils fussent aptes à opérer les cas urgents même dans les campagnes les plus reculées.

On ne saurait trop s'élever contre cette idée, car le plus gros du discrédit jeté sur l'iridectomie vient certainement de ce que, bien souvent, l'opération a été ou mal ou tardivement faite.

Ce qu'il faudrait bien apprendre au praticien, c'est qu'il doit avoir au plus tôt recours au spécialiste, toutes les fois qu'il est aux prises avec une maladie oculaire sérieuse, se bornant à prescrire les médications qui peuvent permettre d'attendre avec le moins de danger possible les conseils ou l'intervention de ce dernier.

L'iridectomie guérit le glaucome; mais tous les opérés ne sont pas de cet avis, et, au fond, il en est bien peu qui se montrent absolument satisfaits. Ce qu'on a grand'peine à leur faire comprendre, c'est que c'est souvent parce que on a trop attendu pour faire l'opération.

Presque tous les opérés se plaignent d'éblouissement au grand jour, ou à certains moments de la journée ; cette gêne n'est pas seulement imputable à l'iridectomie, mais bien au glaucome lui-même, probablement aux défectuosités du champ visuel, et à une épuisabilité rapide des fonctions de la rétine.

Il est remarquable, en effet, d'entendre des opérés de glaucome se plaindre d'y voir très difficilement, avec ou sans verres correcteurs, alors que nos moyens de recherche actuels ne nous permettent pas de constater une diminution de l'acuité visuelle en rapport avec la gêne éprouvée par les malades.

En somme, les résultats de l'iridectomie ne sont réelle-

ment très brillants que dans le glaucome aigu franc, à sa
première attaque, et quand l'opération est pratiquée dès
les premiers jours. Les opérés dans ces cas n'éprouvent le
plus souvent aucune gêne après l'opération, et la vision
est d'autant meilleure que l'opération a été plus précoce.

Dans les formes de glaucome à évolution subaiguë ou
lente, le diagnostic n'est souvent posé qu'alors que le champ
visuel est déjà rétréci, et l'acuité notablement abaissée, et
puis l'opération n'est décidée souvent qu'après bien des ter-
giversations compliquées de consultations et de traitements
divers qui ont fait perdre un temps précieux. Les résultats sont alors d'autant moins bons qu'on a plus attendu.

Or, jusqu'à nouvel ordre, il ne faut pas se départir de
cette règle générale que *tout glaucome aigu ou subaigu doit être opéré aussitôt que le diagnostic
est nettement posé.* Je dis glaucome subaigu plutôt
que *glaucome chronique* parce que ce terme prête à
la confusion avec le *glaucome chronique simple*, au
sujet duquel les opinions sont encore très partagées en
ce qui concerne son traitement par l'iridectomie.

L'iridectomie, en général, n'a une réelle efficacité que
quand il y a une hypertonie manifeste.

En somme, l'iridectomie donne de bons résultats dans
environ 70 %, des cas de glaucome aigu ou subaigu, tandis que dans le *glaucome chronique simple*, on ne
peut affirmer un arrêt du processus morbide que dans un
quart des cas à peine, et bien souvent, on observe si ce
n'est une aggravation, du moins une continuation de la
diminution de la vue, qui finit presque toujours par se
perdre complètement.

Combien est donc difficile la conduite du spécialiste le
plus expérimenté en face d'un cas de glaucome! Il peut
promettre la guérison, mais il a toujours à redouter les

THÉRAPIE OCULAIRE   *Traitement des maladies de la choroïde et de la rétine.*

hasards malheureux, absolument indépendants de sa volonté ; car nous ne pouvons pas encore reconnaître à coup sûr les cas où l'iridectomie, au lieu d'amener la guérison, précipite la perte complète de la vision.

Nous abordons maintenant l'étude des maladies du fond de l'œil lui-même ; nous étudierons d'abord les affections de la *choroïde et de la rétine,* puis ensuite celle du nerf optique.

La pathogénie des choroïdites est aujourd'hui encore bien mal connue, malgré cinquante années d'observations à l'aide d'un instrument aussi précis que l'ophtalmoscope. Nous avons l'habitude de les classer et de les différencier en *choroïdites centrales,* en *choroïdites disséminées,* en *choroïdites myopiques,* en *choroïdites suppuratives, etc.* ; mais ce ne sont là que des étiquettes. Certaines choroïdites revêtent pourtant un caractère assez particulier pour imposer un diagnostic relativement précis quand on a une assez grande expérience personnelle ; mais nos traités classiques sont encore bien peu affirmatifs à ce sujet.

Le plus souvent, la choroïde n'est pas seule intéressée dans le processus morbide, le corps ciliaire, la rétine et le corps vitré lui-même subissent le contre-coup des troubles pathologiques de la choroïde.

Jusqu'à ces dernières années, le traitement des altérations des membranes profondes de l'œil était pour ainsi dire nul en ce qui concerne l'état local, et les seules indications étaient celles fournies par l'affection générale à laquelle pouvait se rattacher étiologiquement la lésion locale.

Quant aux médicaments employés, tous y ont à peu près passé avec le même insuccès, si bien que l'abstention est devenue la règle de conduite pour bien des praticiens.

Seule, la médication dite altérante, par les mercuriaux, a donné quelques résultats, non seulement dans les choroïdites spécifiques, mais même dans les altérations choroïdiennes si fréquentes de la myopie.

En mai 1891 (1) quand je communiquai, après plus d'un an d'expérimentation, les résultats que j'avais obtenus par les injections sous-conjonctivales dans les choroïdites maculaires, le scepticisme que manifestèrent la plupart des membres du Congrès me montra, mieux que tous les raisonnements, quelle était la portée de ce traitement nouveau et hardi. Je n'avais pu recueillir que 5 observations ; toutes, il est vrai, très concluantes pour celui qui avait pu constater à l'ophtalmoscope les lésions et observer l'amélioration grande et rapide de la vision.

C'est ce qui m'avait fait dire que nous étions en possession, sinon d'un traitement spécifique, du moins d'un *traitement de vitesse et d'intensité.*

Un an plus tard, pour confirmer les premiers résultats, je publiai dans un mémoire présenté à la même Société Française d'Ophtalmologie (2) une nouvelle série d'observations, avec dessins, des altérations du fond de l'œil, soit *7 cas de choroïdite maculaire ; 3 cas d'altérations choroïdiennes myopiques ; 5 cas de choroïdites disséminées.* Enfin, depuis j'ai présenté plusieurs malades atteints de choroïdites maculaires à la Société d'Ophtalmologie de Paris.

---

(1) DARIER. — Des injections sous-conjonctivales de sublimé en thérapeutique oculaire. (*Archives d'Ophtalmologie*, nᵒ 5, 1891.)

(2) DARIER. — Les injections sous-conjonctivales dans les maladies de la choroïde et de la rétine. *Société Française d'Oph.*, 1892.

THÉRAPIE OCULAIRE

Les lésions maculaires doivent être soignées dès leur début.

Rares sont les cas, je le reconnais, dans lesquels on peut parler de guérison complète dans les maladies de la choroïde ou de la rétine, car ce n'est pas souvent qu'on est appelé à soigner ces affections avant qu'elles n'aient eu le temps d'amener la destruction de quelques éléments anatomiques.

Une cicatrice indélébile en est la conséquence. Mais il est, en revanche, bien des cas où le mal peut être enrayé assez tôt pour qu'il soit possible de conserver la fonction sans trop de dégâts.

Dans aucune maladie du fond de l'œil plus que dans celles de la macula, il n'est aussi important d'agir avec rapidité et intensité.

Dans la plupart des cas, les effets sont appréciables dès la première ou la deuxième injection : d'autres fois, ils ne le sont qu'après un plus grand nombre d'injections.

Dans la choroïdite maculaire, quand la vision centrale n'est point encore irrémédiablement détruite, on peut ramener, si ce n'est la vision normale, du moins une amélioration considérable de l'acuité visuelle, et cela dans un temps si court qu'il est impossible de ne pas voir là une relation de cause à effet.

Il va sans dire que ces résultats ne peuvent être obtenus que quand on a affaire à des cas où l'altération pathologique n'a pas anéanti la fonction avec l'élément anatomique.

Dans tous les cas aigus ou dans ceux à nouvelles poussées, le traitement local est indiqué.

Dans les cas très anciens, on pourra toujours l'essayer, car on a vu parfois disparaître les lésions qui paraissaient indélébiles, comme c'est le cas pour de nombreuses observations que j'ai relatées.

D'une manière générale, dans le grand nombre de choroïdites que j'ai soignées par les injections sous-conjonctivales, seules ou combinées au traitement général, par les injections hypodermiques, je puis dire que *j'ai obtenu des résultats favorables dans au moins 25 %, des cas, et, dans 10 %, des résultats que je puis appeler surprenants.*

Ce ne sont pas là des statistiques bien brillantes en apparence, mais si l'on considère la gravité du processus pathologique et surtout l'importance physiologique des éléments anatomiques impliqués dans le processus morbide (car dans les choroïdites centrales, la rétine est toujours atteinte), si l'on considère aussi les résultats obtenus par les anciens traitements, résultats que la plupart des auteurs considéraient comme à peu près nuls, nous sommes forcés d'admettre que la thérapeutique locale par les injections sous-conjonctivales a bien mérité de l'ophtalmologie.

L'action des injections sous-conjonctivales sur les maladies de la choroïde est particulièrement remarquable, ce qui a fait dire à quelques auteurs qu'elles ont pour ainsi dire une action élective sur la choroïde.

L'explication de ce fait, nous l'avons vu, nous est fournie par la communication des espaces lymphatiques choroïdiens avec les espaces sous-conjonctivaux, par l'intermédiaire des gaines péri-vasculaires des vasa-vorticosa.

Une substance injectée sous la conjonctive agira non-seulement par osmose, mais bien par continuité de liquides, avec échanges chimiques, et excitations biologicophysiques (phagocytose, chémotaxis, etc).

Dans les choroïdites ou *choriorétinites centrales* récentes et pas trop profondes, on peut étudier, pour ainsi dire mathématiquement, l'action vraiment remarquable des injections sous-conjonctivales.

C'est là le mode le plus rationnel d'administrer le mercure.

Que les injections sous-conjonctivales soient une panacée, personne n'a essayé de le prétendre.

Elles ne le sont pas plus que le mercure lui-même, dont elles ne sont qu'une application scientifique et pratique, ce qui explique la multiplicité de leurs indications ; et, n'eussent-elles fait que de souligner l'importance et le mode d'action du mercure, qu'elles auraient déjà bien mérité de la science.

Pour moi, quand j'ai publié mes premiers travaux sur le sujet, je n'ai rencontré qu'un scepticisme peu encourageant.

Les tâtonnements du début furent longs, car employant un agent aussi irritant et aussi actif que le sublimé corrosif, il a fallu une grande persévérance pour venir à bout et de la pusillanimité des malades et des complications qui surgissent toujours au début d'une application thérapeutique nouvelle ; surtout quand on a affaire à des affections relativement peu douloureuses, et quand on provoque chez son malade une souffrance assez vive, en même temps qu'une tuméfaction notable de la conjonctive et quelquefois même de la paupière.

Que mon enthousiasme ait été trop grand, c'est possible, mais ce que je puis affirmer c'est que dans aucun cas il ne m'a suggestionné et ne m'a fait m'illusionner sur les résultats thérapeutiques que j'ai observés avec la plus scrupuleuse exactitude, me défiant de moi-même et encore plus des malades qui, eux, se suggestionnent très facilement et veulent toujours vous faire partager leurs illusions.

Du reste, cet enthousiasme, je n'ai bientôt plus été le seul à l'éprouver, car il a été partagé par tous ceux qui ont obtenu de bons résultats, c'est-à-dire par tous ceux qui ont fait de longues séries d'expériences et qui ont observé avec impartialité.

Dr A. DARIER

Quant à la suggestion des malades, elle peut exister, mais il n'est pas facile de la leur faire éprouver, au début du moins, avec un traitement fort peu suggestif et suffisamment douloureux pour qu'on ne soit pas tenté de l'appliquer sans qu'il soit absolument nécessaire.

Quand on ne possède pas le maniement d'une médication, on doit toujours, au début, l'appliquer avec la plus grande prudence et dans des cas bénins, jusqu'à ce qu'on en ait bien compris les indications et contre-indications; car malgré le déterminisme le plus exact réglant la prescription d'un traitement nouveau, l'expérience d'autrui ne remplace jamais complètement l'expérience personnelle, surtout dans une science aussi complexe que la médecine où chaque malade présente toujours des réactions variables à l'infini, suivant l'intensité du processus morbide, la disposition du sujet, l'influence des milieux, etc.

Ces quelques généralités une fois posées, nous entrerons, dans notre prochaine leçon, dans le détail des applications thérapeutiques qui conviennent aux différentes formes de choroïdites avec observations à l'appui.

VINGT-ET-UNIÈME LEÇON

SOMMAIRE

Traitement des maladies de la choroïde (*Suite*). — Observations de choroïdites maculaires, guéries par l'action rapide et intense des injections sous-conjonctivales de chlorure de sodium et de cyanure d'hydrargyre. — Quelqu'infinitésimale que soit la quantité de mercure résorbé, l'action en est vingt fois plus intense que par la voie hypodermique. — Il faut, naturellement, que ces lésions soient soignées aussi près que possible de leur début. — Soi-disant lésions congénitales. **Altérations choroïdiennes de la myopie** très améliorées par les injections sous-conjonctivales de Na.Cl. et de Cn.Hg., de solutions iodo-iodurées, etc. — Amélioration très grande de la vision.

Pour illustrer notre étude sur le traitement des chorio-rétinites maculaires, permettez-moi de vous citer un exemple.

Un des premiers cas que j'ai traité est le suivant :

M. X..., 38 ans, sans antécédents syphilitiques, mais souffrant fréquemment de la goutte, se présente avec un trouble très notable de la vision, de près surtout ; les objets sont vus diffusément et déformés, et cela depuis près d'un an, avec des alternatives de mieux et de plus mal..

A l'ophtalmoscope, je constate à l'œil gauche un semis de petits points blancs dans la macula ; à droite 3 ou 4 points semblables au-dessus et en-dessous de la macula, (ces lésions, je les ai rencontrées plusieurs fois chez des goutteux,)

Tous les traitements étant restés sans résultats, je parviens à persuader au malade qu'il doit essayer des injections sous-conjonctivales de sublimé. Une division de la seringue de Pravaz d'une solution de sublimé à 1 ‰ est injectée après cocaïnisation.

Le lendemain, le malade revient furieux, il avait souffert atrocement, disait-il, et ne voulait plus d'un pareil traitement. J'examine la vision et je constate :

O. G. : V = 1/2. — De près lit n° 1 à 30 cent. plus de trouble, plus de métamorphopsie.

La veille O. G. : V = 1/3. — De près lisait à peine le n° 4.

Quand le malade vit ce changement rapide dans l'état de sa vision, il me témoigna une très vive reconnaissance et demanda lui-même la continuation du traitement.

Après 6 injections semblables à la première, le malade s'en retourna pour ainsi dire guéri.

Vous pouvez voir à ce sujet les nombreuses observations que j'ai publiées sur le traitement des choroïdites dans les Bulletins et Mémoires de la Société Française d'Ophtalmologie 1892, pages 269 à 290, *observations où le traitement local s'est montré efficace, alors que tous les traitements généraux avaient échoué ou avaient épuisé leur effet.*

Voyons maintenant sur quelle théorie si profondément scientifique s'appuient ceux qui nient aux injections sous-conjonctivales toute action thérapeutique réelle.

D'abord on a nié la possibilité que le mercure pénétrât dans l'intérieur de l'œil.

Le sublimé, en contact avec les liquides albumineux de l'organisme, est transformé en albuminate peu soluble. C'est là un fait bien reconnu pour les solutions fortes employées pour les injections hypodermiques ; mais cela n'est pas prouvé pour les solutions aussi diluées que celles employées pour les injections sous-conjonctivales, et, d'ailleurs, les mêmes effets thérapeutiques sont obtenus par le cyanure de mercure, lequel, en solutions diluées tout au moins, s'absorbe en nature et ne coagule pas l'albumine.

Mais, admettons que le mercure ne pénètre pas dans l'œil ou seulement en quantité infinitésimale. Comment expliquer alors l'action thérapeutique, que même les plus sceptiques ont dû constater ? Est-ce l'eau injectée qui agirait, comme le veulent certains auteurs, à la façon d'un courant laveur ? Le fait est très possible dans les cas où l'on injecte une pleine seringue de liquide, mais, d'un autre côté, comment expliquer le cas où l'action thérapeutique se produit, après l'injection d'une seule goutte de liquide ?

J'ai fait de nombreuses contre-épreuves en employant différents liquides, eau distillée, sérum artificiel, etc. Je n'ai jamais obtenu des résultats comparables à ceux que donnent les injections de sublimé ou de cyanure de mercure.

D'après une autre explication, ces injections agiraient par la révulsion qu'elles produisent. Il y a un peu de vrai dans cette hypothèse, mais combien peu !

Pourquoi chercher si loin une explication, au lieu de s'en rapporter à la saine et simple observation clinique?

Est-il possible de prétendre que le sublimé injecté n'aurait aucune action chimique, antiseptique, altérante ou simplement modificatrice de la nutrition ? Car le liquide qui produit le chémosis conjonctival constitué par la solution de sublimé injectée et les liquides albumineux extravasés, finit par se résorber ; il entre dans la circulation générale et dans les espaces lymphatiques de l'œil, soit en nature, soit à l'état d'albuminates redissous, soit même, si l'on veut, à l'état de parcelles insolubles transportées par les corpuscules blancs, comme le seraient des parcelles d'encre de Chine injectées sous la conjonctive.

Donc, que l'on admette telle théorie que l'on voudra, il

n'est pas possible de nier scientifiquement, de par la théorie seule, toute action thérapeutique aux injections sous-conjonctivales de sels mercuriels.

Expérimentalement, la controverse reste ouverte. Mais, en tous cas, les expériences faites sur le lapin ne pourront jamais infirmer les résultats cliniques nombreux obtenus par tant de praticiens distingués.

Une autre objection couramment faite, est que la quantité de mercure injectée est si minime qu'il n'est pas possible qu'on puisse lui attribuer une action thérapeutique quelconque.

Nier un fait bien observé n'est point un raisonnement. Le fait étant acquis, il faut l'expliquer ; mais ce n'est pas toujours facile.

Une seule goutte de solution Cn. Hg. à 1/1000 injectée sous la conjonctive contient 1/20° de milligramme de sel mercuriel, dont une partie, probablement assez considérable, sera entraînée par la circulation générale et sera perdue pour l'œil ; il en pénètrera donc très peu dans l'intérieur de l'œil, admettons au minimum 1/60° de milligramme.

1/60° de milligramme pénètre dans l'intérieur de l'œil, c'est infiniment peu, mais qui pourra nous dire comment agit cette faible dose ? Si ce n'est pas comme simple bactéricide, serait-ce, peut-être, comme stimulant des éléments anatomiques: sérum, cellules, phagocytes, etc., chargés de la défense de l'organisme ? Comment le savoir ? Mais cette objection n'a, du reste, quelque valeur que pour ce qui concerne les accidents infectieux traumatiques. Or, dans ces cas, les doses injectées sont ordinairement dix et vingt fois plus fortes.

Laissons de côté cette question difficile à résoudre par la théorie, quoique bien évidente et bien simple en pratique, et considérons un cas très simple : un foyer de

THÉRAPIE OCULAIRE
Par la voie sous-conjonctivale, action vingt fois plus forte qu'hypodermiquement.

choroïdite maculaire syphilitique. Le traitement local agit, d'après mon expérience personnelle et celle de bien des auteurs, plus rapidement que le traitement général : ne peut-on pas l'expliquer en raisonnant de la façon suivante : 1/20ᵉ de milligramme injecté sous la conjonctive, en admettant une déperdition des deux tiers, laisse pénétrer dans l'œil 1/60ᵉ de milligramme. Une injection hypodermique à la dose habituelle de 1 centigramme, si l'on estime le poids moyen du corps à 60 kilogrammes, n'amènera une pénétration du sublimé dans le globe oculaire que de 1/1000ᵉ de milligramme en évaluant le poids de l'œil à 6 grammes environ. *Donc, par la voie sous-conjonctivale, il pénétrerait une quantité de mercure près de vingt fois plus forte que par la voie hypodermique.*

On objectera que les injections hypodermiques peuvent se répéter tous les jours et qu'on peut faire une cure de frictions intensives. Mais je n'ai jamais eu la prétention de remplacer le traitement général. J'ai dit seulement que *le traitement local par les injections sous-conjonctivales est un traitement de vitesse et d'intensité* qui peut rendre de grands services et donner, dans certains cas, un coup de fouet au processus pathologique, qu'il soit employé seul ou concurremment avec le traitement général.

Toutes les fois que l'on se trouve en présence d'une altération choroïdienne de date récente, portant sur la macula ou sur ses alentours immédiats, c'est non pas le traitement général qui est de première indication, mais bien le traitement local ; et le seul efficace que nous possédions aujourd'hui, nous devons le confesser, est celui par les injections sous-conjonctivales.

Nous ne saurions trop le répéter, c'est au plus tôt qu'il faut agir et le plus énergiquement possible quand la vi sion centrale peut être définitivement éteinte par une lésion de la macula.

Il va sans dire que le traitement général ne doit pas être négligé pour cela.

Permettez-moi donc de vous citer ici une observation toute récente qui mettra bien sous vos yeux tous les détails de l'évolution pathologique du processus et de l'efficacité du traitement dans les cas de petits foyers maculaires que, pour ma part, je considère comme des tubercules isolés de la choroïde.

Mlle X., âgée de 21 ans, d'une belle santé apparente, a été antérieurement soignée pour un peu d'anémie. Sa mère et son oncle sont morts tuberculeux ; elle souffre depuis un an d'une douleur très localisée sur le cou-de-pied, au niveau de l'os naviculaire. (Y a-t-il là une lésion osseuse tuberculeuse ?).

Mlle X... se présente le 6 janvier 1900, se plaignant de voir une tache devant son œil gauche.

O. D. : V. = 2/3   —   lit n° 1.

O. G. : V. = 1/3 à 1/2 — lit n° 1, difficilement.

A l'examen ophtalmoscopique, au-dessus de la macula, on voit un foyer choroïdien blanchâtre proéminent et arrondi sur lequel passe un vaisseau. Celui-ci paraît nettement déplacé et soulevé par l'exsudat. On peut évaluer la différence de hauteur entre le sommet de ce foyer et la rétine à 2 Dioptries.

On fait une injection sous-conjonctivale (1/2 seringue) de Cn. Hg. à 1/1000 avec acoïne et on applique un pansement.

Le 8 janvier. Deuxième injection sous-conjonctivale.

Le 10. *Le foyer a disparu*, il reste à sa place une zone d'infiltration grisâtre. Le vaisseau qui le contournait a repris à peu près sa direction rectiligne. Le scotome a disparu. V. = 1/2 à 2/3. On fait encore une troisième injection.

THÉRAPIE OCULAIRE *Exemple : trois foyers soignés à différentes périodes.*

Le 13. La malade se plaint de nouveau d'une tache noire.

A l'ophtalmoscope, on aperçoit toujours la zone grisâtre à la place de l'ancien foyer, mais on en voit *un deuxième* nouveau au-dessous de la macula, contourné lui aussi par un vaisseau surélevé de 1,5 D. à 2 D. de hauteur. Il est blanchâtre et paraît nettement conique.

Le 20. La malade ayant été indisposée n'a pu venir se faire soigner de 8 jours. La vision a baissé : V. = 1/3.

A l'ophtalmoscope, même aspect, avec, en plus, un *troisième foyer* poncliforme très blanc ressemblant tout à fait à un tubercule, entre la macula et le deuxième foyer, il est également placé le long d'un petit vaisseau.

Le 23. On fait une quatrième injection sous-conjonctivale à 1/1500. Mais un temps précieux ayant été perdu, il est à craindre que l'effet des injections sous-conjonctivales ne soit plus aussi marqué qu'il l'avait été pour le premier foyer pris à son début, c'est ce que montre la suite de l'observation que je ne veux pas vous citer tout au long.

Il est important de noter que le premier foyer ayant été traité tout à fait au début a disparu en quatre ou cinq jours sans autre traitement que trois injections sous-conjonctivales de Cu. Hg.

Le 2ᵉ foyer traité un peu tard, n'a guéri que très lentement et a laissé une cicatrice choroïdienne indélébile.

Le 3ᵉ et plus petit foyer pris presque à son apparition a disparu, comme le premier, en cinq ou six jours.

L'évolution de ces trois foyers montre bien de quelle haute importance est la thérapeutique locale de ces affections, alors même qu'il n'y a aucun antécédent spécifique, et qu'il y a tout lieu de croire qu'on a eu affaire à des tubercules de la choroïde.

Dʳ A. DARIER

Les lésions, soi-disant congénitales, peuvent être améliorées.

L'effet des injections est d'autant plus actif et rapide qu'elles auront été pratiquées plus près du début, alors que les éléments anatomiques n'ont pas encore été complètement anéantis. Aucun traitement ne peut agir avec autant de rapidité et d'intensité comme le prouvent les faits ci-dessus.

Cependant, il n'est pas toujours absolument nécessaire d'arriver au début des lésions pour obtenir des résultats, il s'agit seulement d'arriver avant que les éléments nobles, cônes et bâtonnets, ne soient complètement atrophiés ou détruits par le processus morbide.

J'ai vu, en effet, des cas de foyers de choroïdite centrale, pris pour des altérations congénitales, bénéficier notablement et du traitement général par les injections sous-cutanées d'abord, et du traitement local par les injections sous-conjonctivales ensuite.

J'ai vu aussi des chorio-rétinites disséminées ayant envahi la macula depuis longtemps, bénéficier grandement des injections sous-conjonctivales alors que le traitement général était resté sans effet, ou avait cessé d'agir ; plusieurs observations sont relatées, avec dessins à l'appui, dans les *Bulletins de la Société Française d'Ophtalmologie* de 1892. Bien d'autres cas se sont présentés à moi depuis, améliorés de la même façon dans une bonne partie des cas.

Dans les *choroïdites pigmentaires* et même quelquefois dans les rétinites pigmentaires, les résultats obtenus par la thérapeutique locale sont quelquefois surprenants, alors même que des traitements spécifiques étaient restés sans résultats. Nous ne saurions trop de répéter, *les injections sous-conjonctivales ont une action, pour ainsi dire spécifique, sur les maladies de la choroïde.*

THÉRAPIE OCULAIRE

Thérapeutique des altérations choroïdiennes de la myopie élevée.

* *

Nous arrivons maintenant aux *lésions choroï-diennes de la myopie.*

Il y a peu de jours encore, j'ai été frappé par le fait suivant : Une sœur de charité se plaint à moi d'avoir la vue de son œil droit très troublée depuis plus de six mois. Le médecin qui me l'adresse avait pensé à une hémorragie rétinienne.

Il y a une myopie très forte, surtout du côté malade, mais malgré tous les verres correcteurs, on ne peut que faire compter les doigts à 30 centimètres. A l'examen ophtalmoscopique, vaste staphylome myopique avec lésions maculaires très marquées, mais pas d'hémorragie.

Sans trop en attendre de résultat, je fais à la patiente des injections de chlorure de sodium à 2, puis à 4 % et ensuite au cyanure d'hydrargyre à 1/5000.

Six injections en tout furent pratiquées en 15 jours, et la malade me quitta enchantée, pouvant lire de son œil, le numéro 6 de Wecker, et ayant une acuité égale à 1/8 avec — 16 D. — La malade, qui se plaignait de voir tous les objets qu'elle fixait couverts d'une grosse tache noire, ne voit plus qu'un léger brouillard, à travers lequel les objets transparaissent assez nettement.

Je pourrais vous citer d'assez nombreuses et nouvelles observations venant corroborer celles que j'ai déjà publiées, mais l'accord est en train de se faire sur ce sujet et presque tous les expérimentateurs sérieux sont unanimes à reconnaître que le traitement de choix des altérations choroïdiennes de la myopie est celui par les injections sous-conjonctivales.

Or, dans un travail publié dans le premier numéro du *Zeitschrift fur Augenheilkunde*, M. Burri, de Bâle, relatant les effets favorables des *injections*

d'eau salée sur les choroïdites maculaires, trouve
à citer seulement le cas que j'ai relaté en 1893. M. le professeur MELLINGER pourtant, qui est au courant de tout ce
qui a été publié sur les injections sous-conjonctivales,
aurait bien pu montrer à son élève mes deux publications antérieures, autrement plus importantes que la troisième. Il a bien connu aussi les nombreux succès obtenus
par Marc DUFOUR, de Lausanne, succès relatés dans la thèse
de Auguste DUFOUR (1896). Dans cette thèse, sont rapportés de nombreux cas de choroïdites myopiques (25), dont
21 traitées avec succès par les injections sous-conjonctivales de sublimé.

Le professeur PFLUGER, de Berne, a été aussi plus satisfait des injections sous-conjonctivales que de tout autre
traitement dans les maladies de la choroïde.

M. MELLINGER veut remplacer partout et toujours le sublimé par le chlorure de sodium, sous le fallacieux pré-
texte que le sublimé, trop irritant, aurait produit sur l'œil
du lapin des adhérences entre la conjonctive et l'épisclère.
J'ai montré que ces adhérences ne s'observent chez l'homme
que quand l'injection a été faite trop près de la cornée ou
trop profondément sous la capsule de Tenon.

J'ai, du reste, répondu aux objections de M. MELLINGER
et, tout en reconnaissant la grande valeur de ses travaux
sur les injections sous-conjonctivales de chlorure de sodium, j'ai relaté plus haut (voir page 35) une observation
bien intéressante de chorio-rétinite maculaire double où,
du côté le plus malade, furent faites des injections sous-
conjonctivales de cyanure d'hydrargyre, tandis que, du
côté où les lésions étaient moins profondes, on fit des injections de NaCl.

Or, dans ce dernier œil, la vision resta altérée, tandis
qu'elle redevint normale de l'autre œil après 3 injections de
sublimé. Fait encore plus intéressant, le malade ayant des

THÉRAPIE OCULAIRE
Injections iodo-iodurées très douloureuses de trichlorure d'iode, de cyanure d'or, etc...

antécédents spécifiques, le traitement général par des injections hypodermiques de Cn.Hg. n'avait cessé d'être administré pendant le cours de l'affection.

On m'a reproché d'avoir abusé des injections sous-conjonctivales de sels mercuriels au détriment de bien d'autres agents utilisables par la même voie. Ce n'est pas faute d'en avoir cherché, et le chlorure de sodium je l'avais abandonné comme moins actif, sans doute parce que je n'avais pas employé les doses élevées que préconise MELLINGER, (2 à 4 p. 100, une pleine seringue tous les jours ou tous les deux jours).

Le trichlorure d'iode, l'iodure de potassium, le salicylate de soude, etc., ne m'ont jamais donné des résultats supérieurs ni même égaux à ceux obtenus par le sublimé ou le cyanure de mercure. (Je n'emploie plus depuis huit ans que ce dernier sel, qui est moins caustique). Seul, le *cyanure d'or* dans un cas de névrite rétrobulbaire (1) m'a donné un succès éclatant alors que trois injections de Cn. Hg. et de chlorure de sodium étaient restées sans résultat.

Tout récemment le Dr SOURDILLE (2), de Nantes, a vanté les bons effets des *injections iodo-iodurées dans les choroïdites maculaires myopiques*, choroïdites disséminées, etc. Tous les 2 jours, il injecte sous la conjonctive bulbaire 4 ou 5 gouttes de la solution suivante :

Iode métallique.............	0,01 à 0,02
Iodure de potassium........	1 gr.
Eau distillée..............	30 gr.

La douleur durerait un quart d'heure à peine. Mon ami le Dr DE SPÉVILLE m'a dit également que dans 3 cas de choroïdite maculaire myopique, il a obtenu aussi de très bons

(1) *La Clinique Ophtalmologique*, nos 4 et 6, 1896.
(2) *La Clinique Ophtalmologique*, n° 20, 1898.

résultats, mais que ces injections étaient très douloureuses. J'ai moi-même immédiatement mis en pratique ces injections, comme du reste toutes celles que l'on a proposées comme supérieures aux injections mercurielles.

Or, je dois dire d'abord, que le premier cas, dans lequel je les ai essayées est un cas de choroïdite maculaire ancienne qui avait résisté à 20 injections intra-veineuses de Cn. Hg. et à 12 injections sous-conjonctivales du même sel. J'ai pu constater d'abord que ces injections étaient incomparablement plus douloureuses que celles de Cn. Hg. Quant aux effets meilleurs, je les attends encore. Mais, si les injections iodo-iodurées n'ont pas réussi dans ce cas, je ne les regarderai pas pour cela comme inactives, car j'ai dit dès mon premier travail, et tous, vous le comprenez bien : *dans les choroïdites maculaires, on ne peut obtenir des résultats que tant que la lésion n'est ni trop ancienne ni trop profonde, tant qu'elle n'a pas étouffé ou détruit irrémédiablement les éléments sensoriels de la rétine.*

Il est souvent impossible de savoir, même après un examen ophtalmoscopique des plus minutieux, si une lésion maculaire est guérissable ou non. Mais on peut dire que tant qu'on n'a pas essayé les injections sous-conjonctivales, on n'a pas le droit d'affirmer que la lésion est irréparable. J'ai vu, en effet, un cas où un foyer maculaire avait été pris pour un colobome congénital, subir une amélioration surprenante par les injections sous-conjonctivales.

Quelle est la valeur respective des injections de sublimé, d'eau salée, d'iode, etc. ? voilà qui serait intéressant à établir d'une manière bien précise.

Tant que cette étude n'aura pas été faite, je m'en tiendrai aux injections que je pratique depuis les travaux de Mellinger, qui ont prouvé l'action lymphagogue du chlo-

THÉRAPIE OCULAIRE *La vision des myopes est très améliorée par ces injections.*

rure de sodium. Une solution de ce sel à 2 0/0 (dose moyenne employée par MELLINGER) me sert de véhicule au cyanure d'hydrargyre 1/5000. J'en suis venu à ces injections diluées parce que, de même que pour les injections hypodermiques ou intraveineuses la quantité de liquide agit par sa masse. De fait, avec 5 divisions de la seringue de Pravaz d'une solution à 1/5000 ainsi formulée :

Cyanure d'hydrargyre   0,01

Chlorure de sodium. . . . .   1 gr.

Eau dist. stérilisée . . . .   50 —

j'injecte la même quantité de cyanure qu'avec une division de solution de 1/1000. En outre, j'injecte la même solution saline que préconise l'école de Bâle. La dose injectable de cette solution varie de 1/4 à une pleine seringue et le lieu de prédilection est l'équateur de l'œil, loin de la cornée et de préférence en haut et en dehors.

Mais, il ne faut pas pour cela renoncer aux solutions à 1/1000 qui seules sont capables d'enrayer une infection traumatique ou opératoire grave, contre laquelle je n'hésite pas à injecter une demi ou une pleine seringue de ces fortes solutions tous les deux ou trois jours pour enrayer une panophtalmie ou une ophtalmie sympathique. *C'est faute d'avoir su proportionner les doses à l'intensité du processus morbide à combattre que bien des auteurs ont rapporté des observations négatives.* (1)

Enfin, dans un tout récent travail basé sur une expérience de cinq années, M. SENN, de Saint-Gall, dans l'*Archiv. für Augenheilkunde* 1901, nous montre que, même en Suisse, d'où est parti le courant des injections de chlorure de sodium, on commence à rendre justice aux injections sous-conjonctivales de cyanure d'hydrargyre.

____

(1) Voir pour la technique des injections s.-conjonctiv., p. 45 et 77.

Dr A. DARIER — *L'action lymphagogue de la dionine ne peut égaler celle des injections sous-conjonctivales.*

Il dit que, dans le traitement opératoire de la myopie élevée, pour obtenir un bon résultat, il faut toujours améliorer d'abord la vision centrale, généralement très compromise par des altérations choroïdiennes, et, pour arriver à ce but, M. Senn ne connaît pas de meilleur moyen que les injections sous-conjonctivales de cyanure d'hydrargyre à 1/5000 et même à 1/2500, *les injections de chlorure de sodium s'étant montrées trop peu actives, ou ayant promptement épuisé leur efficacité.*

Il soumet ainsi toutes les myopies élevées à un traitement de six semaines par les injections sous-conjonctivales, puis il pratique l'extraction ou la discision, et il obtient ainsi des résultats infiniment supérieurs pour l'acuité de la vision.

Mais, revenons-en au traitement des choroïdites.

Certes, les injections sous-conjonctivales ont leurs inconvénients, elles sont quelquefois difficiles à faire accepter par les malades, elles sont plus ou moins douloureuses, et, si l'on pouvait trouver une médication plus facile et plus active ce serait un grand bienfait.

Dernièrement, le Dr Sucker (1) a relaté 2 cas de choroïde qui auraient été grandement améliorés par l'emploi de la *thyosinamine*. Je me suis empressé de mettre à l'épreuve cet agent thérapeutique qui possède des propriétés semblables à celles de l'iodure de potassium. Je l'ai employé en pilules, en injections hypodermiques et sous-conjonctivales, mais jusqu'ici, sur un total de 20 observations, je n'en ai pas trouvé de bien encourageantes.

Wolffberg avait cru trouver dans la dionine un succé-

---

(1) 2 cas de choroïdite traités par la thyosinamine. *La Clinique Ophtqlmologique*, n° 18, 1898.

THÉRAPIE OCULAIRE
Dans les affections de la macula il faut agir avec rapidité et intensité.

dané des injections sous-conjonctivales ; mais l'action lymphagogue de la dionine, pour si énergique qu'elle soit, est trop fugace pour donner des résultats appréciables dans le traitement des choroïdites. Aussi, jusqu'à plus ample informé, je ne saurais que répéter ce que je disais en 1893 à la Société d'ophtalmologie de Paris (1) :

C'est justement dans les *affections de la macula* qu'il est de la plus haute importance d'intervenir *avec rapidité et intensité.* Or aucun moyen ne possède ces deux qualités plus que la thérapeutique locale par les injections sous-conjonctivales. Les injections sous-conjonctivales ont fait leurs preuves dans tous ces cas-là et, abstraction faite de toute théorie, les faits, nombreux déjà, parlent d'eux-mêmes et s'imposent.

Il ne faudrait pourtant pas me faire dire que l'on peut guérir toutes les affections maculaires. *Une lésion ayant entraîné la destruction complète d'éléments anatomiques aussi importants que les éléments nerveux de la macula ou du nerf optique, je ne pense pas qu'il puisse venir à personne l'idée de les ressusciter.* Quand j'ai parlé de quelques cas où j'avais amélioré la vision de certains malades atteints de choroïdites maculaires myopiques, on m'a répondu qu'il était impossible de guérir des lésions semblables, qui sont d'un ordre purement mécanique.

Le fait est vrai ; mais il est vrai aussi que, chez le myope, il se produit souvent des poussées aiguës de différente nature, que de tout temps on n'a pu amender que par les traitements mercuriels. C'est dans des cas de ce genre que j'ai obtenu d'excellents effets des injections sous-conjonctivales de sublimé, partant toujours de ce principe que,

---

(1) *Bulletin de la Société d'Ophtalmologie de Paris*, 1893, pages 27 et suivantes.

dans un processus aigu, local, il faut agir le plus énergiquement, le plus promptement et le plus localement possible.

Or quel doit être notre idéal en médecine ? C'est de faire de la chirurgie, si vous me permettez le mot. C'est, en d'autres termes, d'attaquer le mal où il se trouve et non de nous attarder à le circonvenir par des moyens indirects, auxquels nous ne sommes que trop souvent réduits.

Même dans des affections générales telles que la syphilis, la tuberculose et le rhumatisme, la thérapeutique tend de plus en plus à localiser ses moyens d'action !

Dans un organe aussi délicat que l'œil, il ne nous est pas toujours possible d'atteindre le siège du mal ou par le fer ou par le feu ; mais nous devons toujours chercher autant que possible à mettre en contact immédiat l'agent médicamenteux avec la lésion.

Nous aurons à nous occuper, dans notre prochaine leçon, des maladies de la rétine elle-même, affections qui, pour la plupart, relèvent de maladies générales par altérations sanguines. Nous aurons peu de chose à dire sur le traitement local de ces affections, qui sont plutôt du ressort du praticien. Tout au plus avons-nous à donner notre avis au sujet des lésions ophtalmoscopiques et des troubles apportés à la fonction visuelle par les *rétinites albuminuriques, diabétiques, leucémiques,* etc.

L'athérome et l'artériosclérose ont également un retentissement très fréquent sur les vaisseaux rétiniens et ces rétinites hémorrhagiques peuvent avoir une grande importance diagnostique pour le clinicien. Nous ne nous arrêterons pas à faire un cours de pathologie générale ; mais nous aborderons de suite l'intéressant chapitre des *décollements rétiniens,* et nous étudierons l'action remarquable des injections sous-conjonctivales, de l'électrolyse, etc...

VINGT-DEUXIÈME LEÇON

SOMMAIRE

Traitement du décollement de la rétine : Premières tentatives d'injections sous-conjonctivales. — Injections intra-oculaires de teinture d'iode. — Ponctions simples de la sclérotique. — Ponction électrolytique. — Injections intra-oculaires de sérum artificiel, d'humeur aqueuse, et de corps vitré de lapin. — Formes cliniques des décollements rétiniens ; leurs indications thérapeutiques particulières. — La guérison complète du décollement est-elle chose impossible ? — Les injections sous-conjonctivales, la ponction électrolytique et le décubitus dorsal sont nos plus puissantes armes.

Lors de mes premiers travaux sur les injections sous-conjonctivales de sublimé, j'avais eu l'occasion de traiter quelques rares cas de décollements de la rétine, dans lesquels j'avais essayé, sans trop de conviction, la valeur de cette nouvelle méthode thérapeutique.

J'ai encore en observation, en ce moment, un des premiers malades ainsi traités. C'est un homme d'une cinquantaine d'années, très myope, qui vint me voir pour la première fois en 1892 pour un trouble très marqué du seul œil qui lui restât, l'autre étant perdu depuis 12 ans par décollement rétinien.

La vision était notablement abaissée et un scotome, très nettement délimité à la partie supérieure du champ visuel, correspondait au décollement peu marqué encore, mais bien évident, qui siégeait dans la région équatoriale inférieure. La papille est entourée d'une zone d'atrophie choroïdienne myopique et une strie transversale de choroïdite traverse tout le fond de l'œil.

Ce sont ces altérations choroïdiennes qui me firent penser que les injections sous-conjonctivales de sublimé pourraient avoir un effet salutaire sur le décollement rétinien lui-même. C'est ce que vinrent confirmer les événements. Ce malade guérit très bien de son décollement.

J'ai observé, vers la même époque, deux autres cas du même genre ; mais je n'avais jamais osé les publier, on m'eût traité de fou de penser que quelques gouttes de sublimé injectées sous la conjonctive pussent amener à elles seules la guérison du décollement rétinien, maladie réputée à peu près complètement incurable.

Et puis, à ce moment, mon maître, M. ABADIE, était tout au traitement des décollements par les injections intra-oculaires de teinture d'iode — qui furent bientôt avantageusement remplacées par la ponction électrolytique.

Aujourd'hui le vent a tourné ; de tous côtés sont relatés des cas de guérisons par des injections sous-conjonctivales de chlorure de sodium, de sulfate de soude, de gélatine, etc. En tous cas, si ce traitement n'est pas meilleur que les autres, il est absolument inoffensif et même peu douloureux grâce à l'*acoïne*.

En ce moment, je soigne une jeune fille de 20 ans, qui me fut conduite à peu près complètement aveugle. Elle avait perdu son œil droit il y a 4 ans par décollement rétinien. Or, subitement, 4 jours avant de venir, son œil gauche se couvre comme d'un bandeau qui anéantit presque toute vision au point que Mlle M.... voit à peine passer la main à quelques centimètres. A l'ophtalmoscope, on constate la présence de décollements rétiniens en haut et en bas ; entre deux, on voit la papille entourée d'un vaste staphylome myopique.

La ponction électrolytique est décidée pour le lende-

THÉRAPIE OCULAIRE

Injections de chlorure de sodium, de sublimé, de gélatine, etc...

main ; en attendant, je fais une injection sous-conjonctivale d'une pleine seringue d'une solution de chlorure de sodium à 4 %, avec acoïne. Un bandeau compressif est appliqué et l'immobilité absolue est recommandée.

Le lendemain, tout étant préparé pour l'électrolyse, j'enlève le bandeau de la patiente qui ne se contient pas de joie en reconnaissant le monde autour d'elle. Je mesure la vision qui est égale à 1/8 avec — 26 dioptries. De très près elle lit les plus fins caractères.

Le champ visuel est à peu près normal, excepté pour les couleurs, qui sont mal vues en haut.

A l'ophtalmoscope, on ne voit plus trace de décollement, tous les vaisseaux sont bien appliqués sur le fond de l'œil ; vers les régions équatoriales inférieures, aspect un peu trouble, grisâtre, mais pas de décollement visible.

Une série d'injections sous-conjonctivales est pratiquée et l'immobilité au lit est continuée.

Cette malade est encore en traitement, qu'adviendra-t-il ?

Néanmoins, c'est là un résultat très encourageant, quoiqu'il soit difficile de rien conclure d'une observation incomplète, car le *post hoc* n'est pas infailliblement *propter hoc* et bien des cas de guérison spontanée de décollement rétinien ont été relatés dans ces dernières années. Il ne faudrait pourtant pas se méprendre sur l'importance de la spontanéité du recollement de la rétine, car pour ma part je n'en ai jamais observé, et le fait seul qu'on fasse tant de bruit autour d'une de ces guérisons spontanées prouve assez combien elles sont rarissimes.

Et puis, ne l'oubliez pas, il n'est pas de plus funeste principe en thérapeutique que celui du laisser-faire et de l'expectation. Il faut vouloir guérir et s'y employer de toutes ses forces et par tous les moyens.

Les injections sous-conjonctivales dans le traitement

du décollement de la rétine ont été tour à tour reprises et abandonnées. M. DE WECKER, qui avait fait autrefois des injections d'eau salée, en vient aujourd'hui aux injections de gélatine, après avoir abandonné les ponctions, les drainages, etc..

Une thèse fort intéressante a été publiée l'an dernier sous la direction du Prof. MELLINGER, de Bâle. Le Dʳ STAERKELÉ conclut de 23 observations :

1° Que les injections sous-conjonctivales de chlorure de sodium sont sans danger et presque indolores ; elles activent considérablement la résorption des produits pathologiques intra-oculaires.

2° Cette action résolutive est d'autant plus grande que la solution de NaCl est plus concentrée.

3° Dans les décollements rétiniens ces injections amènent une amélioration prolongée et dans quelques cas une guérison durable.

4° Les injections sous-conjonctivales d'eau salée améliorent surtout les décollements partiels et de date récente, plus difficilement le décollement total et ancien.

MAZZOLI, VINSELMANN, HAITZ, SENN, etc., ont aussi rapporté des cas de guérison ou d'amélioration plus ou moins marquée par les injections sous-conjonctivales de solutions faibles de NaCl 2 à 4 °/₀.

DOR, BOURGEOIS, puis JOCQS enfin, se basant sur les récents travaux, sur les lois de l'isotonie et de la pression osmotique, ont recommandé des solutions fortes et même saturées pour provoquer la résorption du liquide sous-rétinien par exosmose. Il peut paraître assez difficile de comprendre comment une solution saline, même saturée, peut exercer une action osmotique à travers une membrane aussi dense que la sclérotique ; mais le fait est indéniable. J'en ai eu, dans le cas suivant, un exemple par trop pénible et par trop concluant.

THÉRAPIE OCULAIRE

Action exosmotique puissante de solutions saturées.

Chez une myope de 18 ans, chez laquelle j'avais pratiqué l'ablation du cristallin, j'avais réussi à amener une acuité visuelle extraordinaire. Elle goûta ce grand bonheur pendant 3 ou 4 mois, lorsque soudain survint un décollement rétinien localisé à la macula. La vision fut du coup à peu près complètement anéantie. La pression oculaire était à peine abaissée. Que faire ? Il n'y avait pas à songer à une ponction simple ou électrolytique, pas plus qu'aux pointes de feu. Comment, en effet, arriver à la macula d'un œil de 20 à 23 dioptries ?

Il ne nous restait plus qu'à chercher à provoquer la résorption du liquide sous-rétinien par des injections sous-conjonctivales, des frictions mercurielles péri-orbitaires et surtout par le décubitus dorsal.

Une injection d'une pleine seringue de solution de chlorure de sodium à 10 % (acoïnée) fut faite aussi profondément que possible en arrière du globe oculaire. Un pansement compressif fut appliqué par-dessus une onction à la lanoline hydrargyrique.

Cinq jours plus tard, la malade me revient désespérée disant que son œil est vidé que ce n'est pas la peine de la condamner au lit pour ne pas guérir.

Je constatai en effet que l'œil avait considérablement diminué de volume, la paupière recouvrait plus qu'à moitié le globe affaissé. La cornée s'enfonçait sous la pression du doigt. La vision était à peu près nulle. Aucune plaie n'était vue nulle part, la cicatrice de la cornée par où avait été faite l'extraction du cristallin n'était même plus visible. Les liquides intra-oculaires avaient dû s'échapper par leurs voies d'élimination habituelles, à travers les membranes saines. Il est probable que l'exode des liquides avait été favorisé par le bandeau compressif, qui pourtant n'était pas très serré, mais le chémosis avait dû être assez considérable pour augmenter notablement cette compression.

Quelques injections sous-conjonctivales de sérum artificiel ramenèrent bientôt l'œil à son volume normal ; mais la tension resta toujours inférieure à la normale à cause du décollement qui persiste encore.

M. DEUTSCHMANN, dans deux travaux consécutifs appuyés sur de nombreuses observations, préconise le débridement des tractus fibreux qui provoquent le ratatinement du corps vitré, cause réelle du décollement de la rétine d'après la théorie de LEBER, puis, pour donner une nouvelle vitalité au *vitreum* altéré, il le rénove par l'injection intraoculaire d'une solution de corps vitré de lapin. C'est là une thérapeutique aussi logique que hardie, mais encore faudrait-il que la très intéressante théorie de LEBER fût vraie dans tous les cas. Or ce n'est pas, car, chez les jeunes sujets, le corps vitré est vraiment peu altéré quoique plus fluide qu'à l'état normal.

Dans le même ordre d'idées, sur des yeux atteints de décollements anciens, j'ai fait la tentative suivante : au moyen d'une aiguille creuse, lancéolaire, en platine iridié je fais une ponction au niveau du décollement et aspire le liquide sous-rétinien ; puis, sans ressortir l'aiguille, je l'enfonce plus profondément dans le milieu du corps vitré, au-delà de la rétine décollée et adaptant à l'aiguille une autre seringue remplie de sérum physiologique à 32°, j'injecte ce liquide dans le corps vitré jusqu'à ce que l'œil ait repris une consistance presque normale. Je retire ensuite lentement l'aiguille, jusqu'à ce que la pointe seule reste encore dans la plaie. Alors, mettant l'aiguille qui est en platine en communication avec le pôle positif d'une pile préparée à cet effet, je laisse passer pendant 3 minutes, un courant de 4 à 5 milliampères.

THÉRAPIE OCULAIRE

L'électrolyse positive a donné de très bons résultats, en bien des cas.

Les jours suivants des injections sous-conjonctivales sont faites pendant 3 ou 4 semaines à deux ou trois jours d'intervalle.

C'est là aussi une thérapeutique très rationnelle; mais qui, comme celle de DEUTSCHMANN, a l'inconvénient d'être un peu compliquée. J'ai injecté aussi à la place du sérum artificiel de l'humeur aqueuse de lapin ou de chat et aussi de l'extrait du corps vitré de lapin.

Mais, je dois le dire, mes résultats n'ont pas été plus brillants qu'avec des procédés beaucoup plus simples. Néanmoins, je crois que cette méthode est peut-être appelée à donner des succès là où d'autres moyens auront échoué.

Dans ces dernières années, j'ai vu appliquer par M. ABADIE *l'électrolyse* dans de nombreux cas de décollements rétiniens et cela avec des succès assez nombreux. C'est pourquoi j'ai mis moi-même en pratique cette méthode assez simple et en même temps très active.

M. le prof. TERSON (1), de Toulouse, a rapporté de nombreux cas de décollements guéris par l'électrolyse et, tout dernièrement encore, le Dr MARAVAL, d'Oran, a publié le résultat de sa pratique, (2) et il conclut que :

1° L'électrolyse donne, dans les cas récents de décollements de la rétine, une amélioration réelle et constante, elle permet parfois d'obtenir une guérison définitive.

2° Son application n'offre aucun danger et un courant de 5 milliampères influence plutôt favorablement la nutrition générale de l'œil.

3° L'intervention peut sans inconvénients être renouvelée plusieurs fois à quelques jours d'intervalle.

---

(1) *Bulletin de la Société Française d'ophtalmologie*, 1896.
(2) *La Clinique Ophtalmologique*, n° 17, 1901.

Il est de toute importance de n'employer pour l'électrolyse que des lames d'or ou plutôt de platine iridié; car l'acier est rongé par l'action chimique puissante du courant, et quand on retire le couteau il est tout ébréché, sort difficilement et peut provoquer des déchirures vasculaires entraînant la perte de l'œil par hémorrhagie intra-oculaire comme j'ai eu l'occasion de l'observer une fois.

Voilà, en quelques mots, les principaux moyens d'action que nous avons pour guérir le décollement rétinien.

Nous devons y ajouter les *ponctions simples* qui ont donné de bons résultats à bien des auteurs,

Les pointes de feu ont été également vantées ; elles peuvent être appliquées conjointement à d'autres interventions. Les applications de *sangsues* à la tempe rendent des services dans certaines indications spéciales.

Les sudations par le salicylate de soude ou surtout par la *pilocarpine* peuvent être des adjuvants précieux.

Mais, avouons-le, un des facteurs les plus importants dans le traitement du décollement rétinien est certainement le *décubitus dorsal* pendant un mois ou six semaines. Vouloir tenir au lit des gens en bonne santé pendant 2, 3 ou même 6 mois, me paraît un remède pire que le mal, et l'abus que j'avais vu faire du décubitus m'en avait fait tout d'abord un ennemi déclaré ; mais l'expérience m'a montré que laisser lever les malades avant un mois était le plus souvent une grande imprudence.

Tout dernièrement encore, j'avais guéri par électrolyse suivie d'injections sous-conjonctivales un décollement myopique assez étendu. Au neuvième jour, le malade ne voulut plus garder le lit ; il s'en retourna chez lui contre ma volonté. Le jour de son départ, il n'y avait plus trace de décollement. V = 1/2 champ visuel normal.

Un mois plus tard, le malade me revint avec un décollement total.

THÉRAPIE OCULAIRE — *Le décollement traumatique peut être suivi de guérison complète.*

Si ce cas avait été un fait isolé, je n'en tirerais pas de conclusions, mais, malheureusement, j'ai toujours constaté que les malades qui ne guérissaient pas étaient le plus souvent ceux qui n'avaient pas gardé le lit assez longtemps.

Maintenant que nous avons passé en revue les principales méthodes thérapeutiques du décollement, voyons ensemble quelle sera la meilleure conduite à tenir en face des différentes modalités cliniques de cette affection.

Le plus simple et en général le plus bénin des décollements rétiniens est bien certainement celui qui est causé par une contusion du globe oculaire. Naturellement, il ne faut pas que le *traumatisme* ait été assez violent pour entraîner des lésions multiples et profondes, vastes déchirures choroïdiennes, avec hémorrhagies abondantes dans le corps vitré, luxation du cristallin, et déchirures de l'iris, avec ou sans ruptures de la sclérotique.

Non, nous voulons parler seulement de ces cas où un choc plus ou moins violent sur un globe oculaire non antérieurement malade, ni trop fortement myope, a provoqué un détachement de la rétine sans autre complication qu'une hémorrhagie sous-rétinienne peu abondante.

Dans ces conditions, si le patient se présente peu de temps après l'accident, la guérison sera obtenue par quelques jours de repos au lit avec un simple bandeau compressif après application de 2 ou 3 sangsues s'il y a eu hémorrhagie rétinienne. Si le recollement ne s'est pas produit au bout de 5 ou 6 jours, on pourra avoir recours aux injections sous-conjonctivales de chlorure de sodium une pleine seringue, à 2 ou 4, puis s'il le faut à 10 ou même 20 %. Rares seront les cas qui résisteront à ce traitement s'il est appliqué sérieusement et surtout si le décubitus dorsal est bien observé dès le début.

Il est des cas de décollements traumatiques qui, par suite de la négligence des malades, passent à l'état chronique ; il est alors nécessaire d'employer les moyens les plus énergiques dont nous allons parler tout à l'heure à propos des décollements myopiques graves.

Il est une foule de circonstances qui viennent aggraver le pronostic des décollements rétiniens, c'est d'abord l'âge et l'état de santé du malade, puis les antécédents pathologiques de l'œil lui-même, qui peut avoir été atteint d'iritis, d'iridochoroïdite, etc., ou même peut être simplement myope avec ou sans lésions choroïdiennes.

Enfin le décollement peut être si ancien que la rétine et la choroïde ont subi des altérations telles qu'il est difficile d'arriver à une guérison même relative.

A propos de *guérison*, certains auteurs disent n'avoir jamais vu un cas de décollement absolument guéri. Entendons-nous : une lésion aussi grave que le décollement rétinien ne peut pas guérir sans laisser de traces ; c'est évident. Pourtant, dans le décollement traumatique, la guérison peut être obtenue avec *restitutio ad integrum*.

Dans le décollement myopique, la rétine peut être réappliquée d'une manière complète et la vision peut redevenir aussi bonne et même meilleure qu'auparavant, mais le champ visuel conserve parfois des scotomes correspondant à la partie anciennement décollée. Cés scotomes peuvent quelquefois être aussi étendus qu'ils étaient avant le recollement. J'ai deux cas de ce genre qui, depuis 5 et 6 ans, ont leur rétine parfaitement recollée avec rétrécissement très notable du champ visuel. Il n'y a plus tendance au décollement, mais on ne peut appeler cela qu'une *guérison relative*, c'est évident.

Certes, les cas de guérison complète de décollements myopiques sont très rares, mais ils existent, plus rarement peut-être que les glaucomes guéris par l'iridectomie ; et, pourtant, quel est le glaucomateux iridectomisé qui peut se dire absolument guéri, et qui peut y voir avec netteté sans le secours d'aucun verre ? Et le colobome irien n'est-il pas en lui-même un reliquat pathologique fort gênant ?

Dans les décollements traumatiques, nous devons ranger ceux qui se produisent à la suite d'une perte abondante de corps vitré pendant une opération de cataracte. Dans ces cas, le pronostic doit être très réservé.

Nous arrivons à la classe des décollements qu'on pourrait appeler *secondaires à des altérations pathologiques* intra-oculaires.

Dans les cas de *tumeurs de la choroïde*, le diagnostic est parfois fort difficile au début, l'éclairage postéro-latéral par transparence pourra donner souvent des indications précieuses. Quant au traitement, si les mercuriaux et l'iodure à hautes doses sont restés sans effets, il faudra sans hésiter avoir recours à l'énucléation.

Le décollement peut être consécutif à une *hémorrhagie choroïdienne*. Dans ces cas, il nous faudra chercher à amener le plus vite possible la résorption du sang épanché. Quand l'hémorrhagie est récente, les sangsues sont indiquées, la ponction au début peut provoquer une nouvelle hémorrhagie. Les injections sous-conjonctivales et le massage peuvent activer la résorption de l'exsudat.

La *choroïdite exsudative*, si elle est abondante, peut amener aussi un décollement rétinien, dont le traitement sera indiqué par la nature même de l'exsudat et sa cause. Dans les cas où il y a syphilis, le mercure en injections intra-veineuses et sous-conjonctivales donnera sou-

*Le plus grave est le décollement
consécutif à la myopie forte.*

vent de brillants résultats. Même en l'absence de syphilis,
j'ai vu des cas guérir rapidement par les injections sous-
conjonctivales de Cn. Hg.

Ainsi, chez un jeune soldat atteint de décollement rétinien par choroïdite exsudative allant jusqu'à la macula,
j'ai réussi à faire disparaître complètement le décollement,
à ramener une acuité visuelle normale, mais un scotome
du champ visuel persista longtemps encore.

Les décollements consécutifs à des *iridochoroïdites
chroniques* comportent un pronostic des plus fâcheux ;
car tous les tissus oculaires sont dans un état de déchéance
trophique qui permet bien peu d'espérance. Cependant,
il est des cas de ce genre qui ont été entretenus pendant des années avec une faible vision, il est vrai, grâce
à un traitement prolongé par les injections hypodermiques ou intra-veineuses de cyanure d'Hg.

Enfin, comme nous l'avons vu plus haut, certaines *choroïdites atrophiques*, surtout quand elles sont étendues, peuvent avoir pour conséquence un décollement rétinien. Les cas de cette catégorie, s'ils ne surviennent pas
chez des myopes, sont ceux où les injections sous-conjonctivales donnent les meilleurs résultats.

Je vous ai même cité une de mes premières observations où, malgré une myopie de 7 D, la guérison fut ainsi
très rapidement obtenue et cela depuis près de 10 ans.

Nous arrivons maintenant à la forme grave entre toutes,
au décollement pour ainsi dire *idiopathique* que l'on rencontre si souvent dans la *myopie élevée*. La distension
progressive de la coque oculaire, encore assez élastique
chez les jeunes sujets, peut acquérir des proportions considérables, mais la rétine et la choroïde, moins extensibles,
peuvent se déchirer ou se décoller.

On comprend combien dans de telles conditions peut

THÉRAPIE OCULAIRE *Thérapeutique à suivre dans les différentes formes de décollements.*

être difficilement obtenue une guérison même relative.

Devons-nous pour cela nous abstenir de toute intervention ! Non certes, mais nous devons chercher par tous les moyens qui sont en notre pouvoir à obtenir si ce n'est une guérison, tout au moins un arrêt du mal.

Voici, à mon avis, la conduite à tenir dans les différents cas qui peuvent se présenter.

1° Un myope (de plus de 6 à 7 dioptries) se présente à nous avec un décollement partiel, un quart ou un tiers de la rétine étant décollé, depuis quelques jours seulement ; notre premier devoir sera de prescrire immédiatement le décubitus dorsal et de pratiquer d'abord une puis plusieurs autres injections sous-conjonctivales de NaCl à 2, à 4, puis à 10 %.

Si, au bout d'un mois, la rétine est bien recollée, nous permettrons au malade de se lever une heure, puis deux heures par jour en observant bien et le fond de l'œil et surtout le champ visuel pour le bleu. (Le champ visuel pour le blanc ne montre aucune défectuosité dans les décollements très légers, alors qu'un scotome pour le bleu nous donne exactement les limites des parties décollées de la rétine).

On continuera pendant toute cette période d'observation les injections sous-conjonctivales, que l'on fera alors au Cn. Hg. à 1/5000, puis à 1/3000 et 1/2000, les sels hydrargyriques ayant une action manifestement salutaire sur les altérations choroïdiennes myopiques, qui sont au fond la cause du décollement.

Les applications de sangsues, de ventouses scarifiées, les pointes de feu sur la sclérotique, seront des adjuvants précieux qui pourront nous rendre souvent de réels services, de même que les sudations par la pilocarpine, etc...

Je n'ai jamais observé aucun effet favorable des myotiques. Quant au bandeau compressif, il est utile, mais ne doit pas être trop serré,de crainte de complications désagréables.

2° Nous venons d'envisager le cas où la guérison avait été obtenue par les moyens indiqués plus haut. Mais il arrive souvent qu'après 8 jours d'attente aucun résultat n'a été obtenu ; ou bien, après un recollement immédiat, la rétine se détache à nouveau du 3ᵉ au 15ᵉ jour.

Alors il ne faut pas perdre un temps précieux en tentatives vaines. Il faut avoir recours immédiatement à des moyens plus énergiques. Les indications sont assez nettes : un liquide plus ou moins abondant, plus ou moins altéré, épanché entre la rétine et la choroïde ; le liquide ne s'est pas résorbé sous l'influence des injections salées, il faut lui ouvrir une issue par une ponction.

La *ponction simple* a donné, en maintes circonstances, de bons résultats, mais, pour notre part, craignant toujours un renouvellement trop rapide du liquide extrait, nous préférons combiner la ponction avec une injection sous-conjonctivale forte qui, par son pouvoir osmotique, préviendra peut-être un nouvel épanchement sous-rétinien.

La *ponction électrolytique* a le grand avantage, sur la ponction simple, qu'après l'évacuation du liquide sous-rétinien, le courant, passant à travers la choroïde, la rétine et les liquides intra-oculaires, peut provoquer une inflammation adhésive qui pourra, dans quelques cas, maintenir la rétine accollée à la paroi oculaire.

Voici, du reste, comment je procède dans les cas que nous venons d'envisager, comme dans :

3° Ceux où le décollement date déjà d'un certain temps et ceux où il est trop étendu pour qu'il nous soit permis d'arriver à un résultat par les moyens parachirurgicaux que nous avons énumérés ci-dessus.

THÉRAPIE OCULAIRE

*La ponction électrolytique
sera indiquée dans les cas graves.*

L'œil étant bien cocaïnisé et aseptisé, le malade étant couché bien horizontalement dans son lit, la pile à courant constant de 9 petits éléments de Gaiffe étant disposée avec son rhéostat et son galvanomètre sur un meuble bien stable, je procède à la ponction électrolytique en me servant de la lame en platine iridié à double tranchant recommandée par M. ABADIE ; elle est reliée par un fil isolé au *pôle positif* de la pile, le *pôle négatif* étant appliqué sur le bras.

L'œil étant luxé aussi fortement que possible avec une pince à fixation, pour mettre bien à jour l'endroit de la sclérotique qui correspond au décollement, la lame est alors introduite aussi en arrière que possible, pour éviter les procès ciliaires.

Je pénètre à environ 2 ou 3 millimètres de profondeur, et, imprimant un mouvement de torsion au couteau, je provoque la sortie du liquide sous-rétinien. On fait alors passer le courant très doucement et progressivement de manière à ne pas provoquer de secousses ; quand le courant est arrivé à 4 ou 5 milliampères on le laisse agir pendant 2 ou 3 minutes.

Pendant la dernière minute, on retire très lentement l'aiguille de façon à ce qu'au moment de la sortie il ne reste plus, depuis un instant, que la fine pointe en contact avec la plaie. Le courant est également diminué decrescendo parallèlement à l'extraction de l'aiguille.

Une fois l'électrolyse terminée, une injection sous-conjonctivale d'une pleine seringue de la solution suivante est pratiquée un centimètre plus loin que la ponction :

    Chlorure de sodium......   1 gramme.
    Cyanure d'hydrargyre.....   0 gr. 005.
    Eau distillée............   10 grammes

L'acoïne, très nécessaire pour rendre cette injection aussi peu douloureuse que possible, étant précipitée par ces fortes doses de chlorure de sodium sera avantageusement injectée préalablement, et la canule restant en place, la solution salée sera injectée par-dessus presque sans douleur. S'il y a un chemosis très marqué ou de vives douleurs on appliquera 2 ou 3 sangsues à la tempe. Le *décubitus dorsal* doit être observé avec rigueur et le pansement levé seulement le 4ᵉ jour. Le plus souvent on est agréablement surpris par un recollement parfait. D'autres fois il y a un peu de réaction, un peu d'iritis et de trouble du corps vitré. Il faut faire des instillations d'atropine et des frictions hydrargyriques autour de l'orbite, et dès que la rougeur aura diminué, reprendre les injections sous-conjonctivales, mais diluées d'abord.

Dans quelques cas, il peut n'y avoir que recollement partiel. Il faut alors faire de nouvelles électrolyses ; mais pour cela il faut qu'il n'y ait plus de phénomènes inflammatoires. Les pointes de feu, les sangsues, les sudations par la pilocarpine, alternant avec les injections sous-conjonctivales, compléteront parfois la guérison.

Enfin, si après un mois ou 6 semaines de vains efforts le décollement se reproduit toujours on pourra faire l'essai des injections intra-vitréennes dont nous avons parlé plus haut.

Nous avons enfin toute la série trop nombreuse hélas, des *décollements rétiniens chroniques* ayant résisté à tous les traitements et qui finissent par entrainer une désorganisation complète de l'œil. Il se forme d'abord une cataracte, puis l'œil s'atrophie plus ou moins.

Toute intervention est contre-indiquée dans ces conditions, à moins d'indications spéciales, luxation du cristallin cataracté, accidents glaucomateux inflammatoires ; mais alors nous sortons du traitement des décollements rétiniens.

VINGT-TROISIÈME LEÇON

SOMMAIRE

Traitement des maladies du nerf optique. — Notre impuissance vis à vis des atrophies d'origine médullaire ou cérébrale.— Dans la *névrite rétrobulbaire*, nous avons encore un puissant moyen d'action dans les injections sous-conjonctivales, surtout quand le processus dépend d'une maladie infectieuse, et que la névrite est tout au début ou au déclin de la période aiguë. — Exemples de ces différentes formes cliniques. — *Névrite a frigore.*— *Névrites toxiques*, alcool, tabac, etc., guérissant par la suppression de l'agent toxique.— La *névrite rétrobulbaire héréditaire* de Leber ne guérit pas, mais ne se termine presque jamais par la cécité complète.

Il nous reste à étudier aujourd'hui la thérapeutique des maladies du nerf optique. Une seule paraît réellement accessible à nos traitements, c'est la névrite rétrobulbaire.

Nous avons vu, à propos de l'ophtalmie sympathique, que, par les injections sous-conjonctivales, nous avions un moyen d'action puissant sur le nerf optique lui-même, nous allons en avoir encore une nouvelle preuve.

Quand le *nerf optique* a été touché sérieusement, nous le savons tous, il est bien rare qu'il guérisse avec *restitutio ad integrum ;* nous ne le voyons que trop dans bien des *névrites rétrobulbaires* qui, malgré tous les traitements, se terminent le plus souvent par une atrophie partielle du nerf optique.

Ce que nous devons donc chercher, c'est l'indication thérapeutique donnée par la pathogénie telle que nous la

Dʳ A. DARIER *Importance de la thérapeutique locale dans les névrites rétrobulbaires.*

font concevoir les découvertes de la médecine moderne. Certes, la pathogénie des *névrites du tronc optique* est loin d'être encore bien claire. Néanmoins nous savons que, dans la majorité des cas, ces névrites sont d'*origine infectieuse.*

Nous considérons comme *névrites rétrobulbaires* les cas où une altération pathologique des fibres axiales du nerf optique a amené une atrophie plus ou moins marquée des filets nerveux se rendant à la macula. Tout phénomène inflammatoire peut faire absolument défaut du côté de la papille, et c'est à peine, dans certains cas, si l'on peut noter une pâleur partielle avec excavation atrophique du nerf optique. Le symptôme primordial est la présence d'un *scotome central* plus ou moins absolu avec intégrité relative du champ visuel périphérique.

La névrite est habituellement double d'emblée, mais peut néanmoins, dans quelques cas rares, porter sur un œil d'abord, puis sur l'autre quelque temps après. Il est même possible qu'un seul œil soit atteint, si, par une thérapeutique heureuse, on a réussi à enrayer à temps le mal et à en annihiler la cause.

Théoriquement, le cadre des névrites rétrobulbaires est bien délimité ; mais pratiquement, bien des cas présentent des particularités qui rendent leur classification difficile.

Les formes frustes sont, à notre avis, plus fréquentes que les formes typiques. Si l'on ne veut pas considérer ces dernières comme des *névrites rétrobulbaires,* qu'on les appelle *amblyopies centrales* pour les distinguer des *papillites* et des *névrorétinites.*

La première observation que je vous citerai est la suivante :

<table>
<tr><td>THÉRAPIE OCULAIRE</td><td>La guérison peut être obtenue souvent par les injections sous-conjonctivales.</td></tr>
</table>

Névrite rétrobulbaire avec rétrécissement du champ visuel et scotome central relatif. Guérison presque complète par les injections sous-conjonctivales.

M. T..., 40 ans, pas de syphilis, douleurs dans les membres quand il s'expose au froid ; jamais de rhumatisme aigu ; ni alcoolisme, ni abus de tabac.

Après s'être exposé au froid tout en transpiration, il est pris de frissons et de lourdeur de tête. Il ne s'alite pas. Le lendemain, il est étonné de ne pas distinguer les gens qui passent dans la rue. Il veut lire et ne peut pas. Il attribue tout cela à son refroidissement et ne s'en préoccupe pas. Cet état se prolongeant, le médecin recommande de cesser l'usage du tabac et de l'alcool (un litre de vin par jour et quelques pipes seulement).

Le malade n'obtenant aucune amélioration, vient à Paris où on le met aux injections de strychnine et aux électrisations, sans résultat. Nous le voyons le 4 juin 1891, *six mois après le début du mal.*

A l'ophtalmoscope, *papilles très pâles, excavations physiologiques profondes.* Champs visuels rétrécis avec *scotome central relatif* ; excentriquement toutes les couleurs sont bien vues : O. D., V. = 1/20 ; O. G., V. = 1/15 lit n° 8. Le malade est soumis aux *injections sous-conjonctivales de* 1/20° *de millig. de sublimé,* une par semaine à chaque œil sans autre traitement.

Après six injections sous-conjonctivales, le champ visuel est doublé et : O. D., V. = 1/10 ; O. G., V. 1/8, lit n° 4. *Lit son journal.*

Après 15 injections, champ visuel presque normal, à part son scotome central qui persiste, quoique atténué. O. D., V. = 1/8 ; O. G., V. = 1/6 ; depuis ce jour il cesse son traitement.

Dʳ A. DARIER   *La strychnine, l'électricité, la pilocarpine,
ne sont que des adjuvants.*

Cette guérison relative s'est maintenue ; 6 mois plus tard,
V.B. = 1/3, lit n° 2. Un scotome central très léger persiste.

Donc, dans ce cas, nous avons eu une diminution *subite*
de la vision des deux yeux, avec rétrécissement *concen-
trique du champ visuel* et scotome central absolu
pour les couleurs et relatif pour le blanc. Malgré un traitement de *quatre mois* par la *pilocarpine*, puis par la
strychnine, et *l'électricité*, la vision ne s'est point
améliorée, pourtant l'usage de l'alcool et du tabac avait été
suspendu. Pour moi l'amblyopie n'était due ni au tabac
ni à l'alcool, mais bien à un processus inflammatoire portant sur la partie postérieure du nerf optique, une *névrite
rétrobulbaire* d'origine infectieuse aiguë ou *a frigore*.
Il n'y avait aucune infiltration de la papille quand nous
avons examiné le malade six mois après le début de l'affection. Mais ce signe manque le plus souvent ou est assez
fugace pour ne pas être visible quand le malade se présente
à nous.

Un signe qui, au contraire, est presque constant, quoique nullement caractéristique, et d'une valeur bien relative, c'est la *pâleur du segment temporal de la papille et son excavation plus ou moins profonde.*

Cette observation n'est pas très probante je le reconnais, en voici une deuxième déjà plus concluante :

*Amblyopie centrale, non toxique, rhumatisme.
Guérison rapide par les injections sous-conjonctivales.*

M. H..., 36 ans, rhumatisant, a gardé le lit six semaines pour attaque de rhumatisme articulaire aigu ; le
cœur a été pris : souffre souvent de douleurs dans les mâ-
choires et dans les oreilles. Pas le moindre abus de tabac
ni d'alcool. Depuis un an, M. H... sent sa vue baisser: il

THÉRAPIE OCULAIRE	*Deuxième exemple de guérison par les injections sous-conjonctivales.*

a beaucoup de peine à faire son travail de clerc de notaire. Depuis le mois de septembre, il a dû cesser tout travail, ne voyant plus à lire ; un nuage se fixe sur les mots qu'il regarde. Quand nous voyons ce malade, nous pensons d'abord à une amblyopie toxique, mais depuis plusieurs mois déjà, M. H... ne fume plus et il n'a jamais fait d'abus de boisson, et pourtant sa vue baisse toujours. A l'ophtalmoscope, *fond de l'œil normal*, excavation physiologique assez accentuée avec pâleur temporale de la papille.

15 *octobre* 1891 ;

O. D. : — V. = 1/8, lit n° 8 de Wecker à 20 cent.

O. G. : — V. = 1/6, lit n° 7 à 20 cent.

Champ visuel périphérique normal, mais scotome central relatif, surtout marqué pour les couleurs, dont aucune n'est vue centralement.

20 *octobre*. Après quatre injections sous-conjonctivales :

O. D., V. = 1/2, lit n° 3.   O. G., V. = 2/3, lit n° 2.

Aucun autre traitement que les injections sous-conjonctivales de sublimé. La guérison étant pour ainsi dire complète, on ne pratique plus qu'une injection sous-conjonctivale par semaine, cela pendant deux mois. La vision n'est pas absolument normale, mais enfin le malade est très heureux de pouvoir lire et écrire comme il n'avait pu le faire depuis plus d'un an. A un très faible éclairage, on peut encore constater un scotome central pour le vert sombre.

Comment expliquer dans ce cas l'amélioration pour ainsi dire instantanée de la vision produite par les injections sous-conjonctivales de sublimé ? — C'est difficile.

Si nous avions eu affaire à une amblyopie alcoolique ou nicotinique, la cessation de l'usage du tabac et de l'alcool aurait pu faire revenir la vision, mais pas en un laps de temps aussi court. Du reste, le malade ne fumait plus depuis deux mois et il avait toujours été très tempérant. N'est-il pas plus simple de penser que nous avons eu affaire à une amblyopie de nature infectieuse, dont nous ne connaissons pas encore la cause. Auquel cas, l'action antiseptique du sublimé expliquerait la rapide disparition de presque tous les symptômes morbides. Ce malade était rhumatisant.

Il serait trop long de vous relater ici toutes les observations de névrites rétrobulbaires que j'ai recueillies comme améliorées ou guéries par les injections sous-conjonctivales.

Les deux qui précèdent peuvent ne pas paraître bien concluantes, mais il ne faut pas oublier que, dans le premier cas, le mal n'a été traité que six mois après son début, que par conséquent il y avait déjà atrophie partielle des fibres optiques.

Mais la névrite rétrobulbaire prise au début peut quelquefois rétrocéder et guérir complètement, soit spontanément, soit sous l'influence d'un traitement approprié.

Dans le numéro d'avril de *La Clinique Ophtalmologique*, 1896, j'ai relaté l'observation d'un cas de névrite rétrobulbaire monolatérale que, en l'absence de toute autre cause étiologique, j'ai cru devoir rattacher à l'action du froid ; voici, en quelques mots, les traits saillants de cette histoire :

Le malade, conducteur de tramway électrique, avait été toute une matinée exposé à un vent glacial qui lui fouettait le côté gauche de la face. Au bout de quelques jours, il s'aperçut que son front était comme engourdi et qu'un nuage obscurcissait sa vue de ce côté. Lorsque j'examinai

<table>
<tr><td>THÉRAPIE OCULAIRE</td><td>Amblyopie avec scotome central absolu, guérison complète.</td></tr>
</table>

le malade, je constatai qu'il était atteint d'une amblyopie presque complète de l'œil gauche au point qu'il distinguait à peine les doigts à quelques centimètres. Le *fond de l'œil ne présentait absolument aucune altération*. Je pensai à une névrite rétrobulbaire et je fis examiner soigneusement le champ visuel.

La présence d'un vaste scotome central absolu vint confirmer cette supposition.

Or, le nerf optique n'était pas seul malade, car le rameau du trijumeau qui sort par le trou susorbitaire était lui-même paralysé et toute la partie du front et du sourcil innervée par lui était absolument insensible. Un léger degré de proéminence du globe oculaire semblait également indiquer que les tissus du fond de l'orbite étaient intéressés dans le processus inflammatoire.

Par trois injections rétrobulbaires de Cn. Hg. je réussis à ramener en quelques jours une restitution *ad integrum* de la sensibilité, de l'acuité et du champ visuel de ce malade.

Je veux encore vous parler d'un cas qui présente une grande analogie avec le précédent.

Mme A., 24 ans, femme très robuste, reçut il y a cinq mois un violent coup de brancard de voiture sur le rebord orbitaire externe de l'œil droit, coup qui ne fut suivi d'aucun symptôme du côté des yeux.

Ce n'est qu'il y a six semaines ou deux mois que Mme A., qui allaite un bébé depuis dix mois, voit sa vue baisser de l'œil droit ; un léger brouillard voile les objets fixés. Ce brouillard s'épaissit de plus en plus, progressivement, au point que, au bout de quelques semaines, le 28 avril la malade ne distingue plus aucun objet de cet œil : c'est à grand'peine si elle voit la main se mouvoir à quelques centimètres.

A l'examen ophtalmoscopique, pas d'altération appréciable du fond de l'œil, à part une rougeur de la papille un peu plus marquée que de l'autre côté. Aucun trouble des milieux n'explique une amblyopie si forte.

Pour éliminer l'hypothèse hystérie, j'explore soigneusement la sensibilité cutanée, qui est normale ; pas d'anesthésie du pharynx, aucun stigmate d'hystérie, pas de trouble de l'accommodation, emmétropie.

Le champ visuel, pris avec peine, mais avec grand soin, impliqua un diagnostic positif qui mettait l'hystérie hors de cause. L'amblyopie considérable, si peu explicable par l'examen ophtalmoscopique, avait pour cause un *vaste scotome central absolu* dans lequel ni le blanc, ni les couleurs n'étaient perçus. L'étendue du champ visuel périphérique n'était pourtant presque pas diminuée.

C'est là une forme spéciale d'amblyopie point aussi rare qu'on pourrait le croire et qu'on observerait plus souvent si on prenait le champ visuel dans bien des cas où on le croit imprenable.

L'allaitement prolongé a-t-il été pour quelque chose dans le développement de cette amblyopie ? En tout cas, j'ordonnai à la malade de sevrer son enfant.

Me rappelant le cas précédent, à peu près identique, j'appliquai à ma malade la même thérapeutique.

Après 3 injections de cyanure d'hydrargyre à 1/5000, il n'y a aucun changement encore dans la vision. La solution était-elle trop faible ? Une dernière tentative fut faite, cette fois avec une solution plus forte et non plus de Cn. Hg., mais de *cyanure d'or et de potassium* 1/1500, à la dose d'une 1/2 seringue. La douleur fut très violente dès le début ; le chémosis très notable. Je prescrivis d'appliquer trois sangsues le soir même.

Trois jours après, le 12 mai, je revois la malade qui a

la conjonctive encore très chémotique, mais elle peut entr'ouvrir son œil, et je note avec étonnement qu'elle compte les doigts à 2 mètres, puis qu'elle a une acuité mesurable de 1/10. Au campimètre, le scotome central n'est plus appréciable que pour le vert et le rouge.

Le 15 Mai V. = 1/2. *Le 18 Mai V.* = 2/3 ;
Le 22 Mai V. = 1.

Le champ visuel est redevenu normal, à part un scotome central minuscule pour le vert et un léger rétrécissement du champ visuel pour cette couleur, fait presque constant dans les vraies névrites rétrobulbaires.

Quelle étrange et rapide métamorphose ! Si je n'avais observé que ce seul cas de ce genre, je n'eusse pas hésité à porter le diagnostic *d'hystérie*, malgré la forme absolument insolite du trouble visuel. Tout n'est-il pas en effet possible dans cette bizarre et capricieuse névrose ?

Les effets miraculeux de la métallothérapie pourraient expliquer cette cure, car les premières injections de sels mercuriels étaient restées sans effet, tandis qu'une injection d'un sel *d'or* avait, en neuf jours, ramené une vision normale. Mais n'est-il pas plus simple de dire que l'injection de cyanure d'or avait été plus active, parce qu'elle était un à titre beaucoup plus élevé, 1/1500, que les injections au Cn. Hg. 1/5000 ; qu'en outre, elle profitait d'un terrain préparé par les trois injections précédentes ; le cyanure d'or ayant aussi une action thérapeutique plus énergique que celui du mercure. Pour ma part, je suis convaincu que le même résultat aurait été obtenu par une injection au Cn. Hg. 1/1000, et que nous ne sommes pas là en présence d'un cas d'hystérie, car il y a trop de rapport entre cette observation et la première qui, elle, présentait des stigmates anatomiques éliminant toute idée d'hystérie ou de simulation.

Et puis, la suite de l'observation de la malade vint confirmer pleinement le diagnostic de névrite rétrobulbaire, car, à l'examen ophtalmoscopique, la papille de l'œil malade qui, au début, n'avait montré pour toute altération qu'une rougeur un peu plus marquée que celle de l'autre côté, présente aujourd'hui une pâleur manifeste dans le segment temporal, région des fibres maculaires.

On a relaté déjà un certain nombre d'observations d'amblyopies consécutives à la lactation (1), mais ces derniers cas ne ressemblent point à celui que nous venons de rapporter ; toutes ces amblyopies, en effet, survenaient vers la septième semaine qui suivait l'accouchement ; dans aucun cas, on n'a noté la présence d'un scotome central absolu ; en revanche, toujours les lésions pathologiques venaient expliquer l'affaiblissement de la vision ; toujours une névrite optique intraoculaire très marquée a été constatée à l'ophtalmoscope. La guérison a été presque toujours relative, accompagnée d'une légère atrophie du nerf optique. Dans notre cas, il n'y a jamais eu papillite, mais en revanche tous les symptômes indiquaient une névrite rétrobulbaire caractéristique.

Aujourd'hui, la névrite rétrobulbaire est devenue presque une entité morbide par son symptôme cardinal, le scotome central.

De Graefe avait le premier émis l'idée qu'une maladie du nerf optique pouvait évoluer en arrière du globe oculaire et porter une sérieuse atteinte à la vision sans se trahir par une altération ophtalmoscopique.

Leber étudia la névrite rétrobulbaire plus en détail, in-

---

(1) Heinzel. — *Deutschmann's Beitraege zur Augenheilkunde*, XXI, 1895. Avec bibliographie.

sistant sur l'absence de lésions intra-oculaires et sur le fait qu'il n'y a pas que les intoxications qui peuvent en être la cause. Il fit ressortir l'importance de l'hérédité et créa un type particulier basé sur de nombreuses observations : *la névrite rétrobulbaire héréditaire.*

A Sammelsohn revient l'honneur d'avoir donné la preuve anatomique irréfutable du processus pathologique et de sa localisation. C'est au niveau du trou optique, dans le canal osseux, et dans l'axe même du nerf optique, qu'il trouve le foyer principal de la lésion inflammatoire : névrite interstitielle partielle, centrale, avec multiplication des noyaux. En s'éloignant de ce foyer principal, la lésion va decrescendo, en amont comme en aval, et l'on ne trouve bientôt plus que de l'atrophie des fibres nerveuses. Ces fibres nerveuses, qui occupaient le centre, l'axe du nerf optique à son entrée dans l'orbite, finissent par occuper au point de pénétration des vaisseaux rétiniens le secteur externe du nerf optique pour se rendre à la macula

L'atrophie de ces fibres maculaires devenues externes au niveau de la papille rend compte de l'excavation atrophique temporale que l'on observe presque toujours à la suite d'une névrite rétrobulbaire.

Comment expliquer la genèse de ce processus pathologique ? Pourquoi le nerf optique souffre-t-il plus dans ses fibres axiales que dans celles qui sont en contact immédiat avec la gaine et plus exposées aux lésions de voisinage ?

Une inflammation de la gaine devrait *à priori* affecter surtout les fibres sous-jacentes ; c'est vrai, dans quelques cas, mais l'inflammation de la gaine ou du canal osseux peut aussi causer une compression de tout le tube optique ; or, dans ce cas, la partie qui souffrira le plus sera celle qui reçoit le plus difficilement son apport sanguin, nutritif ; ergo le centre, puisque, à ce niveau, avant la péné-

Dʳ A. DARIER *Névrites rétrobulbaires par intoxication,
alcool, tabac, poisons divers.*

tration des vaisseaux centraux, les capillaires les plus fins
sont ceux qui alimentent la partie axiale du nerf. C'est
donc à cet endroit que se produira d'abord un trouble
trophique, puis inflammatoire.

Comme étiologie de la névrite rétrobulbaire, nous aurons donc d'abord toutes les *lésions inflammatoires
de l'os*, du *périoste* ou *de la gaine au niveau du
trou optique*, qu'elles soient dues à un refroidissement,
à la syphilis, à la tuberculose, à une lésion du voisinage
(*sinusite*, etc.)

Nous aurons ensuite *toute la série des intoxications* chroniques ou infectieuses. Pour cette dernière catégorie de faits, comment expliquer que ce soit surtout le
centre du nerf optique qui souffre le plus? C'est, sans
doute, pour cette même raison que les fibres axiales sont
les moins riches en vaisseaux et que cette partie du nerf
optique est, en quelque sorte, son *locus minoris resis-
tentiæ*. Pour M. NUEL, la névrite rétrobulbaire toxique
serait secondaire à une altération des éléments rétiniens
eux-mêmes. Le fait est vrai pour les animaux intoxiqués
par la quinine (DRUAULT).

Chose importante et qu'il ne faut pas perdre de vue,
c'est que tout le processus pathologique peut évoluer sans
se trahir par aucun signe ophtalmoscopique, alors que
l'amblyopie centrale est déjà définitive et irrémédiable ;
car ce n'est que plus tard que l'on peut noter l'atrophie
partielle de la papille et son excavation temporale.

Ce n'est pas tant l'étendue du scotome, mais surtout
son intensité qui rend le pronostic plus sérieux. La per-
sistance d'un *scotome absolu* est, en tout cas, ce qui
peut arriver de plus grave.

La névrite rétrobulbaire *a frigore*, prise au début, a
été le plus souvent favorablement influencée et même gué-

| THÉRAPIE OCULAIRE | *Névrites rétrobulbaires héréditaires toujours très graves.* |

rie par les émissions sanguines locales, l'iodure de potassium, les frictions hydrargyriques locales.

Nous pouvons dire aujourd'hui que les injections sous-conjonctivales intensives peuvent donner des résultats rapides et brillants. Le même traitement est applicable aux névrites d'origine syphilitique, tuberculeuse ou infectieuse d'autre nature.

Quant aux névrites rétrobulbaires par intoxication : tabac, alcool ou agents médicamenteux divers, quand la cause est connue assez tôt pour que l'atrophie n'ait pas eu le temps de se produire, elles guérissent en général spontanément *sublata causa*.

La névrite rétrobulbaire héréditaire, si bien décrite par Leber, comporte, entre toutes, le pronostic le plus grave. Néanmoins, même dans ces cas, il faut, avec acharnement, poursuivre le traitement, sans désespérer, pendant de longs mois, car on a vu des améliorations se produire dans des cas que l'on jugeait désespérés, et jamais la cécité ne devient complète.

Permettez-moi de vous citer encore un cas bien intéressant par son évolution et surtout par la manière dont se manifesta l'action bien remarquable des injections sous-conjonctivales.

Madame P..., 19 ans, se présente le 19 avril 1901, se plaignant de troubles très prononcés de la vision.

Depuis près de deux mois, son œil gauche est devenu malade à la suite de douleurs diffuses dans tout le corps, que la malade croit devoir attribuer à une crise de rhumatisme comme elle en a souvent (à la dernière elle avait dû s'aliter pendant 15 jours, il y a de cela 2 ans) : cependant ces malaises paraissent plutôt n'avoir été autre chose que la courbature qui caractérise une attaque de grippe.

Aucune douleur ou névralgie du côté de la tête ou des yeux.

C'est huit ou dix jours après cette attaque que la malade observa un affaiblissement de la vue de l'œil gauche au point que la vision disparaît presque complètement après 8 autres jours ; l'œil droit se prenant peu à peu, mais d'une manière moins marquée, la malade va consulter, le 4 mars, un oculiste qui pose le diagnostic suivant :

O. G. Abolition complète de la vision, *névrite rétrobulbaire avec scotome central très marqué*.

O. D. Même lésion au début.

Un mois plus tard, le diagnostic est ainsi modifié :

O. G. *Atrophie papillaire, suite de névrite rétrobulbaire.* O. D. *Névrite rétrobulbaire en pleine évolution.*

Pour tout traitement, iodure de potassium.

État actuel : l'aspect extérieur des deux yeux ne présente rien de particulier, la vision est abaissée au point que la malade, depuis plusieurs jours déjà, ne peut plus se conduire, on constate que la vision est :

O. D., V. = 1/50 ; O. G., V. = 1/40.

Scotome central très marqué pour le blanc et pour les couleurs ; à droite, diminution du champ visuel périphérique du côté temporal à l'ophtalmoscope ; la papille de l'œil droit est légèrement trouble, à bords diffus, avec vaisseaux un peu dilatés.

A gauche, au contraire, la papille est blanche, manifestement atrophiée du côté temporal.

Le diagnostic est donc des plus évidents : *névrite rétrobulbaire en voie d'évolution à droite, en voie de régression atrophique à gauche.*

Le 11 avril, la malade est soumise aux injections sous-

THÉRAPIE OCULAIRE *Tout au début ou au déclin, les injections sous-conjonctivales ont une action puissante.*

conjonctivales de cyanure d'Hg. 1/1500, une pleine seringue injectée en arrière du bulbe. Ces injections sont répétées alternativement à droite et à gauche (en tout 7).

La vision s'améliore très rapidement du côté gauche, tandis que, à droite, la névrite continue son évolution.

Le 15 mai : O. D., V. = 1/60 ; O. G., V. = 1/4.

Après une quinzaine de jours de repos, on fait une nouvelle série d'injections sous-conjonctivales ou plutôt rétro-bulbaires comme ci-dessus, environ 10 injections.

Le 1er juin : O. D., V. = 1/15 ; O. G., V. = 1/3.

Le 7 juin : O. D., V. = 1/8 ; O. G., V. = 2/3.

Enfin le 8 juillet : O. D., V. = 2/3 ; O. G., V. = 1.

A l'ophtalmoscope, on constate que la névrite a disparu du côté droit ; du côté gauche, on ne pourrait plus dire qu'il a existé de l'atrophie. Champs visuels normaux, plus trace de scotome, ni pour le blanc, ni pour les couleurs.

Cette observation est d'un très grand enseignement pour nous, elle nous montre :

1° Que les injections sous-conjonctivales ont une action puissante sur les névrites d'origine infectieuse.

2° Que le moment opportun pour l'intervention thérapeutique est tout à fait au début, ou au moment où le processus inflammatoire commence à entrer en regression.

En effet, les deux yeux chez notre malade ont été traités à des périodes toutes différentes. L'œil gauche, déjà en voie d'atrophie ou plutôt de régression du processus inflammatoire, s'améliore d'une façon rapide, alors que l'œil droit, en pleine phlegmasie, avec névrite optique évidente ne subit d'abord aucune influence du traitement. Il fallut attendre une quinzaine de jours. Alors les injections amenèrent une guérison très rapide.

Dᴿ A. DARIER

*Cette thérapeutique locale devra être soutenue
par le traitement général.*

A la période d'état de la névrite rétrobulbaire, l'action thérapeutique est à peine appréciable, tandis qu'à ses premiers débuts et à la période de régression elle se manifeste d'une façon remarquable. Il n'y a rien là qui doive nous étonner, il en est à peu près de même de tous les processus morbides et nous avons là une simple question d'opportunisme thérapeutique que l'expérience enseigne à tout clinicien observateur. Au début on peut faire avorter bien des maladies ; à la période d'état, mieux vaut attendre, et ne reprendre l'offensive que quand le mal est à la fin de son évolution.

Faisant abstraction de la forme héréditaire de LEBER et des ambliopies par l'alcool et le tabac, nous conclurons donc que, dans les *névrites rétrobulbaires aiguës infectieuses* ou *a frigore*, de même que dans celles qui surviennent par lésions de voisinage (sinusite, périostite du trou optique, etc.), l'influence de la thérapeutique par les injections sous-conjonctivales est indéniable et puissante quand elle est bien comprise et appliquée avant que les fibres centrales n'aient subi une atrophie complète.

Cette thérapeutique locale n'empêche pas le traitement général par les frictions hydrargyriques qui sont, en somme, le seul moyen réellement efficace jusqu'ici.

VINGT-QUATRIÈME LEÇON

SOMMAIRE

Du massage oculaire employé dès la plus haute antiquité dans le traitement du trachome et des kératites. — Massage rotatoire, massage radiaire, massage vibratoire, massage pression.— *Action mécanique* sur la cornée, la conjonctive, le système cristallinien, et sur les liquides intra-oculaires ; *Action physiologique* sur le muscle ciliaire et sur la nutrition des tissus. — *Applications* : Asthénopie accommodative, amblyopie *ex anopsia*, myopie, hypermétropie, glaucome, etc.

Dès la plus haute antiquité, le massage a été employé dans certaines affections oculaires et cette pratique s'est continuée jusqu'à nos jours d'une manière absolument empirique. On a préconisé le massage conjonctival dans différentes maladies de la conjonctive et surtout dans le trachome. Il serait trop long de rappeler tous les procédés qui ont été mis en usage depuis HIPPOCRATE jusqu'à nos jours.

Le massage cornéen simple ou médicamenteux a été appliqué surtout dans les leucomes, dans les infiltrations cornéennes diffuses, dans la kératite parenchymateuse à son déclin, de même que dans l'épisclérite et le catarrhe printanier.

Dans certaines formes de tuberculose intéressant la cornée et l'iris, M. ABADIE avait eu l'idée de pratiquer des massages directs sur la cornée au moyen de la lanoline iodoformée.

| DR A. DARIER | *Premiers travaux publiés sur le massage dans les maladies oculaires.* |

J'ai moi-même retiré de très bons résultats du *massage à la lanoline hydrargyrique* dans les infiltrations cornéennes diffuses, dans les formes légères de kératites parenchymateuses et surtout dans le catarrhe printanier à localisations péricornéennes. Le massage au calomel, au sucre, etc., etc., a fait ses preuves depuis longtemps dans les leucomes cornéens.

Si nous recherchons dans la littérature moderne ce qui a été écrit sur le massage en thérapeutique oculaire nous trouvons, en 1872, au Congrès de Londres (1) une communication de DONDERS, qui vante le massage dans les troubles de la cornée. HEIBERG (2) a obtenu de bons effets de cette thérapeutique dans les leucomes à facettes.

JUNGER, CHODIN, BECKER, préconisent le massage pour activer la résorption des masses cristalliniennes après la discision du cristallin.

PEDRAGLIA, KLEIN, SCHENKEL, CZAPODI, ont également publié des articles très favorables au massage oculaire. MAUTHNER et HIRSCHBERG ont vu des embolies de l'artère centrale se dissiper sous l'influence du massage. PAGENSTECHER (3), dans un premier travail, se montre surtout frappé par le fait que dans un cas la tension intra-oculaire fut très abaissée par le massage, puis il eut l'occasion d'observer l'action très favorable du massage dans un cas d'épisclérite récidivante. Dans un travail plus complet (4), il revient avec plus de détails et des faits très nombreux sur les massages circulaire et radiaire qui activeraient la circulation lymphatique de la cornée et de la conjonctive. Avant

---

(1) *Klinische Monatsblätter*, 1872.
(2) *Nagels Jahresbericht*, 1874.
(3) *Centralblatt für Augenheilkunde*, 1878.
(4) *Archiv. für Ophtal.*, 1881.

THÉRAPIE OCULAIRE
Massage circulaire, massage radiaire, massage vibratoire.

de pratiquer le massage, il introduit, entre les paupières, de la pommade jaune (1-10 %), surtout dans les cas de leucomes cornéens, de pustules et de catarrhe printanier.

Dans les cas où le muscle ciliaire avait été affecté, Pagenstecher remarqua une action très favorable sur l'asthénopie accommodative.

Gradenigo, Schenker, Wickerkievicz et Schnabel ont remarqué une diminution de la tension dans le glaucome, mais cette action était passagère.

Gradenigo (1) vante les effets des massages dans l'asthénopie accommodative, il a même observé un cas de paralysie de l'accommodation qui guérit complètement par ce simple moyen. Il cite également un cas de décollement bilatéral de la rétine qui guérit complètement d'un côté et fut très amélioré de l'autre par des massages répétés trois fois par jour sans aucun autre traitement ni repos au lit.

Gradenigo attribue au massage une action puissante sur la circulation sanguine et sur les courants lymphatiques oculaires, la rétine même subirait une excitation trophique très marquée.

Dantziger (2), après avoir passé en revue tous les travaux antérieurs relate simplement 10 observations de troubles cornéens traités par le massage à la pommade jaune en y ajoutant quelquefois l'abrasion conjonctivale.

Dans ces dernières années, le massage purement mécanique, le massage vibratoire, a été mis en pratique et sérieusement étudié par Maklakow (3). Il employait dans ce but la plume d'Edison qui peut donner 9.000 vibra-

---

(1) Congrès International de Rome, 1894.
(2) *Graefe's Archic.* 1895.
(3) *Archives d'ophtalmalogie,* sept. 1893.

tions à la minute. L'aiguille, armée d'une boule d'ivoire appliquée sur la région ciliaire, provoque une contraction partielle de la pupille de ce côté et met en mouvement l'humeur aqueuse qui se trouble s'il y a hypopyon, ou se remplit de masses cristalliniennes si l'on a affaire à une cataracte traumatique. Ce serait là un moyen très efficace de hâter la résorption des masses.

Les vibrations seraient transmises jusque dans la profondeur du globe, et au bout de quelques instants la tension intra-oculaire diminuerait sensiblement et progressivement sur les yeux glaucomateux. Des irido-choroïdites chroniques, des kératites ponctuées, ont été trèsaméliorées par ces massages, qui agiraient en activant la circulation lymphatique et les échanges intraoculaires. Les dépôts sur la membrane de Descemet disparaîtraient en trois massages (?).

Sneguirev (1), dans 30 cas de leucomes, a obtenu des améliorations notables de la vue, surtout après 8 premiers massages (2). Le même phénomène s'observe également dans la kératite parenchymateuse qui s'améliore rapidement au début, quelquefois même dès la première séance.

Dans l'iritis séreuse (4 cas), l'exsudat rétro-cornéen disparaît en trois ou quatre massages ; l'iris prend un meilleur aspect et les synéchies se détachent.

Dans les cataractes traumatiques et dans les discisions du cristallin, dans la myopie élevée, les masses cristalliniennes sont désagrégées par le massage et la résorption est notablement accélérée.

Dans 8 cas de sclérite et d'épisclérite, le massage vibratoire donna des résultats remarquables. La tension

---

(1) Congrès International de Moscou, 1898.

(2) Voir l'explication de ce fait à la fin de ce travail : de l'action du massage sur l'accommodation.

THÉRAPIE OCULAIRE

Abaissement de la tension intra-oculaire.
Résorption des exsudats.

intra-oculaire, dans 16 cas de glaucome, s'abaissa déjà après la première séance, mais souvent elle remontait dans les vingt-quatre heures, il faut donc répéter les massages plusieurs fois par jour.

Tout dernièrement, PIESBERGER, de Stuttgart, vient de publier les résultats qu'il a obtenus par le massage vibratoire (1).

Dans les paralysies des muscles de l'œil, après chaque séance de massage, la motilité était notablement augmentée. PIESBERGER a obtenu de très brillants succès dans des cas d'épisclérite, à la condition de continuer les massages jusqu'à ce qu'il ne se produise plus la moindre hypérémie. Dans les cas très aigus, il faut attendre que la trop grande irritabilité de l'œil soit passée. Dans les opacités cornéennes, kératites sclérosantes, etc., les résultats sont lents mais bons ; pour la kératite parenchymateuse, il ne faut appliquer le massage que quand les phénomènes inflammatoires ont disparu. Il en est de même pour l'iritis, l'irido-choroïdite, la chorio-rétinite, où le massage donne quelquefois des résultats surprenants, quand il est appliqué en temps opportun.

Plus frappants encore sont les résultats obtenus dans les choroïdites anciennes où l'on voit les scotomes diminuer, le champ visuel s'élargir en même temps que le fond de l'œil s'éclaire et que l'acuité visuelle se relève.

Les hémorrhagies rétiniennes se résorberont plus facilement sous l'influence du massage. L'abaissement de la pression intra-oculaire du glaucome, la résorption plus rapide du cristallin discisé sont cités aussi comme des effets thérapeutiques manifestes du massage vibratoire.

---

(1) *Centralblatt für praktische Augenheilkunde*, février 1899.

| Dr A. DARIER | *Massage pression, massage digital, remplaçant le massage vibratoire.* |

Enfin, avec le *massage pression* du Dr Domec de Dijon, nous entrons dans une phase toute nouvelle et riche en promesses de l'application du massage aux vices de réfraction. Voici comment M. Domec décrit son procédé : « L'extrémité de chaque pouce, faisant l'office de tampon, est appliquée sur le centre de la cornée, à travers la paupière supérieure, les autres doigts sont étendus à plat sur les tempes ; on obtient rapidement une délicatesse de touche suffisante pour sentir si la cornée fuit sous le doigt et, en même temps, la légèreté de main nécessaire pour que les pressions soient successives et non continues. La durée totale de chaque massage est d'environ cinq minutes avec un ou deux intervalles de repos suivant la sensibilité individuelle, les pressions peuvent être faites ou rapides ou lentes ; il faut arriver à faire 500 pressions par séance. Dans l'asthénopie, il faut à peine effleurer l'œil, lors des premiers massages, sans quoi les malades cessent le traitement au 3ᵉ ou 4ᵉ jour. »

Au moyen de ces massages-pressions, mon élève et ami, le Dr Domec, aurait obtenu chez les hypermétropes une diminution apparente de l'hypermétropie, en même temps qu'une augmentation parfois très grande de l'acuité visuelle, surtout pour les yeux atteints d'amblyopie, comme c'est souvent le cas chez les strabiques hypermétropes. Dans un cas de ce genre, l'hypermétropie descendit de + 5 D à + 1,5 D, et l'acuité visuelle s'éleva de 1/20 à 1/6, en même temps que la lecture des plus fins caractères fut rendue possible avec des verres relativement faibles.

D'après le Dr Domec, ces faits s'expliqueraient ainsi : « La pression exercée sur la cornée, qui est flexible, se transmet à travers les liquides des milieux oculaires ; le

<table>
<tr><td>THÉRAPIE OCULAIRE</td><td>Myopie traumatique, par distension
de la zonule.</td></tr>
</table>

cristallin doit donc participer au mouvement de va-et-vient de la cornée. Les fibres de la zonule de Zinn sont étirées à chacune des pressions exercées sur la cornée, et cela d'autant plus que la pression est plus forte et plus brusque. Cette série de tiraillements paraît devoir amener, à la longue, une distension de la zonule. L'action du muscle ciliaire étant augmentée, le pouvoir accommodatif s'accroît rapidement. Au bout d'un certain nombre de massages, les fibrilles de la zonule resteraient plus ou moins distendues d'une façon permanente, d'où la diminution de l'hypermétropie (1).

« Cette élongation persistante de la zonule est d'autant plus facile à obtenir que le sujet est plus jeune et que l'œil a moins fait d'exercices d'accommodation (œil amblyope) ». Il est à peine besoin d'ajouter que cette théorie n'est plausible qu'à la condition d'admettre l'hypothèse de Helmholtz sur le mécanisme de l'accommodation.

Il résulte de tout cela que l'hypermétropie peut être, en apparence, considérablement diminuée par le massage-pression et que l'acuité visuelle est parfois augmentée au point qu'un œil hors d'usage par amblyopie *ex anopsia*, suite d'hypermétropie forte, peut devenir apte aux travaux habituels, et certains yeux strabiques pourront ainsi récupérer une vision suffisante pour que la guérison radicale du strabisme puisse être obtenue avec vision binoculaire.

Diverses asthénopies accommodatives sont aussi susceptibles d'une grande amélioration et tel hypermétrope qui ne pouvait faire aucun travail sans ses lunettes a pu se passer définitivement de verres + 1,5 D (tel est le cas du Dʳ Domec lui-même, qui depuis trois ans a cessé l'emploi de ses verres ; quand il sent un peu de fatigue, il se

---

(1) Voir à ce sujet : Darier, Des myopies traumatiques par distension de la zonule. *La Clinique Ophtalmologique*, 1899, nº 8.

masse pendant quelques secondes et il peut reprendre son travail). Le traitement agit d'autant mieux et d'autant plus vite que le sujet est plus jeune, que l'élasticité du cristallin est plus grande et que le muscle ciliaire possède une action plus forte ; il donne des résultats remarquables quand il est appliqué à un œil hypermétrope et amblyope dont le congénère a une bonne acuité visuelle ; quand les deux yeux sont amblyopes l'amélioration est moins marquée. Elle l'est assez peu chez les personnes âgées. Néanmoins, le port des verres pourra être également retardé chez des presbytes.

Certains myopes gagnent notablement, dans la vision à distance, et aussi pendant la vision rapprochée sans que pour cela la myopie diminue en aucune façon, c'est l'acuité de la vision qui seule devient meilleure. Dans la myopie progressive chez les jeunes sujets, qui en une année voyaient augmenter leur réfraction de 3 à 6 dioptries, M. Domec aurait obtenu un arrêt de cette progression par des séries successives de massages.

Tels sont les résultats fort intéressants obtenus par M. Domec.

Dès le mois d'août 1899, j'ai commencé une série d'expériences cliniques sur les différentes formes du massage. J'ai d'abord mis à l'épreuve le massage vibratoire de Maklakow, puis le massage-pression du Dr Domec ; je fus même assez heureux pour tomber au début sur un cas d'amblyopie dite congénitale, chez un strabique que j'avais opéré dix ans auparavant et qui, malgré une correction opératoire parfaite, avait rechuté deux ans plus tard parce que, même avec des verres appropriés, on n'avait pu ramener la vision binoculaire.

Ce cas mérite d'être relaté :

M. G..., 19 ans. Strabisme convergent de 15° de O. G.,

THÉRAPIE OCULAIRE *Amélioration considérable de la vision dans l'amblyopie des strabiques.*

O. D. V = 2/3, ; O. G. V = 1/8, non améliorable par les verres et, pourtant, à la skiascopie, il y a une hypermétropie de 3 D de chaque côté, avec un peu d'astigmatisme. Après 5 séances de massage, O. G. a gagné notablement, V = 1/3. Pour forcer cet œil à travailler seul, on instille de l'atropine dans l'O. D. Après 5 autres massages O. G., V = 2/3. La lecture du n° 2 se fait très bien sans verres, alors que, de cet œil, le patient n'avait jamais pu lire même les gros caractères. Une très légère ténotomie corrigea le strabisme ; des exercices stéréoscopiques perfectionnèrent la vision binoculaire, et aujourd'hui cette vision se fait très bien des deux yeux et le malade ne louche plus.

Partant de ce fait, brillant s'il en fut, je n'hésitai pas à soumettre au massage tous mes strabismes, toutes mes amblyopies et toutes mes asthénopies. Tous ne bénéficièrent pas dans une aussi large mesure des bienfaits du massage-pression.

Il serait trop long d'énumérer ici tous les cas traités ; je dirai seulement que dans bien des cas de strabisme où l'un des yeux était amblyope, j'ai réussi par des massages répétés, combinés aux exercices stéréoscopiques, etc ..., à diminuer ou à faire disparaître l'amblyopie, puis à rétablir la vision binoculaire par la lecture contrôlée.

C'est dans le strabisme convergent hypermétropique, chez les sujets entre 10 et 20 ans, que les résultats se montrent surtout brillants, parfois même surprenants, quand l'un des yeux est bon et l'autre amblyope.

Voici comment je procède dans ces cas : la réfraction est d'abord naturellement prise, objectivement et subjectivement, avec le plus grand soin, et l'acuité visuelle notée avec et sans correction. L'œil amblyope est alors soumis au massage pendant dix jours consécutifs. L'amélioration de la vue de cet œil se montre quelquefois après le premier jour, c'est d'un très bon augure ; d'autres fois, la vision ne gagne qu'après une dizaine de séances. Dès que la vision est un peu améliorée, je prescris les verres corrigeant l'amétropie de l'œil amblyope, de façon à ce que cet œil soit capable de voir et de travailler sans le secours de l'œil sain. Ce dernier est alors atropinisé pendant une quinzaine de jours.

Il est curieux de voir alors combien la vision de l'œil amblyope s'améliore rapidement. Cet œil, qui aurait à peine pu servir au patient à se conduire, arrive, avec des verres appropriés, quelques séances de massage et un peu d'exercice, à lire et à suffire aux travaux habituels.

Si le strabisme est très marqué, il ne reste plus qu'à faire une ténotomie ou un avancement musculaire, pour obtenir une correction parfaite, surtout si l'on fait suivre l'opération d'une série d'exercices stéréoscopiques.

Dans les cas où l'opération n'est pas acceptée, on pourra, si les sujets sont jeunes et les parents très patients, on pourra, à la rigueur, arriver à un résultat après des mois et des années d'exercices stéréoscopiques et l'usage de verres correcteurs bien choisis, en faisant subir de temps à autre (une semaine par mois) une cure d'atropine à l'œil sain.

Dans l'asthénopie accommodative, j'ai obtenu d'assez nombreux succès, surtout quand la vision était de 1/2 à 2/3. Dans ces cas, après 4 à 10 séances de massages, V = 1 et plus la moindre trace d'asthénopie.

Chez les hypermétropes, il faut distinguer deux catégories très distinctes, les vieux et les jeunes. Chez les jeunes, l'effet du massage est quelquefois surprenant. Chez des enfants de 10 à 15 ans, j'ai vu des hypermétropies de 2 et 3 dioptries complètement compensées sous l'influence du massage-pression ; c'est-à-dire que l'acuité visuelle de loin et de près était devenue aussi bonne sans verres après le massage qu'elle l'était auparavant avec les verres correcteurs.

Plus l'âge du sujet augmente, moins l'action du massage est efficace, moins l'hypermétropie diminue ; passé 50 ans, le massage devient même douloureux et doit être pratiqué avec douceur et ménagement. Il rend encore service dans quelques cas, mais dans d'autres, il peut accélérer le développement des opacités cristalliniennes préexistantes.

Partant de l'hypothèse que la diminution de l'hypermétropie pouvait avoir pour cause la distension de la zonule, j'essayai de faire des pressions assez violentes et assez brusques pour provoquer, en quelque sorte, une myopie traumatique en une seule séance de massage ; j'ai réussi dans presque tous les cas qui ont pu supporter cette compression énergique du globe oculaire, j'ai vu des hypermétropes dont l'acuité visuelle sans verres s'élevait d'un coup de 1/25 à 1/10 à 1/6, de 1/6 à 1/3, de 1/3 à 2/3, etc., et la lecture de près gagnait dans les mêmes proportions.

Chez les amblyopes hypermétropes ces améliorations de la vision sont encore plus marquées ; et, chose bizarre, j'ai observé cette amélioration presque instantanée de l'acuité visuelle chez des malades les plus divers dont la vision avait été depuis longtemps abaissée par des altérations du fond de l'œil, des troubles de la cornée, etc...... et cela d'autant plus que l'amblyopie était plus ancienne. Peut-être trouverons-nous dans ces faits l'explication de ces cures remarquables citées par tant d'auteurs, tant par le massage simple que par le massage vibratoire. Ces yeux ne faisant plus d'effort pour voir, il s'en suivrait une sorte de paresse du muscle ciliaire et une amblyopie par défaut d'usage que le massage ferait facilement disparaître.

L'explication de l'effet du massage n'est pourtant pas

aussi simple qu'il paraît, car non seulement des emmétropes, mais aussi des myopes voient leur acuité visuelle s'élever sous l'influence du massage ; il arrive même que chez certains myopes l'acuité visuelle augmente alors même que la myopie s'élève aussi.

Chez les jeunes sujets atteints de myopie légère, j'ai vu, dans bien des cas, l'acuité visuelle sans verre, s'améliorer au point que l'usage des verres devenait moins utile.

D'autres fois, la vision était simplement améliorée de 1/2 à 2/3 ou 1, avec les mêmes verres.

Dans les myopies élevées, l'acuité visuelle est aussi très améliorée par le massage. D'après M. DOMEC, la myopie progressive pourrait être souvent enrayée par ce moyen. Il faut pour cela que les séances soient nombreuses et répétées pendant deux ou trois mois par an.

Il y aurait donc plusieurs causes entrant en jeu dans l'amélioration de la vision, sous l'influence du massage :

1° Action mécanique sur la zonule et le cristallin ;

2° Action tonique sur le muscle ciliaire et l'accommodation ;

3° Action trophique (circulatoire, sécrétoire et excrétoire) sur tous les tissus et les liquides intra-oculaires, glandes ciliaires, chorio-capillaire, rétine, etc.

J'ai étudié comparativement l'effet du massage-pression du Dr DOMEC et celui du massage vibratoire au moyen de la plume d'EDISON dans une foule d'états pathologiques divers; il m'a semblé que les deux procédés donnaient des résultats à peu près identiques. A mon avis, pour expliquer l'action des différents genres de massages dans les leucomes anciens, la kératite parenchymateuse, et différents autres états pathologiques chroniques, en outre de l'action trophique, il faut tenir grand compte de l'action mécanique du massage sur le système cristallinien et sur l'accommodation. J'ai vu, en effet, des cas où une seule séance de massage produisait une amélioration si rapide de la vision qu'on ne pouvait l'expliquer que par une action directe sur l'accommodation, car un leucome cornéen ne peut s'éclaircir en quelques minutes ; il y a là toute une voie nouvelle à explorer.

Un des cas les plus frappants que j'ai observés d'amélioration de la vision sous l'influence du massage-pression est le suivant :

M. D..., 67 ans, ancien granuleux, guéri depuis trente ans, n'a jamais pu depuis cette époque, gagner sa vie à cause de l'insuffisance de sa vision. Ses cornées sont restées très troubles à la suite de nombreuses poussées de kératite granuleuse, elles ont aujourd'hui l'aspect du verre légèrement dépoli.

O. D. V = 1/10, lit à 0,15 c., le n° 10 de de Wecker.
O. G. V = 1/15,　　　—　　　n° 11 ·　—

Après une séance de massage-pression (3 massages de deux minutes chacun, à cinq minutes d'intervalle) :

O. D. V = 1/7, lit n° 6 de de Wecker à 0,15 c.
O. G. V = 1/15, lit n° 10　　—　　　—

Après 10 séances de massage en quinze jours :

O. D. V = 1/4, lit n° 6 de de Wecker à 0,15 c.
O. D. V = 1/10 lit n° 8　　—　　　—

Avec les verres + 2,5, le malade peut alors lire les caractères ordinaires (n° 4 de de W.). Il ne se sent plus de joie, car depuis trente ans il n'avait pu lire un journal.

Or, à regarder les cornées du malade, il était impossible de les trouver assez éclaircies pour expliquer une telle amélioration de l'acuité visuelle. A notre avis, l'action du massage, dans ce cas, a porté d'abord sur le système cristallinien et accommodatif, et ensuite sur la nutrition de l'œil en général, rappelant à sa fonction un organe laissé

longtemps sans exercice. Il est possible que le massage
longtemps prolongé arrive à éclaircir encore la cornée en
améliorant ainsi l'acuité visuelle.

Je veux relater seulement, en terminant, le fait que,
dans certains cas de glaucome prodromique, j'ai réussi
par le massage à amener une prompte guérison qui ne
s'est pas démentie jusqu'à ce jour. Dans ces cas, il y a une
action immédiate sur la tension intra-oculaire qui diminue en quelques minutes. Les pressions exercées sur la
cornée refoulant l'iris et le cristallin dégageraient l'angle
irido-cornéen et activeraient l'exode des liquides intra-oculaires, il y aurait en même temps une action directe sur le
muscle ciliaire et sur l'accommodation.

Nous avons déjà vu, dans notre leçon sur le glaucome,
tout le parti que l'on peut tirer du massage dans cette
redoutable maladie. Un malade intelligent atteint de glaucome prodromique pourrait peut-être prévenir ou faire
passer les attaques légères, en pratiquant lui-même ses
massages dès qu'il sentirait venir des troubles, des auréoles,
etc.... M. Domec a plusieurs de ses malades qui main-
tiennent ainsi leur glaucome à l'état pour ainsi dire latent.
Certainement, le massage ne remplacera pas l'iridectomie ;
mais il peut, bien appliqué, rendre de réels services ; tous
ceux qui l'ont sérieusement pratiqué sont unanimes pour
reconnaître au massage une action puissante sur la
pression intra-oculaire. Cette action n'est que passagère,
il est vrai, mais il est si facile de répéter les séances de
massage, que ce moyen est réellement très pratique, surtout quand on a affaire à des individus éduqués et intel-
ligents, capables de pratiquer eux-mêmes le massage —
chez les gens de la campagne, les vieillards, les personnes
peu adroites de leurs mains, on ne saurait recommander
l'auto-massage. — Le massage pratiqué par le médecin
ne peut être qu'un palliatif et ne saurait être regardé

THÉRAPIE OCULAIRE

*Glaucome par gonflement cristallinien
guéri par le massage.*

comme un vrai moyen de traitement. L'iridectomie doit
primer tout autre traitement.

Le massage donne de très brillants résultats dans les
élévations de la pression intra-oculaire, provoquées par
le gonflement trop rapide des masses cristalliniennes
discisées ou traumatisées. Sous l'influence du massage, la
pression diminue et les masses se résorbent rapidement,
ce qui permet d'éviter les trop nombreuses ponctions qui
pourraient être nécessaires, et le massage permettrait aussi
l'usage si utile, dans ces cas, de l'atropine, surtout si on
l'associe à la dionine dont nous avons étudié l'action antiglaucomateuse marquée.

L'amélioration de l'acuité visuelle pourrait être due dans
bien des cas à ce que le massage assure une meilleure nutrition de l'œil. Quant à l'augmentation du pouvoir accommodatif, elle pourrait avoir pour cause une distension des
fibres de la zonule, ainsi qu'un accroissement de la force
intrinsèque du muscle ciliaire lui-même ; mais des recherches plus exactes sont nécessaires pour établir scientifiquement le mécanisme par lequel se produisent les faits
cliniques sus-énoncés.

Pratiquement, M. DOMEC conseille de commencer toujours par des massages très doux, surtout dans les asthénopies. 10 massages doivent être faits avec le moins d'interruption possible (tous les jours, ou tout au moins tous
les deux jours, une séance de 300 à 500 pressions). Puis
on donne au malade un repos d'un mois et on refait,
suivant le besoin, une ou même deux séries de 10 massages séparées par un nouvel intervalle d'un mois.

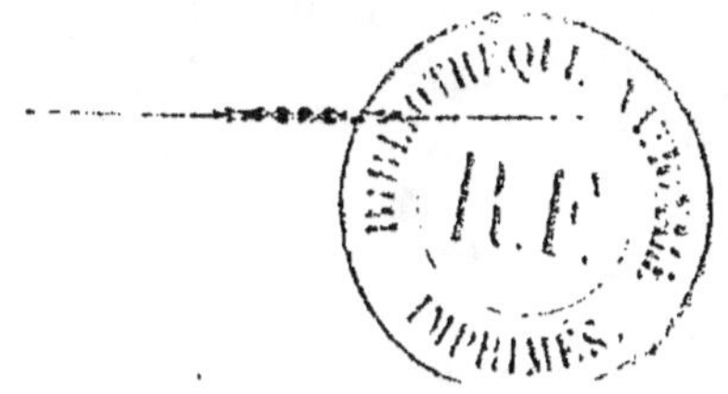

TABLE DES MATIÈRES

PREMIÈRE LEÇON.— Idées personnelles basées sur 20 années d'études et d'expérience. — L'œil plus que tout autre organe se prête à l'expérimentation thérapeutique.— Progrès incessants de la chimie nous fournissant une foule de nouveaux et précieux agents.—Classification des topiques oculaires d'après leur action physiologique. — Le laboratoire doit confirmer les faits acquis par l'observation clinique et l'expérimentation thérapeutique. — Banalité et insuffisance de la thérapeutique oculaire jusqu'à ces dernières années. — Triade omnipotente encore aujourd'hui de l'*atropine*, du *nitrate d'argent* et du *mercure*............ 1

DEUXIÈME LEÇON. — Parmi les **Méthodes de thérapeutique générale,** une surtout intéresse l'oculiste : la *médication mercurielle* : son importance, les abus qui en ont été faits. — Différents modes d'administration des mercuriaux : *frictions mercurielles.* — Absorption stomacale, injections hypodermiques de sels solubles et insolubles ;— brillant avenir des *injections intra-veineuses* et des *injections sous-conjonctivales.* — Importance de la thérapeutique locale en oculistique.................... 17

TROISIÈME LEÇON. — **Mode d'action et de pénétration des substances injectées sous la conjonctive.** — Absorption par la cornée et par la conjonctive.— Pénétration de la fluorescéine jusque dans les milieux oculaires.— Clinique et expérimentation.— Cyanure d'hydrargyre et chlorure de sodium. — Action trophique et antiseptique. — Technique des injections sous-conjonctivales. — Elles peuvent être rendues indolores par l'*acoïne.* — Indications et contre-indications cliniques........................ 33

QUATRIÈME LEÇON. — **Des collyres** employés dès la plus haute antiquité. — Collyres secs : poudres (calomel, iodoforme, etc.). — Collyres mous : pommades. — Collyres liquides, leur mode d'action et de pénétration à travers les espaces lymphatiques, jusque dans les milieux oculaires et intracrâniens. — Démonstration par la fluorescéine, l'atropine et la dionine. — Asepsie des collyres. — Stérilisation par la chaleur. — Collyres aseptiques en ampoules indéfiniment inaltérables. — **Des anesthésiques oculaires.** — Découverte de la cocaïne. — Ses merveilleuses propriétés. — Révolution produite dans la chirurgie oculaire et même dans la chirurgie générale. — Anesthésie par injections sous-cutanées, sous-conjonctivales et intra-rachidiennes. — Des inconvénients de la cocaïne, sa toxicité, moyens de prévenir les accidents. — Succédanés de la cocaïne. — Eucaïne. — Tropacocaïne. — Holocaïne. — Orthoforme, etc.. 49

CINQUIÈME LEÇON. — **Des analgésiques oculaires.** — L'anesthésie profonde peut entraîner l'analgésie. — Mais la réciproque n'est pas toujours vraie. — L'antipyrine, la phénacétine, les injections de morphine, etc., sont des analgésiques généraux. — Les premiers analgésiques oculaires sont l'*Orthoforme*, l'*Acoïne* et surtout la *Dionine*. — L'acoïne, sans avoir sur l'œil humain une action anesthésique appréciable, rend presque complètement indolores les injections sous-conjonctivales ou sous-cutanées de substances irritantes : Mercure, Iode, etc... En injections intra-dermiques ou sous-cutanées, l'acoïne donne une anesthésie plus prolongée que la cocaïne ; — elle a sur cette dernière l'avantage de n'être pas toxique. — Mode d'emploi de l'acoïne.. 65

SIXIÈME LEÇON. — **Des analgésiques oculaires profonds,** découverts par le hasard de l'expérimentation thérapeutique. — Les douleurs de l'iritis sont, dans la plupart des cas, calmées par quelques instillations de Dionine. — Dans le glaucome, la Dionine a une action calmante des plus marquées. — Dans certaines épisclérites, certaines kératites et une foule d'autres affections douloureuses, la Dionine peut, très souvent, faire disparaître la douleur. — Autres analgésiques oculaires : morphine, codéine, péronine, héroïne. — Seule, la Dionine n'est pas toxique. — c'est la meilleure des morphines (chlorhydrate d'éthylmorphine) 81

SEPTIÈME LEÇON. — **Des modificateurs du tonus vasculaire.** — En outre de ses propriétés analgésiantes, la *Dionine* a une action *vaso-dilatatrice* puissante, portant non seulement sur les vaisseaux sanguins, mais aussi sur les vaisseaux et les espaces lymphatiques. — La stase lymphatique, chémosis, parfois énorme, se produit avec le plus d'intensité chez les strumeux, les artério-scléreux, les brightiques, les cardiaques, etc., bref, chez tous les sujets à circulation défectueuse. Elle pourra peut-être un jour servir de pierre de touche dans le diagnostic des insuffisances circulatoires prédisposant à la stase. — Le lymphatisme est caractérisé par une atonie des capillaires. La Dionine, par ses propriétés lymphagogues, a une action résolutive et résorbante sur l'hypohéma, sur les hémorrhagies sous-conjonctivales, sur les infiltrations cornéennes, — sur les synéchies iriennes, les troubles du corps vitré, voire même sur les exsudats choroïdiens ou rétiniens. Malheureusement, l'action de la dionine est de très courte durée. — Au bout de deux, trois jours, l'action lymphagogue de la dionine est épuisée. — Mode d'application de la Dionine ; formules.. 97

HUITIÈME LEÇON. — **Des modificateurs du tonus vasculaire** *(suite)*. — La *Surrénaline* ou extrait de capsules surrénales est le type le plus parfait des *vaso-constricteurs* ; elle prend juste le contre-pied de la Dionine. — L'ischémie conjonctivale intense produite par la *surrénaline* facilite et augmente l'action de la cocaïne, de l'atropine, etc. C'est un antihémorrhagique puissant dans les opérations sur la conjonctive. — Chez les glaucomateux, la surrénaline abaisse la tension intra-oculaire. — Elle agit de même sur les lapins, ainsi que Wessely a pu le prouver manométriquement. — En injections sous-conjonctivales, l'action vaso-constrictive de la surrénaline est si puissante que la production de l'humeur aqueuse et la *nutrition intra-oculaire sont considérablement ralenties.* — Thérapeutiquement, la surrénaline n'a pas encore été assez étudiée, elle paraît agir favorablement dans le glaucome, dans l'iritis au début, dans les kérato-conjonctivites scrofuleuses, dans le catarrhe printanier, l'épisclérite, etc..................... 113

NEUVIÈME LEÇON. — **Modificateurs du tonus musculaire de l'iris.** — Mydriatiques : *l'atropine* paralyse le sphincter de l'iris et augmente la contraction des fibres radiées. — La *scopolamine* agit de la même façon, plus énergiquen ent encore. — L'*Homatropine* a une action moins durable. — L'*Euphtalmine* dilate la pupille sans paralyser l'accommodation ; c'est le mydriatique par excellence pour l'examen ophtalmoscopique. — Le myosis provoqué par l'*ésérine* ou la *pilocarpine* est produit par une contraction du sphincter papillaire. — Le spasme du muscle ciliaire provoque une myopie passagère. — **Modificateurs des sécrétions ou des muqueuses :** *astringents, topiques divers, antiseptiques,* etc. — Difficulté de stériliser le sac conjonctival, propriétés antiseptiques des larmes. — Les antiseptiques le mieux supportés par l'œil. — Les sels d'argent sont les topiques les plus employés dans les conjonctivites. — Avantages des combinaisons organiques. — L'argentamine, par son pouvoir pénétrant, s'est montrée supérieure au nitrate d'argent. — Argonine, largine, itrol, actol, etc.. 129

DIXIÈME LEÇON. — **Le protargol est le plus pratique des sels d'argent.** — Non précipité par les sécrétions oculaires, il allie son pouvoir pénétrant aux propriétés bactéricides des plus puissantes. — Ce sont là de réels avantages sur le nitrate d'argent qu'il peut remplacer dans presque toutes ses applications. Il peut être facilement employé par les malades eux-mêmes. — C'est le moins caustique et le moins douloureux des sels d'argent. — Il peut donc être appliqué plus généreusement et plus fréquemment que le nitrate d'argent. — L'argyrose peut être prévenue par des lavages au sublimé. — Savonnage des cils au protargol. — Insufflations de protargol. — Formules. — Essai de classification scientifique des conjonctivites.................. 145

ONZIÈME LEÇON. — Classification scientifique des conjonctivites d'après leurs formes cliniques. Conjonctivites simples. — Seule, l'infection diphtéritique relève d'un traitement spécifique. — **Traitement de l'ophtalmie purulente ;** importance respective de l'agent infectieux et du terrain sur l'efficacité des traitements. — La dionine nous aide à reconnaître les sujets lymphatiques. — Le protargol bien appliqué a le grand avantage de ne jamais nuire. — Son application doit être fréquemment répétée. — Quand son action n'est pas assez énergique, on peut toujours avoir recours au nitrate d'argent ou mieux à l'ichtargan. — Prophylaxie de l'ophtalmie purulente par le savonnage au protargol du bord des paupières, des cils et des sourcils. — Traitement des conjonctivites chroniques et des blépharites.... 161

DOUZIÈME LEÇON. — **Traitement de la conjonctivite granuleuse.** — Son origine microbienne évidente, mais non encore bien déterminée. — Traitement par les caustiques chimiques : protargol, nitrate d'argent, sulfate de cuivre. — Lavages-frictions au sublimé ou au cyanure d'hydrargyre. — Importance du traitement mécanique ou chirurgical reconnue déjà dans l'antiquité. — Traitement chirurgical basé sur les progrès de la chirurgie moderne et la nature infectieuse des granulations : scarifications, curettage, brossage. — Soins consécutifs à l'opération. — Rechutes toujours à craindre si on a laissé derrière soi la moindre granulation.................................... 177

TREIZIÈME LEÇON. — **Maladies de la cornée.** — Kératites pour la plupart infectieuses, d'origine endogène ou ectogène. — La cause première des ulcères infectieux est le plus souvent un traumatisme ou une érosion de la cornée. — Traitement des infections cornéennes : prophylaxie, antisepsie, asepsie. — Infections légères traitées par les collyres au cyanure d'hydrargyre et à la Dionine. — Injections sous-conjonctivales de chlorure de sodium ou de Cn.Hg. — Galvano-cautère. — Topiques locaux : Bleu de méthyle, Iodoforme, Xéroforme, etc............................... 195

QUATORZIÈME LEÇON. — **Traitement des ulcères infectieux** à hypopion dans leurs formes les plus graves. — Quelques exemples pratiques. — Le galvano-cautère et les injections sous-conjonctivales sont la base du traitement, mais bien d'autres agents thérapeutiques doivent être, en outre, mis à contribution. — Plaies infectieuses de la cornée : — leur gravité, quand elles sont compliquées de cataracte traumatique ; — traitement antiseptique, protection de la plaie par autoplastie conjonctivale ; — complications infectieuses : — ophthalmie sympathique ; — causes de la gravité particulière des plaies de la région ciliaire.... 209

QUINZIÈME LEÇON. — **Maladies de la cornée** (Suite). — Kératites superficielles, kératites profondes. — Kératite phlycténulaire ou pustuleuse. — Traitement général : quinine, tanin, fer, iode, arsenic. — Traitement local : pommade jaune toujours, atropine quelquefois. — Kératite fasciculaire. — Ulcère marginal, ulcère arthritique ; traitement général : salicylate, quinine, lithine. — Traitement local : dionine et pansement occlusif. — Kératite arborescente. — Herpès cornéen fébrile. — Zona. — Kératite bulleuse. —

— 390 —

Kératite maculeuse. — Kératite parenchymateuse circonscrite par contusion. — Kératite en grillage. — Kératite striée. — Kératite parenchymateuse hérédo-spécifique. — Dents d'Hutchinson...................................... 225

SEIZIÈME LEÇON. — **Kératite parenchymateuse** (suite). Le plus souvent hérédo-syphilitique. — Quelquefois de nature tuberculeuse ou scrofuleuse. — Importance du traitement général par les injections hypodermiques ou intraveineuses de sels mercuriels solubles. — Applications locales : atropine, dionine, compresses chaudes, cataplasmes hydrargyriques. — Injections sous-conjonctivales de chlorure de sodium, d'eau de mer, de cyanure d'hydrargyre, etc. — Massage à la lanoline hydrargyrique. — **Maladies de la sclérotique** — Épisclérite de nature rhumatismale ou goutteuse. — Salicylate de soude, aspirine, colchicine. — Épisclérite de nature tuberculeuse. — Massage à la lanoline iodoformée. — Cautérisation au galvano-cautère. — Injections sous-conjonctivales, etc.................... 241

DIX-SEPTIÈME LEÇON. — **Maladies de l'iris et du corps ciliaire.** — Origine infectieuse endogène ou exogène de la plupart des iritis et indocyclites. — Symptomatologie variable suivant l'intensité du processus morbide. — Indications thérapeutiques : 1° calmer la douleur ; 2° dilater la pupille ; 3° traitement de l'indication causale. — Adjuvants : déplétions sanguines : sangsues, ventouses, saignées conjonctivales ; dérivatifs intestinaux ou cutanés. — De la dionine comme analgésique et comme lymphagogue activant la résorption des exsudats pupillaires. — De la paracentèse de la chambre antérieure. — Des iritis syphilitiques, rhumatismales, blennorrhagiques. — Importance du traitement général.. 257

DIX-HUITIÈME LEÇON. — **Maladies de l'iris et du corps ciliaire** (suite). — Résumé des indications générales du traitement de l'iritis. — Les injections sous-conjonctivales sont rarement indiquées dans l'iritis aiguë. — Elles réussissent bien contre les iritis gommeuses et les iridochoroïdites chroniques, alors que tous les autres traitements ont échoué. — Combinées à la paracentèse de la chambre antérieure elles ont une action puissante. — **Iridochoroïdite traumatique et ophtalmie sympathique.** — Énucléation de l'œil blessé. — Frictions mercurielles et injections sous-conjonctivales fortes et fréquemment répétées. — Récidives de l'ophtalmie sympathique, leur gravité.......... 273

DIX-NEUVIÈME LEÇON. — **Traitement du glaucome.** *L'iridectomie est le seul traitement vraiment recommandable,* ce n'est qu'à titre de très rare exception que les traitements médicamenteux doivent être appliqués. — Ce ne sont que des palliatifs qui souvent font perdre un temps précieux et compromettent le résultat définitif de l'iridectomie. — Les sclérotomies ne sont également que des palliatifs, ou, tout au plus des adjuvants, utiles seulement quand on craint des complications avec l'iridectomie. — Indications détaillées des modes de traitement des différentes formes de glaucome ; glaucome aigu et suraigu, glaucome chronique simple ou atrophie glaucomateuse............. 289

VINGTIÈME LEÇON. — **Traitement du glaucome** (*suite*) : exemple de l'insuffisance du traitement médicamenteux. — L'iridectomie doit être pratiquée aussi près que possible du début. — C'est l'opération la plus délicate de la chirurgie oculaire. — Les fautes opératoires sont souvent mises sur le compte du *glaucome malin*. — *Glaucome hémorrhagique, glaucome par sympathie.* — Moyennes des résultats obtenus par l'iridectomie dans les différentes formes du glaucome. — **Maladies de la choroïde et de la rétine :** Importance d'une action thérapeutique rapide et intense dans les choroïdites maculaires. — Seules, les injections sous-conjonctivales répondent bien à ce desideratum par leur action pour ainsi dire élective sur la choroïde en communication directe avec les espaces sous-conjonctivaux.. 305

VINGT-ET-UNIÈME LEÇON. — **Traitement des maladies de la choroïde** (*suite*). — Observations de choroïdites maculaires guéries par l'action rapide et intense des injections sous-conjonctivales de chlorure de sodium et de cyanure d'hydrargyre. — Quelqu'infinitésimale que soit la quantité de mercure résorbé, l'action en est vingt fois plus intense que par la voie hypodermique. — Il faut, naturellement, que ces lésions soient soignées aussi près que possible de leur début. — Soi-disant lésions congénitales. — **Altérations choroïdiennes de la myopie** très améliorées par les injections sous-conjonctivales de NaCl et de Cn.Hg., de solutions iodo-iodurées, etc.—Amélioration très grande de la vision............................... 321

VINGT-DEUXIÈME LEÇON. — **Traitement du décollement de la rétine** : Premières tentatives d'injections sous-conjonctivales. — Injections intra-oculaires de teinture d'iode. — Ponctions simples de la sclérotique. — Ponction électrolytique. — Injections intra-oculaires de sérum artificiel, d'humeur aqueuse, et de corps vitré de lapin. — Formes cliniques des décollements rétiniens : leurs indications thérapeutiques particulières. — La guérison complète du décollement est-elle chose impossible ?.......... 337

VINGT-TROISIÈME LEÇON. — **Traitement des maladies du nerf optique.** — Notre impuissance vis à vis des atrophies d'origine médullaire ou cérébrale. — Dans la *névrite rétrobulbaire*, nous avons encore un puissant moyen d'action dans les injections sous-conjonctivales, surtout quand le processus dépend d'une maladie infectieuse, et que la névrite est tout au début ou au déclin de la période aiguë. — Exemples de ces différentes formes cliniques. — *Névrite a frigore*. — *Névrites toxiques*, alcool, tabac, etc., guérissant par la suppression de l'agent toxique. — La *névrite rétrobulbaire héréditaire* de Leber ne guérit pas, mais ne se termine presque jamais par la cécité complète.............. 353

VINGT-QUATRIÈME LEÇON. — **Du massage oculaire** employé dès la plus haute antiquité dans le traitement du trachome et des kératites. — Massage rotatoire, massage radiaire, massage vibratoire, massage pression. — *Action mécanique* sur la cornée, la conjonctive, le système cristallinien, et sur les liquides intraoculaires ; *Action physiologique* sur le muscle ciliaire et sur la nutrition des tissus. — *Applications* : Asthénopie accommodative, amblyopie *ex anopsia*. — Myopie, hypermétropie, glaucome, etc......... 369

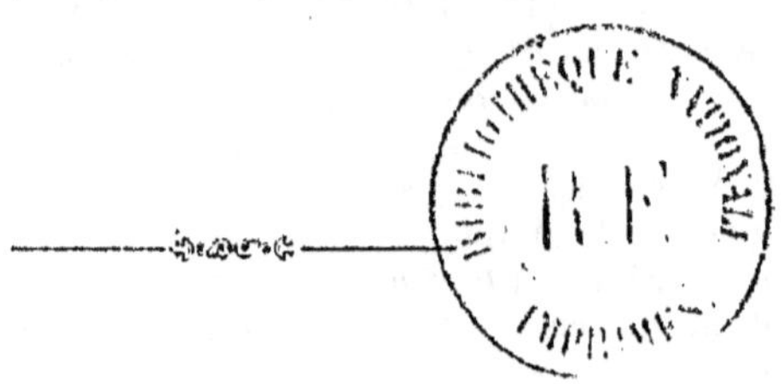

PRINCIPALES PUBLICATIONS DU Dr DARIER

1. 1879. — De l'importance de l'examen du fond de l'œil dans certaines maladies générales (*Progrès médical*).

2. 1883. — Recherches sur les variations de l'urée à l'état normal et pathologique (*Thèse de Paris*).

3. * 1884. — De la réaction électrique des nerfs optiques comme moyen de diagnostic entre les amblyopies et les atrophies (*Société française d'Ophtalm.*).

4. 1885. — De l'ophtalmie purulente grave, son origine microbienne (*Soc. franç. d'Opht.*).

7. 1887. — Recherches cliniques sur l'action des injections sous-cutanées de pilocarpine (*Soc. franç. d'Opht.*).

8. — Observations de Rétinite pigmentaire avec anomalies intéressantes (*Arch. d'Opht.*).

9. * — De l'emploi de la Cocaïne en thérapeutique oculaire (*Bulletin de Thérapeutique*).

10. 1888. — De l'opération du ptosis (*Soc. franç. d'Opht.*).

11. — Deux cas d'arthrite ophtalmoblennorrhéique chez des nouveaux-nés (*Annales d'Oculistique*).

12. — De la Lanoline hydrargyrique en thérapeutique oculaire (*Bull. de la Soc. d'Opht. de Paris*).

13. * 1889. — De la Colchicine dans les maladies oculaires de nature rhumatismale ou goutteuse (*Bull. de la Soc. d'Opht. de Paris*).

17. 1890. — Dégénérescence cystoïde bilatérale de la rétine à évolution progressive (*Archives d'Ophtalm.*).

18. — Des bons effets du galvano-cautère dans les complications cornéennes de l'ophtalmie purulente (*Annales d'Oculistique*).

19. — Traitement de la choroïdite par les injections hypodermiques de peptonate d'hydrargyre.

20. — Traitement de l'ophtalmie sympathique.

21. — Traitement des cataractes secondaires (*Congrès international de Berlin*).

22. * — Traitement chirurgical de la conjonctivite granuleuse (*Société d'Ophtalm. de Paris*).

26. * 1891. — Des injections sous-conjonctivales de sublimé en thérapeutique oculaire (*Société franç. d'Opht.*, mai 1891).

27. — Des traumatismes oculaires graves et de leur traitement (*Gaz. des Hôpitaux*, oct. 1891).

28. 1892. — Des injections sous-conjonctivales de sublimé dans les maladies du nerf optique (*Soc. d'Opht. de Paris*, mars 1892).

29. — Des injections sous-conjonctivales de sublimé dans les maladies de la choroïde et de la rétine, avec nombreux dessins (*Soc. franç. d'Opht.* mai 1892).

32. * 1893. — Des collyres aseptiques et sous-conjonctivaux (*Congrès d'Ophtalmologie*).

36. * — Cinq cas d'épithélioma des paupières guéris par un nouveau traitement (*Société de Dermatologie de Paris*).

37. — Des complications infectieuses qui surviennent après l'opération de la cataracte (*Congrès de Heidelberg*).

44. — Présentation d'un pansement oculaire aseptique (*Société d'Ophtalmologie de Paris*).

45. * 1894. — Du meilleur mode d'application de la médication mercurielle aux maladies oculaires (*Congrès international d'Ophtalmologie à Edinburg*).

50. 1895. — Encore des injections sous-conjonctivales, indications, contre-indications (*Annales d'Oculistique*).

51. — Vascularisation de la cristalloïde antérieure dans un cas d'irido-choroïdite chronique (*Annales d'Oculist.*).

52. * — De la possibilité de voir son propre cristallin, utilité pratique de l'autophakoscopie, nombreuses fig. (*Société française d'Ophtalmologie*).

56. 1896. — Opération du staphylôme opaque de la co… (*Société d'Ophtalmologie de Paris*).

57. * — Des traumatismes du système cristallinien, myo… traumatique (*Soc. d'Opht. de Paris*).

58. — Autoplastie de la paupière inférieure par glisse… (*La Clinique ophtalmologique*).

60. — De l'emploi de l'ichthol en oculistique (*La … nique Opht.*, n° 4).

61. * — Nouveau procédé de keratotomie (*Société fr… çaise d'Ophtalmologie*).

62. — D'une forme particulière et kératite goutteu… rechutes, guérie par la colchicine (*Annales d'Oculistiq…*).

63. — Traitement des ulcères serpigineux de la cornée (*Soc. d'Ophtalmologie de Paris*).

65. — Névrites rétrobulbaires aiguës, guérison par les inj… tions sous-conjonctivales (*La Clinique ophtalmologique*, n…).

66. * — De l'importance de la thérapeutique loc… dans les iridochroïdes infectieuses et sympathiq… (*Congrès de Heidelberg*).

67. — De l'extrait de glandes surrénales en thérap… tique oculaire (*Congrès de Heidelberg*).

68. * 1897. — Comment doit-on opérer le strabis… (*La Clinique ophtalmologique*, n° 4).

69. — De la forme tarsienne du catarrhe printan… (*Société française d'Ophtalmologie*).

70. — Tétanos consécutif à un traumatisme de… paupière, mort en trois jours (*Société d'Ophtal. de Par…*).

72. — Traitement chirurgical du trachôme (*Congrès international de Moscou*).

73. — De la thérapeutique oculaire idéale par les inject… sous-conjonctivales (*Congrès international de Moscou*).

75. * 1898. — Des nouveaux sels d'argent en thé… peutique oculaire (*Académie de médecine*, 11 janvier).

76. — Des indications thérapeutiques fournies par l'exa… bactériologique des sécrétions conjonctivales (*Société d'O… de Paris*).

77. — Enophtalmos traumatique amélioré par le reculem… des quatre muscles droits (*La Clinique ophtal.*, n° 4, 18…).

78. — Traitement chirurgical de la conjonctivite granule… (*La Clinique ophtalmologique*).

79. * — Guérison de l'ophtalmie purulente des n… veaux-nés par le protargol (*Académie de médecine*).

82. 1899. — Traitement des choroïdites maculaires par injections sous conjonctivales (*La Clinique ophtalmologiq…*).

85. — De la myopie traumatique par distension ou rupture de la zonule de Zinn (*Société d'Opht. de Paris…*).

86. — De l'action analgésiante de l'orthoforme… certaines affections oculaire douloureuses (*La Clini… ophtalmologique*, avril 1899).

87. * — Action physiologique du massage sur l'or… gane de la vision (*Académie de médecine*).

88. — Moyen de rendre presque indolore les injections sou… conjonctivales et sous-cutanées de cyanure d'hydrarg… (Acoïne) (*Communication à l'Académie de médecine*).

89. — De la Dionine en thérapeutique oculaire (*La Clini… ophtalmologique*, n° 23).

90. 1900. — Des analgésiques oculaires et en particu… de la Dionine (*Société d'Opht. de Paris*, 6 mars).

L. S. L. — Lib.-Imp. réunies, 7, rue Saint-Benoît, Paris.